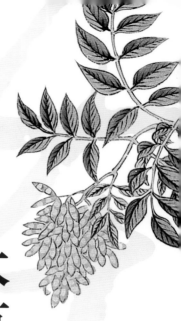

王家葵 —— 著

本草博物志

北京大学出版社

PEKING UNIVERSITY PRESS

图书在版编目（CIP）数据

本草博物志 / 王家葵著. —北京：北京大学出版社，2020.11（2021.7重印）
ISBN 978-7-301-31673-3

Ⅰ.①本…　Ⅱ.①王…　Ⅲ.①本草－普及读物　Ⅳ.①R281-49

中国版本图书馆CIP数据核字（2020）第182376号

书　　　　名	本草博物志
	BENCAO BOWU ZHI
著作责任者	王家葵　著
责任编辑	徐　迈
标准书号	ISBN 978-7-301-31673-3
出版发行	北京大学出版社
地　　　址	北京市海淀区成府路205号　100871
网　　　址	http://www.pup.cn　　　新浪微博:@北京大学出版社
电子信箱	pkuwsz@126.com
电　　　话	邮购部010-62752015　发行部010-62750672
	编辑部010-62752022
印　刷　者	北京九天鸿程印刷有限责任公司
经　销　者	新华书店
	650毫米×980毫米　A5　13.125印张　267千字
	2020年11月第1版　2021年7月第2次印刷
定　　　价	98.00元

目录 本草博物志

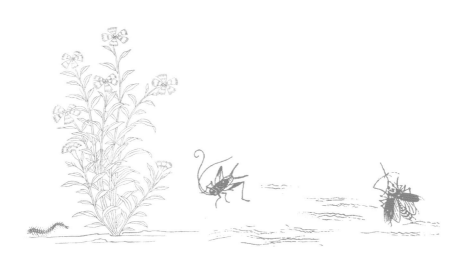

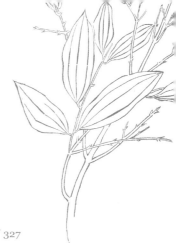

本草博物志

序

　　家葵教授告诉过我他要撰写《本草博物志》，但我不知道他怎么个写法。4个多月前，他从微信发来其中的一篇《王八蛋考实》。我一看题目就乐了：本草中记载过王八蛋吗？这我得好好看看。看完之后，我深为其中缜密而又巧妙的辨析折服。该文谈到了古代用杭木树皮腌制禽蛋的史实。唐《本草拾遗》记载"时人谓藏卵为鼋子"这句话我不止一次读过，却从来没有去深究"鼋子"（鼋子即鳖子）的来历。此文让我明白，家葵的《本草博物志》不是"地方志""植物志"一类的书籍，而是一部关于本草学术研究的随笔，系作者研读本草时解困理惑的心得汇集。"志"者，记事之文著也。本草博大精深，不仅关联其他许多自然科学知识，也涉及中国古代文化。该书以随笔体裁，记下本草中广博诸事，故名《本草博物志》。

　　该书初稿甫成，家葵教授即从微信传给我，我得以先睹为快。该书有文 81 篇，其中 60 篇的文题能看出是议论药物之文。其余 21 篇，所议主题非常广泛。如《药名拟象》《药名避讳》《神奇药效之缘起》《本草文字学》等，涉及本草中的药名、药效、本草特殊用字等问题。更让我意外的是，有的文题看似无关本草，但实际涉及许多本草中的重要问题。例如《石头剪子布游戏》一文，是评议医学还处于蒙昧时期"一物降一物"的求药思路。《伟哥话题》也不是谈西药伟哥，而是借此概说古代壮阳起痿药物的方方面面。此类文章题目新颖，内容广博，令我耳目为之一新。

家葵教授知识面非常广，除其主业之外，他的业余爱好也成果斐然。例如他的书法独创一体，且对书法史料的研究颇多新见，出版了好些解读碑帖、书史的书籍。他对道家经典文献的研究也有独到之处，故得以在中华书局出版了《登真隐诀辑校》（2011）等 4 种道书。我虽未见过家葵教授的诗作，却见过他的古诗集句，真个是巧妙天成。由此知道他对古代诗词也一定非常熟悉。可贵的是，他的这些业余爱好的功底与成就，同样反映在《本草博物志》中。

该书引用的古代书帖，粗略计点有 7 种：王羲之《头眩帖》《豹奴帖》《天鼠膏帖》《山药帖》、王献之《新妇地黄汤帖》、柳公权《赤箭帖》、欧阳询《张翰思鲈帖》。这些名帖均含有药名，甚有裨于药物时代与内容的考证。《本草博物志》引用的古诗词数量更多，其中《苏东坡的"人参"》一文，就是议论苏轼《小圃五咏·人参》诗，解答了宋代广东罗浮能否种植"人参"的历史疑案。此外，

《采采卷耳》《呦呦鹿鸣，食野之蒿》《终朝采蓝》《麝香眠石竹》《涧有尧年韭》《正是河豚欲上时》等篇，也都是以古诗名句为文题。至于道经文献的利用，在《本草博物志》中也甚为多见。该书中的《王齐食玉》《服术探微》《煮石有方》《绝谷休粮》《成仙预实验》等篇中涉及道家文献更多。在一部讨论本草博物文化的书中，能如此广泛地从非医药文献汲取素材，就我所知，还没有能超过此书者。

不同知识结构的作者，其观察问题的角度不同，因此发现问题、解决问题的方法也或有不同。研究本草学及本草历史文献的学者，大多数经过中医药学、历史文献学、植物学等方面的系统训练，因此他们撰写的书籍侧重在药物的来源、疗效等方面，重点解决"有什么""是什么"的问题。家葵教授系统接受过药物专业（增加了中医药知识）训练，毕业后其"主业"是中药药理。由于这层关系，《本草博物志》解答了本草学中许多"为什么"的问题，以及现代药理学介入与转换传统语言等问题，并在此方面独辟蹊径。可以说，该书一以贯之的是用现代科学知识来解析本草历史上的种种疑案，而不是罗列本草史上曾经有过的光辉。

例如本草书常有某药能令人"见鬼"的说法，按传统语言去理解，世上本无鬼，如何能得见？但如果将"见鬼"转换成现代语言的"致幻"，则古今所表达的实际内容就能互相沟通。这就是该书《"见鬼"法术》篇所谈到的问题。按此思路，去探求"心痛欲死，速觅延胡"的准确病位与适应证，去处理麻黄是否需要去根节等问题，则迎刃而解。本草中有许多药物及用药法（例如有婴儿出生的"开口药"、动物粪便入药等）是受人诟病的。该书的《致命开口药》《道在屎溺》两篇分别贯通古今，解析其理，针砭时弊。此外，该书的《合欢蠲忿》《马肝禁忌》《守宫砂》《焊骨有术》《矾石却水》等篇也解答了本草学中的种种用药禁忌、用药思想与理论。以上各篇的分析，实际上反映的是如何客观、科学地对待传统本草曾经出现过的现象与问题。此外，该书《巴越赤石丹砂》篇系统分析了朱砂的来源、先民用其"杀精魅邪恶鬼"的思想基础、被捧为上品仙药的原始思路、古代朱砂的运用范围及误区。全篇层层剖析其理，最后指出："无论如何，服用任何类型的汞化合物都不安全。""《本草衍义》说'生朱砂初生儿便可服'，更是万万不能相信。"该书结合现代药理，分析本草学中的许多现象与问题，此类例证在该书中比比皆是。可见现代药理的介入，旨在使人知其然，还能知其所以然。

《本草博物志》诸篇涉及最多的内容还是药物基原探讨。按说家葵教授的"主业"是中药药理学，似乎药物基原考订不在他的专业范围。但了解家葵教授学术经历的行内人都知道，他在本草学方面的造诣十分广泛，举凡本草文献、药物考订等都很有成就，曾出版在本草学界享有美誉的《〈神农本草经〉研究》专著（2001）。药物考订方面则出版过《救荒本草校释与研究》（2007）、《本草纲目图考》（2018，与蒋淼、胡颖翀合著）。因此《本草博物志》里的药物基原考订，不过是其以往工作厚积薄发的一个方面而已。

这些入载《本草博物志》的药物基原考订，从不同侧面、运用了各种不同的考订方法。例如《本草文字学》篇所举的"郁金"研究，就说明了文字研究不是小事，而是关乎郁金的名实质量的大事。古"郁金"的"郁"是与繁体"鬱"字形似的"欝"。《说文》云："欝，芳草也……远方欝人所贡芳草，合酿之以降神。欝，今欝林郡也。"说明这种"欝"非中原所有，而是远方（指今广西玉林）入贡之香草。故古代郁金当是主要分布在两广的姜黄属植物，其中姜黄色素含量较高的植物姜黄 *Curcuma longa* 可能是最早的郁金品种。

又如《"不可描述"的石南》篇，讲述了"石南"一药来源的历代纷争。作者指出，蔷薇科石楠 *Photinia serratifolia* 的形态及特殊气味与白居易的一首《石楠树》诗的描述吻合，应当是唐代所言之石南。这一物种有可能就是《神农本草经》记载的原种。此花气味通常被描述为"带有一种精液的味道"，原因是石南花的挥发性成分中可能含有的三甲胺（trimethylamine）与精液中所含精胺（spermine）等胺类物质结构类似。而这一现象又正好与《名医别录》说石南"女子不可久服，令思男"吻合。此案例提示，在古本草考证中，药物的气味往往是非常重要的依据，可以弥补形态描述的不足。

作为一篇序言，这里无法列举更多的例子。总之此书收录的许多药物来源考证案例，思路多样，精彩纷呈。家葵教授既有传统本草考证的深厚功底，又能将本草、书法、道经等研究所得贯通一气，左右逢源，形成他独门多方位寻求证据的考证风格，其中每多妙法神思，发人深省。

　　今年夏天，我的导师马继兴先生不幸辞世。指点我走上本草正道的尚志钧先生也于 2008 年驾鹤西去。"本草双星"皆陨，作为弟子的我，还能伏枥犹思奋起，就是因为有家葵教授等少壮英才崛起的激励，让我觉得吾道不孤，前行有伴。我与家葵交往二十余年，尤其是近十来年，相互切磋日渐频繁。但凡我遇到难以辨识的藏书印章与草书篆文、难以解读的道家术语名词，以及解读本草时遇到诸多疑难，总是第一时间驰函求助。近年张志斌教授与我共同主编"本草纲目研究集成"丛书，承蒙家葵教授鼎力相助，主持编撰其中《本草纲目图考》一书，为该丛书大增光彩。故我虽虚长家葵二十岁，却曾在很多方面得到过他的教益，幸莫大焉。今家葵教授力作《本草博物志》问世，不揣固陋，乐为之序。

郑金生　2019 年 12 月 15 日

采采卷耳

《诗经·周南》说:"采采卷耳,不盈顷筐,嗟我怀人,置彼周行。"这是一首怀人诗,刻画劳作中的女子思念远方征夫,忽然出神,心不在焉的样子。

"采采"或说是动词叠用表示采摘行为,或言是形容词表示茂盛;"卷耳"则是一种植物。《尔雅·释草》"菤耳,苓耳",郭璞注:"《广雅》云枲耳也,亦云胡枲。江东呼常枲,或曰苓耳。形似鼠耳,丛生如盘。"检《广雅·释草》云:"苓耳、葹、常枲、胡枲,枲耳也。"《神农本草经》有"葈耳实","一名胡葈,一名地葵",《名医别录》补充"一名葹,一名常思",对照名称来看,与《诗经》的"卷耳"应该同是一物。

陶弘景注释说："此是常思菜，伧人皆食之，以叶覆麦作黄衣者。一名羊负来，昔中国无此，言从外国逐羊毛中来，方用亦甚稀。""羊负来"的典故见于《博物志》："洛中有驱羊入蜀，胡蔥子多刺，粘缀羊毛，遂至中国。故名羊负来。"菊科苍耳 *Xanthium strumarium* 的果实为瘦果，总苞外面疏生钩状的刺，很容易粘在衣服或者头发上，完全符合"羊负来"的特征；所谓"以叶覆麦作黄衣"，黄衣是酿酒、制酱发酵过程中表面所生的黄色霉尘，民间至今仍用苍耳叶、黄花蒿来制作酒曲；所以从《新修本草》开始，就直接将葈耳实称作"苍耳"了。

因为《神农本草经》谓葈耳实"久服益气，耳目聪明，强志轻身"，再加上"采采卷耳"的暗示，后世乃有采食苍耳的习惯。杜甫《驱竖子摘苍耳》古风有句云："卷耳况疗风，童儿且时摘。侵星驱之去，烂熳任远适。放筐亭午际，洗剥相蒙幂。登床半生熟，下箸还小益。"苏轼也信任此说，文集中有一篇《苍耳录》，谓"药至贱而为世要用，未有若苍耳者"，称赞苍耳"花叶根实皆可食，食之则如药，治病无毒，

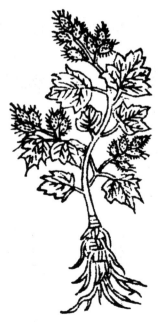

▲《本草图经》滁州葈耳图

生熟丸散，无适不可。愈食愈善，乃使人骨髓满，肌如玉，长生药也"。

苍耳的食法可以分为雅俗两种。林洪《山家清供》载有"苍耳饭"："采嫩叶细焯，以姜、盐、苦酒拌为茹，可疗风。"美其名曰"进贤菜"。又说："其子可杂米粉为糗，故古诗有'碧涧水淘苍耳饭'之句云。"如此可算是"雅食"。《救荒本草》也有苍耳，则用于救饥："采嫩苗叶炸熟，换水浸去苦味，淘净，油盐调食。其子炒微黄，捣去皮，磨为面，作烧饼，蒸食亦可。"此则是"俗食"。

无关于雅俗，需要特别说明的是，苍耳植株各部位，尤其是果实与幼芽，含有苍耳毒素等，会引起中毒性肝损伤和急性肾功能衰竭。据文献记载，误食生苍耳子 10 粒以上皆可中毒，儿童中毒量更低，大约只需要 5 粒左右。中毒症状多在服用后 1—3 天内出现，轻者乏力、呕吐、腹痛、腹泻、头昏，严重者可因肝肾功能衰竭或呼吸循环衰竭而死亡。

其实，按照陶弘景的说法，苍耳是外来物种，似乎不可能是先秦诗人咏叹的对象，所以古代除了以苍耳为卷耳的主流观点外，也有一些其他说法。

一种意见是从"耳"附会。《说文》"苓，卷耳也"，徐锴《说文系传》云："《尔雅》苓耳，卷耳也。注：形似鼠耳，丛生如盘。臣锴曰：菌属，生朽润木根。"这是将卷耳视为木耳之类的真菌。牟应震《毛诗物名考》也说："卷耳，腐草所生也。状如木耳而小，

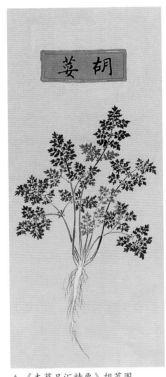

▲《本草品汇精要》胡荽图

淫雨后出，俗名草耳。"这与《神农本草经》所记菓耳实使用卷耳的果实或者种子，显然不相符合。

还有一种说法见于《齐民要术》，卷一〇"五谷、果蓏、菜茹非中国产者"有"胡荽"，条目下所引，则是《尔雅》《毛诗》《博物志》关于卷耳、羊负来的文字。"荽"同"荽"，按照贾思勰的意见，这种卷耳其实是伞形科的芫荽 *Coriandrum sativum* 之类。据《博物志》说"张骞使西域，得大蒜、胡荽"，所以也不应该是《诗经》的"卷耳"。

陆玑《毛诗草木鸟兽虫鱼疏》说：

卷耳一名枲耳，一名胡枲，一名苓耳。叶青白色，似胡荽。白华、细茎，蔓生。可鬻为茹，滑而少味。四月中生子，正如妇人耳中珰，今或谓之耳珰草。郑康成谓是白胡荽，幽州人呼为爵耳。

这显然不是菊科植物苍耳，而像是石竹科的卷耳 *Cerastium arvense* 或婆婆指甲菜（球序卷耳）*Cerastium glomeratum* 之类。日本学者比较认可此说法，冈元凤《毛诗品物图考》所绘卷耳即是此类植物。

《诗经》中的卷耳到底是何物，实在难于究诘，不过从安全性考虑，欲发思古之幽情，用石竹科卷耳炊饭，比采食菊科苍耳要靠谱得多。

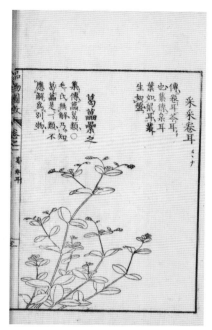

▲ 《毛诗品物图考》卷耳图

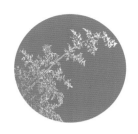

呦呦鹿鸣，食野之蒿

"呦呦鹿鸣，食野之蒿"，这句《诗经》就像《推背图》中的谶语，准确预言了两千多年后，屠呦呦老师因为青蒿素的贡献获得 2015 年诺贝尔生理学或医学奖。

青蒿素的发现与葛洪《肘后备急方》的记载有关联性，所以罗浮山葛洪洗药池遗址旁专门立了一块"青蒿治疟之源"的纪念碑，又辟地筑青蒿园，栽种青蒿。青蒿园种的当然是青蒿，标牌上也写得非常清楚：桔梗目菊科蒿属青蒿 *Artemisia caruifolia*。可是，对青蒿素发现背景稍作了解，赫然发现，青蒿素（artemisinin）是从菊科蒿属植物黄花蒿 *Artemisia annua* 中提取，我们通常说的青蒿 *Artemisia caruifolia* 中却完全不含青蒿素。

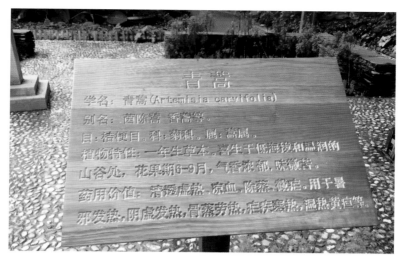

▲ 罗浮山青蒿园的文字说明牌（图中名牌青蒿学名的种加词已修订为 *caruifolia*）

　　这一现象与物种古今名实对应问题密切相关。名实问题其实一直存在，儒家格物即旨在名实契合，所以李时珍在《本草纲目·凡例》中说："虽曰医家药品，其考释性理，实吾儒格物之学，可裨《尔雅》《诗疏》之缺。"西学传入以后，这一问题变得更加现实。早期博物学家需要为每一具体的动植矿物之拉丁文名称匹配对应的中文译名，如果他们直接采用音译也就万事大吉，但将相沿几千年的动植矿名称弃置不顾，终究也不是事情；所以他们借鉴日本"兰学家"[1]的经验，对古籍中的名物进行了初步的拉丁

---

[1]　日本江户时代西洋学术主要从荷兰传来，所以将西学称为"兰学"，研究者即是"兰学家"。

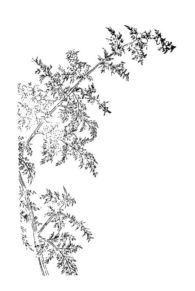

▲《植物名实图考》青蒿图

文转化。中文名与拉丁学名之对应，当然不是随意为之，就植物学家而言，他们主要参考的是《救荒本草》《本草纲目》和《植物名实图考》等几部本草中的图例和文字描述，这中间的细微偏差，有时候也会弄出大纰漏，植物青蒿与青蒿素的争论就是显例。

回顾青蒿的历史，"蒿"在古代是一大类草本植物的泛称，《诗经·鹿鸣》"呦呦鹿鸣，食野之蒿"，注家引《晏子》云："蒿，草之高者也。"区别言之则有白蒿（《诗经》称"蘩"）、蒌蒿（《诗经》名"蒌"）、牛尾蒿（《诗经》名"萧"）、牡蒿（《诗经》称"蔚"），入药则有艾蒿、茵陈蒿、马先蒿等，这些大都是菊科蒿属植物，青蒿亦其中之一。

《神农本草经》中草蒿一名"青蒿"，而青蒿之名最早则见于马王堆帛书《五十二病方》，该书"牝痔方"用到青蒿，并说："青蒿者，荆名曰□。"其缺字上半残损，《五十二病方》整理者认为是"萩"，同时出土的《养生方》即专门用到"萩"，检《尔雅·释草》"萧，萩"，郭注"即蒿"，邢疏谓"萧、萩，古亦叠韵"。按，《诗经》多处提到"萧"，如言"彼采萧兮""蓼彼萧斯"等，据陆玑疏云："今人所谓萩蒿者是也。或云牛尾蒿，似白蒿。白叶茎粗，科生，多者数十茎，可作烛，有香气，故祭祀以脂爇之为香。"如其说则《五十二病方》中的这种名"萩"的青蒿很可能是今之牛尾蒿 *Artemisia dubia* 一类。另一种说法认为《五十二病方》中的缺字为"莪"，《说文》"莪，香蒿也"，据《尔雅》"蒿，莪"，郭注云："今人呼青蒿香中炙啖者为莪。"邢疏引孙炎云："荆楚之间谓蒿为莪。"陆玑疏也说："蒿，青蒿也。荆豫之间，汝南、汝阴皆云莪。"尽管如此，也没有充分的证据可证明这一名"莪"的"青蒿"便是今用品种。

事实上，从《神农本草经》直至宋代本草中的青蒿品种都不很固定，且各种证据间颇有抵牾之处，未必能轻易与 *Artemisia annua* 或者 *Artemisia caruifolia* 挂上钩。我们只能笼统地说，此阶段文献指称的"青蒿"，主要是菊科蒿属的某些植物种，大约包括 *Artemisia caruifolia* 和 *Artemisia annua* 在内。

陶弘景说青蒿可以作食物，《本草经集注》云："即今青蒿，人亦取杂香菜食之。"《食疗本草》也说："最早春便生，色白者是，自然香，醋淹为菹，益人。"苏轼诗句"渐觉东风料峭寒，青蒿黄韭试春盘"，皆以青蒿为食物。而 *Artemisia annua* 味苦，极其难吃，由此可见，文献所称的食用青蒿不应是此种。

尤其重要的是，《本草图经》所绘两幅草蒿（青蒿）药图都很离奇，其中一幅甚至很难认为是菊科植物，而另一幅接近穗状花序，勉强可以释为南牡蒿 *Artemisia eriopoda*，但无论如何，此两幅药图绝不与 *Artemisia annua* 有任何相似之处。

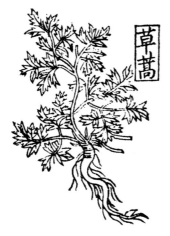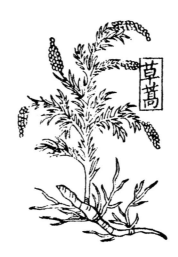

▲《本草图经》草蒿图

　　而另一些材料又显示，*Artemisia annua* 在宋以前确实被当作青蒿使用。

　　《肘后备急方》"治寒热诸疟方"有云："青蒿一握，以水二升渍，绞取汁，尽服之。"现在已知，在菊科蒿属植物中，唯有 *Artemisia annua* 含有青蒿素，具抗疟作用，因此，如果葛洪记载真实的话，所使用的青蒿理应是此种。

　　《齐民要术》卷九引《食次》作"女曲""以青蒿上下奄之"，其法在《天工开物》中仍有记载，"神曲"条云："凡造神曲所以入药，乃医家别于酒母者。法起唐时。其曲不通酿用也。造者专用白面，每百斤入青蒿自然汁，马蓼、苍耳自然汁，相和作饼，麻叶或楮叶包罨，如造酱黄法。"现代民间制作神曲所用青蒿，依然是气味浓烈的 *Artemisia annua*。

宋代开始，青蒿正式分为两类，沈括在《梦溪笔谈》卷二六中说：

> 蒿之类至多。如青蒿一类，自有两种，有黄色者，有青色者。本草谓之青蒿，亦恐有别也。陕西绥、银之间有青蒿，在蒿丛之间，时有一两株，迥然青色，土人谓之香蒿，茎叶与常蒿悉同，但常蒿色绿，而此蒿色青翠，一如松桧之色，至深秋，余蒿并黄，此蒿独青，气稍芬芳。恐古人所用，以此为胜。

寇宗奭基本认同此说，《本草衍义》云：

> 草蒿，今青蒿也。在处有之，得春最早，人剔以为蔬，根赤叶香，今人谓之青蒿，亦有所别也。但一类之中，又取其青色者。陕西绥、银之间有青蒿，在蒿丛之间，时有一两窠，迥然青色，土人谓之为香蒿。茎叶与常蒿一同，但常蒿色淡青，此蒿色深青，犹青，故气芬芳。恐古人所用以深青者为胜，不然，诸蒿何尝不青。

沈括、寇宗奭皆以苗色深青者为青蒿，这究竟是蒿属植物的哪一种，实难确指，或许就是后来引起争议的 *Artemisia caruifolia*。上举二书都提到"香蒿"，似乎是专门针对《蜀本草·图经》说青蒿"其臭似狐"立言。就气味来说，沈、寇二氏都不以带有特殊气味的 *Artemisia annua* 为青蒿。更值得注意的是，《梦溪笔谈》将青蒿分为色黄与色青两类，恰为《本草纲目》在青蒿条外新增黄花蒿条埋下了伏笔。

《本草纲目》首次在"青蒿"条外分出"黄花蒿"一条，青蒿与黄花蒿在植物学上的关系是近代争论的焦点，为了弄清问题的来龙去脉，不妨将《本草纲目》中"青蒿""黄花蒿"的主要内容概括如下：

"青蒿"条下几乎包含了前代本草关于"草蒿"的一切内容，"释名"项取草蒿、方溃、䕾、狐蒿、香蒿五名，并加按语说："晏子云：蒿，草之高者也。按《尔雅》诸蒿，独䕾得单称为蒿，岂以诸蒿叶背皆白，而此蒿独青，异于诸蒿故耶？""集解"项依次转录《名医别录》《本草经集注》《蜀本草》《本草图经》诸书注说，而主要采纳寇宗奭区分香蒿、臭蒿的意见，以香蒿为青蒿，臭蒿为黄花蒿。李时珍云："青蒿二月生苗，茎粗如指而肥软，茎叶色并深青，其叶微似茵陈，而面背俱青，其根白硬，七八月间开细黄花，颇香，结实大如麻子，中有细子。""主治"项综合《神农本草经》《新修本草》《食疗本草》《本草拾遗》《日华子本草》的论述，而新增"治疟疾寒热"功效。"附方"项录旧方四，新增十三，其"疟疾寒热"三方、"温疟痰甚"一方皆属时珍新添。

"黄花蒿"条除引用《日华子本草》"臭蒿一名草蒿"，并转录该书臭蒿子的功效外，其余内容皆《本草纲目》新增，李时珍说：

"香蒿、臭蒿通可名草蒿，此蒿与青蒿相似，但此蒿色绿带淡黄，气辛臭不可食，人家采以罨酱黄酒曲者是也。"

李时珍的分条其实是本于沈括的看法，将一种色深青、气芳香、可食用的植物作为青蒿正品，故在青蒿条下保留前代本草的所有记载，这样做，按照传统本草编撰通例没有任何不妥，甚至李时珍将截疟功效增补到此食用青蒿条下，也不能算为严重错误——尽管此功效已为现代药理证明为食用青蒿所不具有——毕竟类似的增补在各种本草中不胜枚举。其实，正是由于李时珍对"青蒿"条比较清晰的植物描述，并结合《本草纲目》不太准确的青蒿药图，以及吴其濬对《本草纲目》有关青蒿论述的认可，再参考《植物名实图考》相对标准的绘图，近现代植物学家才得以将古代青蒿考订为 *Artemisia caruifolia*。

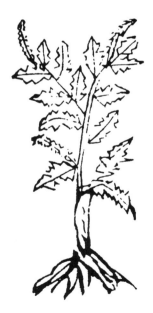

▲《本草纲目》金陵本黄花蒿

同样的，《本草纲目》之所以分出"黄花蒿"条，是因为李时珍不认可混杂在青蒿品种中的这种"气辛臭不可食"植物为青蒿。相对于青蒿药图，《本草纲目》黄花蒿的图例更加草率，也同样由于吴其濬的认可，以及《植物名实图考》准确的绘图，日本早期植物学家将

黄花蒿考订为 *Artemisia annua*。对这一结论，老一辈谙熟本草沿革的生药学家赵燏黄、谢宗万、陈重明诸先生都没有异议，毕竟事实就是如此。

要尊重历史，我们不能因为现代发现 *Artemisia annua* 含有抗疟的青蒿素，就不顾事实地说古代文献中所涉及的一切"青蒿"都是 *Artemisia annua*，或者说药用青蒿自古以来都是 *Artemisia annua*。其实如赵燏黄先生 20 世纪 30 年代在《祁州药志》中引录日本石户谷氏的报告，称北平青蒿为茵陈蒿 *Artemisia capillaris*，而天津的青蒿为 *Artemisia annua*；赵先生的看法则是北方药肆用的主要是 *Artemisia annua*，而南方用 *Artemisia caruifolia*。1949 年以后青蒿品种的混乱依然存在，据谢宗万先生调查，除上述三种外，各地区作青蒿用的植物尚有多种，而《中国药典》直到 1985 年版才规定 *Artemisia annua* 为药用青蒿的唯一来源，此前则可兼用 *Artemisia caruifolia* 入药。由此可以肯定地说，在 1985 年以前，药用青蒿是多基源品种，*Artemisia annua* 只是来源之一。

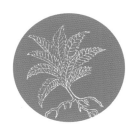

终朝采蓝

古代植物性染料以栀、茜为主，《史记·货殖列传》有"千亩厄茜，千畦姜韭，此其人皆与千户侯等"之说，茜根用于染绛，栀子用于染黄。至于蓝色则主要来源于植物中所含的靛蓝，《诗经·采绿》"终朝采蓝，不盈一襜"，所采之"蓝"，即是作色素用者。"青"亦与"蓝"有关，《荀子·劝学》云："青取之于蓝而青于蓝。"《史记·三王世家》引传亦云："青采出于蓝而质青于蓝。"《说文》云："蓝，染青草也。"

《神农本草经》有"蓝实"，《名医别录》谓"其茎叶可以染青"。此"青"字诸家未释，疑即后起之"靛"字意。《玉篇》云"靛，以蓝染也"，当指后世所用之蓝靛染料，系从植物"蓝"中精制提取者。

含靛蓝的植物甚多，古代不同时地所言的蓝亦非一种。或依据《尔雅》"葳，马蓝"，郭璞注："今大叶冬蓝也。"邢昺疏："今为淀者是。"遂认为《神农本草经》之"蓝实"为十字花科菘蓝 *Isatis tinctoria* 的果实，其说恐有问题。东汉蓝作为经济植物大量种植，《太平御览》卷九九六引谢承《后汉书》云："弘农杨震字伯起，常种蓝自业，诸生恐震年大，助其功佣，震喻罢之。"又引赵岐《蓝赋》序云："余就医偃师，道经陈留，此境人皆以种蓝染绀为业，蓝田弥望，黍稷不殖，慨其遗本，遂作赋一章。"这种蓝之果实，应即《神农本草经》之"蓝实"。另据《齐民要术》序引东汉仲长统语："斯何异蓼中之虫，而不知蓝之甘乎。"此能证明东汉之"蓝"应该是蓼科之蓼蓝 *Persicaria tinctoria*，而非其他。

蓼蓝主要分布于北方地区，这与弘农杨震种蓝、赵岐道经陈留见蓝田弥望，《名医别录》说蓝实"生河内平泽"皆相符合。至南北朝，北方贾思勰著《齐民要术》有专篇记载种蓝之法，据缪启愉研究，贾思勰所谈的"蓝"亦是蓼蓝 *Persicaria tinctoria*；而处于南地的陶弘景对"蓝"则另有看法，《本草经集注》云"尖叶者为胜"，此"蓝"则如苏敬所言，"如陶所引，乃是菘蓝"，原植物当为十字花科菘蓝 *Isatis tinctoria*。

青黛是含靛蓝植物的人工制成品，乃制靛时液面上的蓝色泡沫状物干燥净制而成。此物最初从外国舶来，据《北史》说漕国（今阿富汗加兹尼）饶青黛，《开宝本草》云"从波斯国来"，故方书习称"波斯青黛"。

中国早能制靛，方法详于《齐民要术》中。大约在宋代已能自己制备青黛，不必仰赖进口，《开宝本草》提到太原、庐陵、南康皆出青黛；又言"染瓮上池沫紫碧色者，用之同青黛功"，按此泡沫干燥后即为青黛，说见《天工开物》。《本草纲目》"释名"项说："淀，石殿也，其滓澄殿在下也。亦作淀，俗作靛。南人掘地作坑，以蓝浸水一宿，入石灰搅至千下，澄去水，则青黑色。亦可干收，用染青碧。其搅刘浮沫，掠出阴干，谓之靛花，即青黛。"

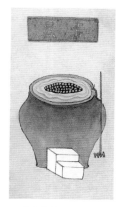

▲《补遗雷公炮制便览》青黛图

至于今天常用之"板蓝根"，最早出现在宋代医方中，如《圣济总录》卷三四"治中暍垂死之备急救生丸方"，用炮干姜、炙甘草、黄药子、板蓝根、犀角五物为细末，炼蜜丸如弹子大，每服一丸，热汤化服。

《释名·释书契》"板，昄也"，疑"板蓝根"乃是"昄蓝根"的省写。《诗经·卷阿》"尔土宇昄章，亦孔之厚矣"，毛传："昄，大也。"则"昄蓝"即是"大蓝"。而"马"亦有大义，故《本草纲目》认为板蓝根当用马蓝的根，李时珍说："马蓝叶如苦

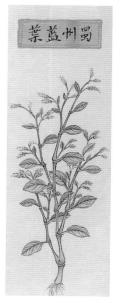

▲《本草品汇精要》蜀州蓝叶图

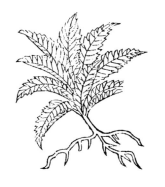
▲《本草图经》福州马蓝图

荬，即郭璞所谓大叶冬蓝，俗中所谓板蓝者。"按此意见，板蓝根的正品应该是今之南板蓝根，即爵床科板蓝 *Strobilanthes cusia*。而另一方面，如《本草图经》说："菘蓝可以为淀者亦名马蓝。"更兼以《本草衍义》《救荒本草》皆以菘蓝为"蓝"的正品，故亦得以十字花科菘蓝 *Isatis tinctoria* 的根作板蓝根。如所论不误，则今用板蓝根、南板蓝根的药用历史都开始于宋代，至于原来一直以果实作为"蓝实"正品入药的蓼蓝，其根则不是"板蓝根"的主流品种。

不时不食

"不时不食"是孔子的话，《论语·乡党》说："食不厌精，脍不厌细。食饐而餲。鱼馁而肉败不食，色恶不食，臭恶不食，失饪不食，不时不食，割不正不食，不得其酱不食。"这一段是儒家道德礼仪在餐饮中的反映，具体内容则涉及营养学、烹饪学和食品卫生。其中"不时不食"一句，注释家的意见颇不一致，既可以指进食的时间，即按时就餐，也可以指食材需顺应节令。汉代以来流行的解释，多以后说为主。

据《后汉书·和熹邓皇后纪》，邓后《禁供荐新味诏》说："凡供荐新味，多非其节，或郁养强孰，或穿掘萌牙，味无所至而夭折生长，岂所以顺时育物乎。传曰'非其时不食'，自今当奉祠陵庙及给御者，皆须时乃上。"李贤注："《论语》曰'不时不食'，言非其时物则不食之。《前（汉）书》邵信臣曰：不时之物，有伤于人，不宜以奉供养。"

《盐铁论·散不足》记述贤良文学之言，说得更加清楚：

> 古者，谷物菜果，不时不食；鸟兽鱼鳖，不中杀不食。故徽罔不入于泽，杂毛不取。今富者逐驱歼罔罝，掩捕麑鷇，耽湎沉酒铺百川。鲜羔羠，几胎肩，皮黄口。春鹅秋雏，冬葵温韭，浚茈蓼苏，丰萧耳菜，毛果虫貉。

所谓"冬葵温韭"，王利器校注："葵韭都是秋菜，此谓'冬葵温韭'，盖指由温室里培养出来的非时新味。"这一观念背后的政治逻辑，颇有深入研究的必要，由"不时不食"引申出对"反季节蔬菜"乃至各种创新事物的抵制态度，影响尤其深远。

《本草衍义》两处引用"不时不食"来表达类似情绪。

茄子是外来物种，《本草纲目》"释名"项说："陈藏器本草云'茄一名落苏'，名义未详。按，五代《贻子录》作酪酥，盖以其味如酥酪也，于义似通。杜宝《拾遗录》云：隋炀帝改茄曰昆仑紫瓜。又王隐君《养生主论》治疟方用干茄，讳名草鳖甲。盖以鳖甲能治寒热，茄亦能治寒热故尔。"此即茄科植物茄 *Solanum melongena*，至今仍是常见菜蔬。

《本草衍义》针对反季节的茄子有一段议论：

茄子，新罗国出一种，淡光微紫色，蒂长，味甘。今其子已遍中国蔬圃中，惟此无益，并无所治，止说损人。后人虽有处治之法，然终与本经相失。圃人又植于暖处，厚加粪壤，遂于小满前后，求贵价以售。既不以时，损人益多，不时不食，於[1]可忽也。

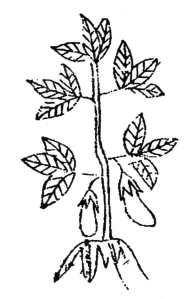
▲《本草纲目》金陵本茄图

据寇宗奭所言，长茄子由新罗国传入，不是本土物种，且农夫为了牟利，加温施肥人为催熟，如此种类无益有损，因此他感叹说："不时不食，於可忽也。"

暂且把茄子的是非搁置一边，《本草衍义》又对另一种蔬菜韭黄发了一番牢骚，同样引用孔子的"不时不食"。

韭菜即石蒜科植物韭 Allium tuberosum，是传统蔬菜中历史悠久者，以叶片和假茎供食用。《说文》"韭，菜名，一种而久者，故谓之韭"。《本草图经》发挥说："故圃人种莳，一岁而三四割之，其根不伤，至冬壅培之，先春而复生，信乎一种而久者也。"韭

---

[1] "於"是感叹词，读作 wū。

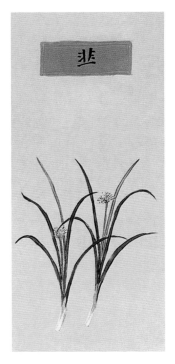
▲《本草品汇精要》韭图

黄是韭菜通过培土、遮光覆盖等措施，避光环境下经软化栽培，生产出的黄化韭菜。

韭黄的培植方法出现较晚，此前文献提到的"温韭""韭芽"，皆不保证一定是指韭黄。比如苏东坡诗"蔓菁宿根已生叶，韭芽戴土拳如蕨"，占咏的究竟是嫩韭菜，还是韭黄，确实不好断言。但东坡的另一首诗说"渐觉东风料峭寒，青蒿黄韭试春盘"，就一定是韭黄了。

《本草衍义》针对韭黄的议论特别有意思："未出粪土为韭黄，最不益人，食之滞气。盖啥噎郁未之气，故如是。孔子曰'不时不食'，正为此辈。"韭黄谈不上反季节，而遭到寇宗奭如此厌弃，从侧面证明，韭黄培植技术在当时发明未久，保守人士乃引经据典加以排斥。

如果古人都如寇宗奭一样拒绝新兴事物，实在是技术进步的重大障碍。好在朱熹对"不时不食"换了一种解释，《论语集注》说："不时，五谷不成，果实未熟之类。此数者皆足以伤人，故不食。"于是韭黄也不再成为禁忌，《本草纲目》"集解"项详细记录培植方法："北人至冬移根于土窖中，培以马屎，暖则即长，高可尺许，不见风日，其叶黄嫩，谓之韭黄，豪贵皆珍之。"并说："韭之茎名韭白，根名韭黄，花名韭菁。《礼记》谓韭为丰本，言其美在根也。薤之美在白，韭之美在黄，黄乃未出土者。"陆游诗"新津韭芽天下无，色如鹅黄三尺余"，乃是韭黄作为餐桌美味的真实写照。

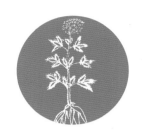

话说兰亭的"兰"

　　《离骚》"纫秋兰以为佩",这种沼生、芳香、可以折取作为衣饰的植物,在《神农本草经》中称为"兰草",其原植物是菊科佩兰 *Eupatorium fortunei*。《神农本草经》说兰草"生大吴池泽",其生长范围也就是今天江南的广大地区。东晋永和九年(353)王羲之等人修禊于"会稽山阴之兰亭",留下号称"天下第一行书"的《兰亭序》,据《宝庆会稽续志》云:"《越绝书》曰:句践种兰渚山。旧经曰:兰渚山,句践种兰之地,王谢诸人修禊兰渚亭。"勾践种兰的传说未必可靠,但从地域和时间上推测,王羲之当年雅集的时候,兰亭周围艺植的应该也是这种佩兰,而不是我们通常想象中的兰花。

不仅"兰"的本义不是兰花，甚至兰花的另一个名称"蕙"，本义所指也是其他物种。《离骚》"余既滋兰之九畹兮，又树蕙之百亩"，《南方草木状》描述说："蕙草一名薰草，叶如麻，两两相对，气如蘼芜，可以止疠。"原植物大致是唇形科的罗勒 *Ocimum basilicum*，《齐民要术》称之为"兰香"。比如谢灵运《拟魏太子邺中集诗八首·平原侯植》，开篇说："朝游登凤阁，日暮集华沼。倾柯引弱枝，攀条摘

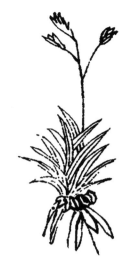

▲《本草纲目》江西本兰花图

蕙草。"蕙草需要"攀条"而摘取，当然是菊科或者唇形科的直立草本了。

说不清楚兰科的兰花何时进入文人视野，但直到唐代，诗赋中的兰蕙都保留直立草本的特征。比如钱起《晚春永宁墅小园独坐寄上王相公》有句："蕙草出篱外，花枝寄竹幽。"陈陶《种兰》也说："种兰幽谷底，四远闻馨香。春风长养深，枝叶趁人长。"竟没有一篇能确切判断其咏赞对象是"兰花"而非"兰草"的诗文。顺便一说，《全唐诗》卷四六七收有一首牟融的《山寺律僧画兰竹图》，因为兰竹是宋以后文人画的重要题材，从继承性来看，这里的"兰"，当然是兰花。陶敏教授发现《全唐诗》中牟融的全部诗作皆出于明人伪造，此处不符合时代特征的"兰竹题材"正可以

作为佐证。

　　宋代或稍早，兰科兰花忽然冒用了"兰草"的名字。黄庭坚《书幽芳亭》专门辨别《楚辞》中的"兰蕙"，他说："兰蕙丛生，初不殊也，至其发华，一干一华而香有余者兰，一干五七华而香不足者蕙。"黄庭坚的说法影响甚大，寇宗奭称得上宋代本草家之博洽者，在《本草衍义》中也附和说："（兰草）叶如麦门冬而阔且韧，长及一二尺，四时常青，花黄，中间叶上有细紫点。有春芳者，为春兰，色深；秋芳者，为秋兰，色淡。秋兰稍难得，二兰移植小槛中，置座右，花开时，满室尽香，与他花香又别。"

　　当然也有清醒者，《通志·昆虫草木略》说："近世一种草，如茅叶而嫩，其根谓之土续断，其花馥郁，故得兰名，误为人所

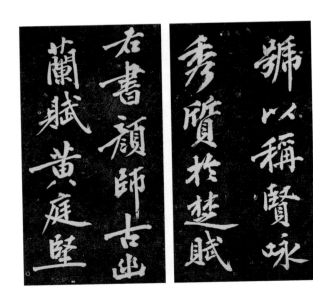

◀ 黄庭坚书颜师古
《幽兰赋》（传）

赋咏。"似即针对黄庭坚、寇宗奭的错误立言。

兰科植物占用了"兰草"这个名称，朱熹《咏蕙》说"今花得古名，旖旎香更好"，即是此意。宋末方回则用"古兰"来称呼菊科的佩兰，专门作了一篇《订兰说》。这篇文字似乎没有流传下来，但主要观点都融入《秋日古兰花十首》中。诗云："绿叶梢头紫粟攒，离骚经里古秋兰。时人误唤孩儿菊，惟有诗翁解细看。"又云："雪丝松细紫团栾，今代无人识古兰。本草图经川续断，今人误作古兰看。"又一首云："一干一花山谷语，今兰不是古时兰。重阳菊畔千丝紫，隆准曾孙却解看。"

《本草纲目》"兰草"条专门在"正误"项说："二氏[1]所说，乃近世所谓兰花，非古之兰草也。兰有数种，兰草、泽兰生水旁，山兰即兰草之生山中者。兰花亦生山中，与三兰迥别。兰花生近处者，叶如麦门冬而春花；生福建者，叶如菅茅而秋花。黄山谷所谓一干一花为兰，一干数花为蕙者，盖因不识兰草、蕙草，遂以兰花强生分别也。"《本草纲目》分别图绘兰草与兰花，显示二者之不同。

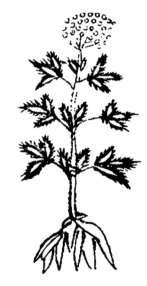

▲ 《本草纲目》江西本兰草图

---

[1] 不仅寇宗奭误会兰科植物为"兰草"，后来朱震亨也犯同样的错误，故称二氏。

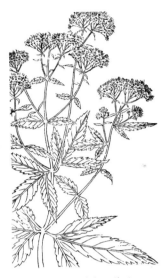

▲ 《植物名实图考》兰草图

尽管有学者、诗翁、本草家考订纠偏，"兰草"的名字最终也没有保住，医药家不得已，乃取"纫秋兰以为佩"之意，将《神农本草经》的"兰草"改称为"佩兰"。目前所见，雍正十年（1732）王子接《绛雪园得宜本草》正式以"佩兰"立条，后来托名叶桂的《本草再新》也用佩兰之名，晚近则成为通用名矣。

至于《本草衍义》说"唐白乐天有种兰不种艾之诗，正谓此兰矣"，意即白居易《问友》诗中所种的兰，也是兰科蕙兰之类，恐怕不对。白居易诗云："种兰不种艾，兰生艾亦生。根荄相交长，茎叶相附荣。香茎与臭叶，日夜俱长大。锄艾恐伤兰，溉兰恐滋艾。兰亦未能溉，艾亦未能除。沉吟意不决，问君合何如。"细绎诗意，这种"兰"与艾，"根荄相交长，茎叶相附荣"，区别只在"香茎与臭叶"，无疑还是菊科的佩兰 *Eupatorium fortunei*。

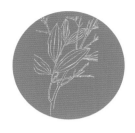

月中桂树考

　　月面的阴影带给古人无限遐想，比附动物则有蟾蜍与玉兔，比附植物则有桂树，涉及人物当然是嫦娥与吴刚。古乐府唱"采取神药若木端，白兔长跪捣药虾蟆丸"，再加上伟人"吴刚捧出桂花酒"和"寂寞嫦娥舒广袖"两句，便诸相具足矣。关于蟾蜍、玉兔和嫦娥、吴刚的来历，神话学家都有考证，意见并不太一致，此非我能置喙者，只是针对桂树的物种问题，可以稍微贡献一点意见。

　　月中有桂树的说法见于《初学记》引东晋虞喜作《安天论》，乃谓月中仙人桂树，随着月亮盈亏而消长："俗传月中仙人桂树，今视其初生，见仙人之足，渐已成形，桂树后生。"月中的仙人在唐代被坐实为吴刚，砍伐桂树乃是他生命之日常。《酉阳杂俎·天咫》云：

旧言月中有桂，有蟾蜍。故异书言，月桂高五百丈，下有一人常斫之，树创随合。人姓吴，名刚，西河人，学仙，有过，谪令伐树。

这应该是唐代人的普遍传说，李商隐有一首《同学彭道士参寥》即用此典故，诗云："莫羡仙家有上真，仙家暂谪亦千春。月中桂树高多少，试问西河斫树人。"

古人谈论的"桂"，至少包括两类物种，一类是樟科樟属（*Cinnamomum*）植物，一类是木樨科木樨属（*Osmanthus*）植物，后者就是我们通常说的"桂花"。我们或许想当然地以为，月宫中的桂树"自古以来"便是桂花树；但从"桂"的名实演变来看，

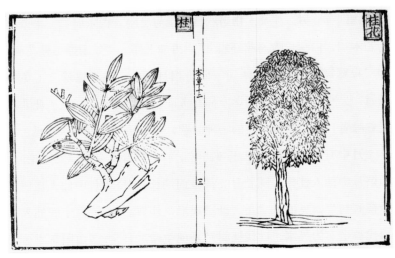

▲《本草图经》桂、桂花图

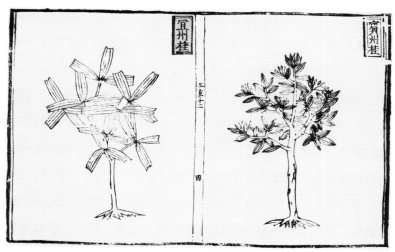

▲ 《本草图经》宜州桂、宾州桂图

最初所设定的其实是樟科桂树。

先说字形。《说文》云："从木，圭声。"《酉阳杂俎》说："凡木叶，脉皆一脊，唯桂叶三脊。"范成大《桂海虞衡志》特别解释："凡木叶心，皆一纵理，独桂有两纹，形如圭，制字者意或出此。叶味辛甘，与皮无别，而加芳美，人喜咀嚼之。"《植物名实图考》进一步说："（蒙自桂树）绿叶光劲，仅三直勒道，面凹背凸，无细纹，尖

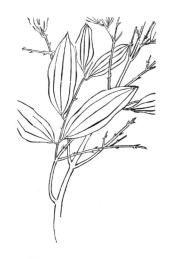

▲ 《植物名实图考》蒙自桂树图

方如圭，始知古人桂以圭名之说，的实有据。"按古"桂"字之右文"圭"是否因象叶形而来，不可确知，但文献所言叶有三脊的"桂"，确切指向樟属植物的三出叶脉。

再看桂的生物特性。《吕氏春秋》已经注意到"桂枝之下无杂木"[1]，《异物志》也说："桂之灌生，必粹其族。"《广志》云："桂出合浦，其生必高山之岭，冬夏常青。其类自为林，林间无杂树。"类似记载甚多，《尔雅·释木》"梫，木桂"，《本草纲目》解释说："《尔雅》谓之梫者，能侵害他木也。"以上所描述的都是植物排他现象，缪启愉、邱泽奇在《汉魏六朝岭南植物"志录"辑释》中的解释十分明确：桂树[2]之树皮、小枝、叶、花梗、果实均含有桂皮油，其主要成分为桂皮醛，树皮中含量为 70%—90%，初结的果实和花梗更过之。这是一种挥发性芳香物质，可以抑制其他树种的生长，时间一久，就会导致植物群落结构的变化，最后形成纯桂树林，这种现象已为《异物志》等所发现。

以上两点足以证明，《淮南子》说"月中有桂树"，一定是指樟科的桂树。不仅如此，樟科桂树是高大乔木，树干高直，木樨科桂花树通常是灌木或小乔木，《酉阳杂俎》说月桂"高五百丈"，也更像是桂树，而非桂花。

---

[1]　此句见《杨文公谈苑》。李后主嫌清暑阁地砖间隙生杂草，徐锴引《吕氏春秋》"桂枝之下无杂木"，于是"后主令取桂屑数斗，匀布缝中，经宿草尽死"。

[2]　缪启愉先生所称"桂树"，特指樟科肉桂 *Cinnamomum cassia*。

宋以前文献几乎没有木
樨科桂花的任何记载，这一
点张邦基已经有所注意，《墨
庄漫录》卷八说：

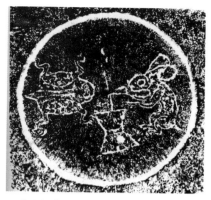

木犀花江浙多有
之，清芬沤郁，余花所
不及也。一种色黄深而
花大者，香尤烈；一种
色白浅而花小者，香
短。清晓朔风，香来鼻观，真天芬仙馥也。湖南呼九里香，
江东日岩桂，浙人日木犀，以木纹理如犀也。然古人殊无题
咏，不知旧何名，故张芸叟诗云，"仗马欲寻无路入，问僧曾
折不知名"，盖谓是也。

木樨科的桂花之所以能够混入"桂"的概念中，可能与另一
种樟科植物月桂有关。

《本草拾遗》有"救月杖"，所谓"月蚀时救月击物木也"，
小儿患月蚀疮或月割耳 [1]，可以用救月杖"烧为灰，油和傅之"。

---

[1] 月蚀疮或月割耳，其实是一种皮肤科疾病，即耳后间擦性湿疹，多见于婴幼
儿，通常发生在耳后皱褶部位，由于潮湿、温暖、摩擦等引起的急性皮肤炎症。

此条中顺便提到月桂子也可以敷月蚀耳疮，并说："今江东诸处，每至四五月后晦，多于衢路间得之，大如狸豆，破之辛香。古老相传，是月中下也。山桂犹堪为药，况月桂乎，正应不的识其功耳。今江东处处有，不知北地何意独无，为当非月路耶，月感之矣。余杭灵隐寺僧云种得一株，近代诗人多所论述。"

月桂是唐代才进入文人视野的物种，唐诗吟咏甚多，著名者如宋之问《灵隐寺》句"桂子月中落，天香云外飘"，白居易《忆江南》句"山寺月中寻桂子，郡亭枕上看潮头"。为了应景，唐代杭州灵隐寺、天竺寺诸山植桂甚多，《南部新书》说："杭州灵隐山多桂，寺僧云，此月中种也。至今中秋望夜，往往子坠，寺僧亦尝拾得。"因此白居易《留题天竺灵隐两寺》的诗中注说："天竺尝有月中桂子落，灵隐多海石榴花也。"皮日休也有《天竺寺八月十五日夜桂子》的诗。

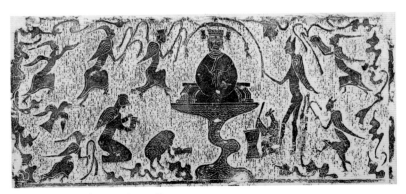

▲ 山东博物馆藏嘉祥出土东汉画像石

这种"月桂"既不是樟科樟属的肉桂 Cinnamomum cassia 之类，也不是木樨科木樨 Osmanthus fragrans 之类，而是樟科月桂属的月桂 Laurus nobilis。分析李商隐与月中桂有关的诗句可以看出端倪。

李商隐多首诗提到月中的"桂花"，如"榆荚散来星斗转，桂花寻去月轮移"（《一片》），"若道团圆似明月，此中须放桂花开"（《代董秀才却扇》），这种桂花白色且有香气；"昨夜西池凉露满，桂花吹断月中香"（《昨夜》）"兔寒蟾冷桂花白，此夜姮娥应断肠"（《月夕》）。不仅如此，这种"桂花"的枝叶也有香气，如"风波不信菱枝弱，月露谁教桂叶香"（《无题》），"桂嫩传香远，榆高送影斜"（《壬申七夕》）。由此排除樟科樟属的桂树和木樨科的桂花树，而确定其为樟科月桂属的月桂 Laurus nobilis。

可能是因为木樨科木樨 Osmanthus fragrans 之类不仅香气浓烈，丹桂、银桂花色也更具有观赏性，所以宋代开始便取代月桂 Laurus nobilis，成为主流园林植物。以《全芳备祖》为例，该书前集卷一三"岩桂花"条所录的诗文，居然错杂樟科月桂属月桂、樟属肉桂，以及木樨科木樨属桂花，更荒谬的是，在"碎录"项还篡改《尔雅》文字，乃云："梫，木桂树也，一名木樨。花淡白，其淡红者谓之丹桂，黄花者能子。丛生岩岭间。"既然《尔雅》的"木桂"都被改成了"木樨"，月亮中的"桂树"，也就渐渐变成"桂花树"了。

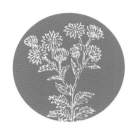

菊有黄华

　　菊是菊科菊属多种植物的泛称，园艺和药用的主流品种都是 *Chrysanthemum* × *morifolium*，经过长期栽培选育，逐渐形成若干相对稳定的栽培变种。菊花很早就成为园林植物，陶渊明"采菊东篱下"脍炙人口，唐人也有"萧萧一亩宫，种菊十余丛"（姚合），"陶菊手自种，楚兰心有期"（杜牧），"近种篱边菊，秋来未著花"（皎然）这样的诗句。大规模的品种驯化，可能还是在唐末宋初，至北宋后期有《菊谱》问世，园林艺菊达到高水平。

　　服食菊花的历史可以上溯到屈原，"朝饮木兰之坠露兮，夕餐秋菊之落英"，这是《离骚》中的句子，脍炙人口者。按，"菊"并非菊花之本字，《尔雅》"大菊，蘧麦"，《说文》同。据郭璞注，蘧麦即是瞿麦，一般认为即石竹科植物瞿麦 *Dianthus superbus*。可是实在想象不出，瞿麦无论是流苏状的花瓣，还是线状披针形的叶片，哪一点与菊科的菊花，由管状花和舌状花聚生的头状花序，边缘有短刻锯齿的叶片，存在相似之处，居然被古人呼为"大菊"。

不仅"大菊"令人迷惑，《说文》中另外两个与菊花有关的字也众说纷纭。"蘜，日精也，以秋华。"《名医别录》中菊花一名"日精"，如此看来，"蘜"才是菊花的本字。又有"蘜，治墙也"，《尔雅》同，段玉裁表示"未详何物"，郭璞注："今之秋华菊。"如此则"蘜"同样也是菊花之字。

后人用了很多办法来调和这两个字，其中较别致的说法见《初学记》卷二七引周处《风土记》曰："日精、治蘠，皆菊之花茎别名也。"森立之《本草经考注》进一步发挥说："言华谓之日精，茎谓之菭蘠也。"认为"蘜"为花名，其茎则名"蘜"。森说不无道理，《周礼·秋官·蝈氏》："掌去蛙黾，焚牡蘜，以灰洒之则死。"郑注："牡蘜，蘜不华者。"所谓"蘜不华"，或许可以理解为茎叶。话虽如此，今本文献并未严格区分"蘜""蘜""蘜""菊"字。

早期菊花以黄色为正，《礼记·月令》云："季秋之月……鞠有黄华。"植物学家认为这就是今天的野菊花 *Chrysanthemum × indicum*。此植物挥发油含量较高，苦味浓郁，汉代以来的服食家不取为正品，《博物志》卷四云："菊有二种，苗花如一，唯味小异，苦者不中食。""苦者"即是此野菊花，陶弘景谓之"苦薏"，今药用称为野菊花；与之相对的是甘菊花，即后来广泛栽植的庭院植物菊花 *Chrysanthemum* × *morifolium*。

在服食家眼中，菊的根茎叶实都是服食的妙品。《名医别录》说："正月采根，三月采叶，五月采茎，九月采花，十一月采实。"《太上灵宝五符序》卷中"延年益寿方"有详细的解说：

> 春三月甲寅日日中时采更生，叶也。夏三月丙寅、壬子日日中时采周盈，一方云周成，周盈者，菊之茎也。秋三月庚寅日晡时采日精，日精者，菊之华也。常以冬十月戊寅日平旦时采神精，神精者，一曰神花，一曰神英，菊之实也。无戊寅者，壬子亦可用也。冬十一月、十二月壬寅日日入时采长生，长生者，菊之根也。一方云，十一月无壬寅，壬子亦可用也。

甘菊不仅花可食，甘菊水亦可饮。自古传说南阳郦县甘谷水最有名，饮之长寿。《抱朴子内篇·仙药》说：

> 南阳郦县山中有甘谷水，谷水所以甘者，谷上左右皆生甘菊，菊花堕其中，历世弥久，故水味为变。其临此谷中居民，皆不穿井，悉食甘谷水，食者无不老寿，高者百四五十岁，下者不失八九十，无夭年人，得此菊力也。故司空王畅、太尉刘宽、太傅袁隗，皆为南阳太守，每到官，常使郦县月送甘谷水四十斛以为饮食。此诸公多患风痹及眩冒，皆得愈，但

不能大得其益，如甘谷上居民，生小便饮食此水者耳。

《后汉书》卷四四及《郡国志》注引《荆州记》也载有相似文字，唯"甘菊"作"芳菊"，从品种来看，也应该是 *Chrysanthemum × morifolium*。后人有《菊潭》诗云："甘菊之下潭水清，上有菊花无数生。谷中人家饮此水，能令上寿皆百龄。"即从此故事而来。

寇宗奭善于独立思考，不以前人观点为然，《本草衍义》提出不同意见：

> 本条言南阳郦县北潭水，其源悉芳，菊生被崖，水为菊味。此说甚怪。且菊生于浮土上，根深者不过尺，百花之中，此特浅露，水泉莫非深远而来。况菊根亦无香，其花当九月、十月间，止三两旬中，焉得香入水也？若因花而香，其无花之月合如何也？殊不详。水自有甘淡咸苦，焉知无有菊味者？尝官于永、耀间，沿干至洪门北山下古石渠中，泉水清澈。众官酌而饮，其味与惠山泉水等，亦微香，世皆未知之。烹茶尤相宜。由是知泉脉如此，非缘浮土上所生菊能变泉味。博识之士，宜细详之。

《本草衍义》断定，所谓"甘菊水"，其实是"泉脉如此，非缘浮土上所生菊能变泉味"，真是非常高明的看法。

菊花对生长环境要求不高，分布广泛，晚近药用菊花按产

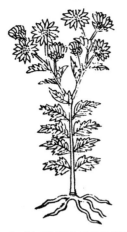

▲《本草图经》邓州菊花图

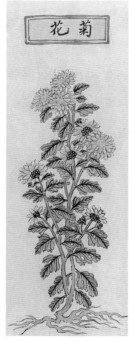

花菊

▲《本草品汇精要》菊花图

地和加工方法不同，大致分为亳菊、滁菊、贡菊、杭菊、怀菊等。亳菊主产于安徽亳州、涡阳及河南商丘；滁菊主产于安徽滁州；贡菊主产于安徽歙县、浙江德清；杭菊主产于浙江桐乡、海宁、嘉兴、湖州等地；怀菊主产于河南新乡、郑州、开封、武陟、商丘等地。《药物出产辨》说法亦同：

菊花有黄白之分。白者以产安徽亳州为最，其次河南怀庆府，又其次则产广东潮州，色黑味苦。又有一种白杭菊，产浙江杭州府，合药用少，茶用居多。又有一种黄杭菊，亦产浙江杭州府。又有一种大朵者，名黄菊王，亦产浙江杭州府。黄菊近日广东小榄有种，花瓣略大，色黄而带红，味不香。杭州产者，色黄而带青，味温香，大有可别白菊。再有一种名绿蒂菊，产安徽滁州，又名滁州菊，味最清凉，不甜不苦，白菊之中以此味合药为适当。

通常以亳菊、滁菊、杭菊、怀菊为"四大药用名菊"。这些"名菊"虽然号称历史悠久，但以《本草图经》《本草衍义》《本草品汇精要》《本草纲目》产地记载为参照，或者用亳菊、滁菊、杭菊、怀菊作主题词在文献库中检索，可以确定其地道性确立时间很晚，形成原因更主要与规模化的种植、靠近药材集中贸易区、地方用药习惯、出于经济利益的美化包装等有关。至于历史悠久而文化底蕴最深厚的邺县菊花反而湮没无闻。

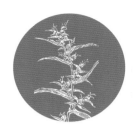

薏苡明珠

薏苡之名始见于《吴越春秋》："嬉于砥山得薏苡而吞之，意若为人所感，因而妊孕，剖胁而产高密。"《说文》名"蓜"，《广雅》"蓜，起实，薏苡也"。薏苡在医书中最早见于《素问·玉机真藏论》，但正式入药则载于《神农本草经》，列为上品。《后汉书·马援传》说：

初，援在交阯，常饵薏苡实，用能轻身省欲，以胜瘴气。南方薏苡实大，援欲以为种，军还，载之一车。时人以为南土珍怪，权贵皆望之。援时方有宠，故莫以闻。及卒后，有上书谮之者，以为前所载还，皆明珠文犀。

《后汉书》有唐代李贤注，在《马援传》"常饵薏苡实，用能轻身省欲，以胜瘴气"句后引《神农本草经》云："薏苡味甘，微寒。主风湿痹，下气，除筋骨邪气，久服轻身益气。"与保留在《证类本草》中的白字《神农本草经》文对勘，李贤引文省略"主筋急拘挛，不可屈伸"，此或许是节引的缘故；而"除筋骨邪气"五字，《证类本草》作黑字《名医别录》文。究竟是李贤所据《神农本草经》版本不同，还是《新修本草》到《证类本草》之间传本混淆，难于定论。

薏苡明珠的典故脍炙人口，成为诗人咏叹的绝好材料。杜甫"稻粱求未足，薏苡谤何频"，白居易"侏儒饱笑东方朔，薏苡谗忧马伏波"，皆以此为比兴。苏东坡《小圃五咏·薏苡》，将本草内容引入诗中，更加有意思：

> 伏波饭薏苡，御瘴传神良。能除五溪毒，不救谗言伤。谗言风雨过，瘴疠久亦亡。两俱不足治，但爱草木长。草木各有宜，珍产骈南荒。绛囊悬荔支，雪粉剖椰榔。不谓蓬茇姿，中有药与粮。春为芡珠圆，炊作菰米香。子美拾橡栗，黄精诳空肠。今吾独何者，玉粒照座光。

偶然翻检宋诗，梅尧臣有一组《和石昌言学士官舍十题》，咏薏苡一首云："叶如华黍实如珠，移种官庭特葱蒨。但蠲病渴付相如，勿恤谤言归马援。"以薏苡为治疗消渴的妙药，这是沿用《本

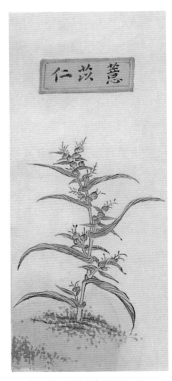

▲《本草品汇精要》薏苡仁图

草拾遗》薏苡"主消渴"之说，《本草纲目》"附方"项有云："消渴饮水，薏苡仁煮粥饮，并煮粥食之。"梅尧臣还有一首《魏文以予病渴赠薏苡二丛植庭下走笔戏谢》，诗云："愧无相如才，偶病相如渴。溪水有丈人，薏苡分丛荄。为饮可扶衰，余生幸且活。安知恶己者，不愿变野葛。"看来梅也有消渴之疾，所用正是此方。

《救荒本草》载有两种薏苡，一名"回回米"，一为"川谷"，其略云：

回回米，本草名薏苡人，一名解蠡，一名屋菼，一名起实，一名赣，俗名草珠儿，又呼为西番蜀秫。生真定平泽及田野，交趾生者子最大，彼土人呼为赣珠，今处处有之。苗高三四尺，叶似黍叶而稍大，开红白花，作穗子，结实青白色，形如珠而稍长，故名薏珠子。味甘，微寒，无毒。今人俗亦呼为菩提子。

川谷，生汜水县田野中，苗高三四尺，叶似初生蜀秫叶微小，叶间丛开小黄白花，结子似草珠儿微小。味甘。

薏苡古今品种变化不大，后世以栽培为主，其原植物为禾本科薏米 *Coix lacryma-jobi* var. *ma-yuen*，川谷是薏苡 *Coix lacryma-jobi* 的野生种。

关于本草书中薏苡的图例，还有一点特别值得一提。《本草品汇精要》卷七"薏苡仁"条，原书绘有图例两幅，一幅描绘的是禾本科植物薏苡 *Coix lacryma-jobi*，此毫无问题；而另一幅显然是同科植物玉米，即玉蜀黍 *Zea mays*。受其影响，《补遗雷公炮制便览》和文俶《金石昆虫草木状》中的薏苡仁图也是玉米。按，玉米原产美洲大陆，1494 年哥伦布把玉米带回西班牙，其传入中国的时间一直存在争论，《本草品汇精要》中这幅被误认为薏苡的图例，是中国最早的玉米图案，作于 1505 年以前。[1]

成书于万历六年（1578）的《本草纲目》收载有玉蜀黍，"集解"项李时珍说："玉蜀黍种出西土，种者亦

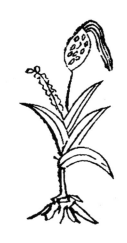

▲《本草纲目》江西本玉蜀黍图

---

[1] 《本草品汇精要》中玉米图例的意义，由郑金生老师最早揭出，少为学界注意，故再次标举出来。

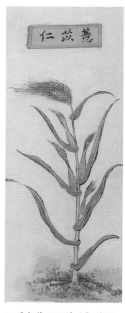

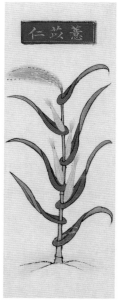

▲《本草品汇精要》薏苡
仁图（所绘实为玉米）

▲《补遗雷公炮制便览》
薏苡仁图（所绘实为
玉米）

罕。其苗叶俱似蜀黍而肥矮，亦似薏苡。苗高三四尺。六七月开花成穗如秕麦状。苗心别出一苞，如棕鱼形，苞上出白须垂垂。久则苞拆子出，颗颗攒簇。子亦大如棕子，黄白色。可炸炒食之。炒拆白花，如炒拆糯谷之状。"所描述者为禾本科植物玉蜀黍 *Zea mays* 无疑。玉蜀黍的雄花顶生，而雌花腋生，《本草纲目》早期版本所绘显然不够准确。与《本草品汇精要》的图例比较，《本草纲目》的图绘者恐怕没有见过真实物种。

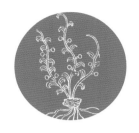

天棘蔓青丝

　　杜甫《巳上人茅斋》五律诗的颈联，"江莲摇白羽，天棘蔓青丝"，聚讼已久，前一句解作白莲摇曳，基本能通，后一句"天棘"则有两说。

　　一种意见认为天棘是柳的别名，《通志·昆虫草木略》云："柳之类亦多，柳曰天棘，南人呼为杨柳。"庾信（一作王褒）《奉和赵王途中五韵诗》有句"村桃拂红粉，岸柳被青丝"，正好将天棘（柳）与青丝坐实。唐诗以"青丝"咏柳更多，李白"今朝东门柳，夹道垂青丝"（《新林浦阻风寄友人》），白居易"峨峨白雪花，袅袅青丝枝"（《有木诗八首》其一），不一而足。因此惠洪的《冷斋夜话》说："王仲正言：'老杜诗"江莲摇白羽，天棘蔓青丝"，天棘非烟雨，自是一种物，曾见于一小说，今忘之。'高秀实曰：'天棘，天门冬也，一名颠棘，非天棘也。'王元之诗曰：'水芝卧玉腕，天棘舞金丝。'则天棘盖柳也。"

但柳树枝条并非蔓延生长，所以此诗在传写中，"蔓"或被写作"弄"，或被考订为"舞"，通行的《全唐诗》则写作"梦"。可是推敲诗意，"天棘梦青丝"实在欠通，于是又有各种奇谈怪论。如罗大经《鹤林玉露》引友人的说法："终南长老入定，梦天帝赐以青棘之香。盖言江莲之香，如所梦天棘之香耳。"此无根之言，简直不值一驳。

另一种观点则认为天棘是天门冬，王观国《学林》说："'江莲摇白羽，天棘蔓青丝'，今改蔓为梦，盖天门冬亦名天棘，其苗蔓生，好缠竹木上，叶细如青丝，寺院亭槛中多植之，可观。后人既改蔓为梦，又释天棘以为柳，皆非也。"杨慎的《丹铅余录》说得更加详细："杜诗'江莲摇白羽，天棘蔓青丝'。郑樵云'天棘，柳也'，此无所据，杜撰欺人耳。且柳可言丝，只在初春，若茶瓜留客之日，江

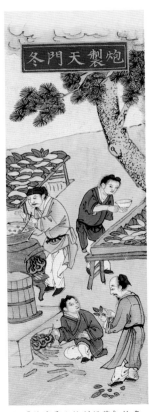

▲ 《补遗雷公炮制便览》炮炙天门冬图

莲白羽之辰，必是深夏，柳已老叶浓阴，不可言丝矣。若夫蔓云者，可言兔丝、王瓜，不可言柳，此俗所易知，天棘非柳明矣。按本草索隐云：'天门冬在东岳名淫羊藿，在南岳名百部，在西岳名管松，在北岳名颠棘。颠与天声相近而互名也。'此解近之。"

　　按，天门冬一名"颠棘"，《尔雅》"髡，颠棘"，郭注云："细叶有刺，蔓生，一名商棘。《广雅》云女木也。"据《说文》云："髡，发也。"故《尔雅》以"髡"称颠棘，乃是形容天门冬纤弱的叶状枝婆娑的样子，杜甫诗中"蔓青丝"三字，从谢朓"绿草蔓如丝"（《王孙游》）化出，同时暗用《尔雅》与《说文》。至于"天棘"一名，确实不见于唐以前文献，此所以宋人为之聚讼，但究竟是杜甫为了和上句"江莲"对仗工整，生造出来的词汇，还是偶然误记，不得而知。《本草纲目》据此为天门冬增加别名"天棘"，李时珍的解释殊近情理："或曰天棘，《尔雅》云：髡，颠棘也。因其细叶如髡，有细棘也。颠、天，音相近也。"

　　天门冬种类甚多，《本草图经》说："今处处有之。春生藤蔓，大如钗股，高至丈

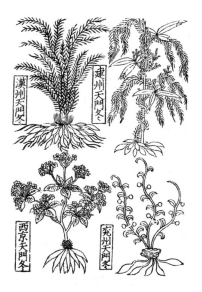

▲《本草图经》天门冬图

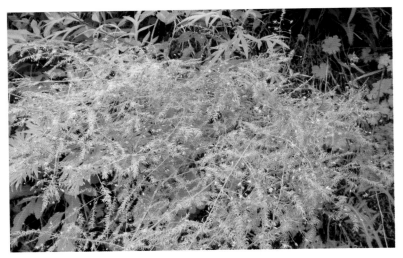

▲ 天门冬植物图（成都中医药大学李敏摄）

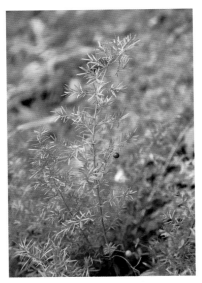

▲ 天门冬植物图（成都中医药大学李敏摄）

余，叶如茴香，极尖细而疏滑，有逆刺，亦有涩而无刺者。其叶如丝杉而细散，皆名天门冬。"天门冬科天门冬属植物的叶多退化为鳞片状，枝条变为绿色的叶状枝，叶状枝极细小，如攀援天门冬 *Asparagus brachyphyllus*，其叶状枝 4—10 枚成簇，长 4—12（20）毫米，粗仅 0.5 毫米，"天棘蔓青丝"，真是一点也不夸张。另外，朱熹诗："高萝引蔓长，插榱垂碧丝。西窗夜来雨，无人领幽姿。"也是描写这类蔓生的天门冬。

天门冬科天门冬属（*Asparagus*）植物根中富含甾体皂苷，具有降低水溶液表面张力作用，能使水溶液经振摇后产生大量而持久性的泡沫，古人利用天门冬此性质来浣衣。陶弘景注释说"可以浣缣，素白如絾，金城人名为浣草，擘其根，温汤中挼之，以浣衣胜灰"，就是这个意思。

《太上灵宝五符序》载有"天门冬酒方"，"以秋取其根，渗洗绞取汁，多少在意，以渍米曲，如丸酿法也"。据称能"治百病，安神养气，令人长生不死"。苏东坡曾自酿天门冬酒，作《庚辰岁正月十二日，天门冬酒熟，予自漉之，且漉且尝，遂以大醉二首》七律，其一云："自拨床头一瓮云，幽人先已醉浓芬。天门冬熟新年喜，曲米春香并舍闻。菜圃渐疏花漠漠，竹扉斜掩雨纷纷。拥裘睡觉知何处，吹面东风散缬纹。"也算是"天棘蔓青丝"的续篇。

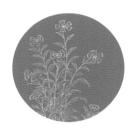

麝香眠石竹

　　麝为麝科动物原麝 *Moschus moschiferus*、马麝 *Moschus chrysogaster* 之类，雄体生殖器与肚脐之间有分泌腺，分泌贮存麝香。《说文》云："麝如小麋，脐有香。"有关麝和麝香的诗句甚多，其中最有名的是杜甫《山寺》"麝香眠石竹，鹦鹉啄金桃"。麝非常胆小，居然能够安眠在石竹丛中，诗人正以此刻画"寺残僧少"的凄冷。但用"麝香"称麝，固然是为了与次句鹦鹉对仗，总显得不正规；于是也有注释家认为诗中的"麝香"乃是一种禽鸟的名字，而非动物麝。如蔡梦弼《杜工部草堂诗笺》说："麝香，小鸟，陇蜀人谓之麝香鹦。或云鹿也。"再考与杜甫同时代的岑参《题金城临河驿楼》有句，"庭树巢鹦鹉，园花隐麝香"，设句一致，所称"麝香"

应该同是一物。能够隐没在园林花草中的"麝香"，所指恐怕还是以鸟较为恰当。无论如何，杜甫此诗以后，"麝香眠"便成为诗人常用的典故，尤其成为咏石竹花的固定搭配，但也没有人去推敲麝香是兽还是鸟。

再说石竹。按照传统概念，石竹其实是瞿麦之一种。

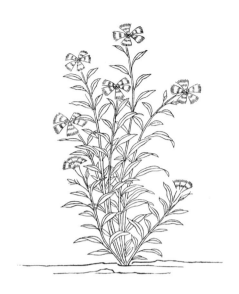

▲《古今图书集成》石竹图

《说文》"瞿麦"正写为"蘧麦"，即"蘧，蘧麦也"；今天菊花的"菊"字，其实也指瞿麦，所谓"菊，大菊，蘧麦"。《尔雅·释草》"大菊，蘧麦"，郭璞注："一名麦句姜，即瞿麦。"《广雅·释草》云："茈萋、麦句姜，蘧麦也。"这些引文中的"蘧""菊""大菊""茈萋"，所指代的都应该是包括瞿麦 *Dianthus superbus*、石竹 *Dianthus chinensis* 在内的石竹科石竹属植物。

至于今天所称的菊科植物菊花，按照《说文》当写作"蘜花"，《说文》云："蘜，日精也，以秋华。"或许是蘜花因其观赏性较为流行，渐渐占用了写法简易的"菊"字，本来可以写作"菊麦"的蘧麦，被迫改用另一个同音字"瞿"来代替，遂称为"瞿麦"。瞿麦，《神农本草经》别名"巨句麦"，"巨句"急呼为"蘧"；《名

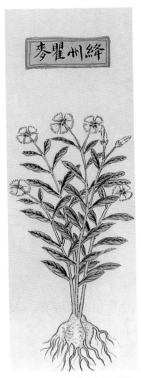

▲《本草品汇精要》绛州瞿
麦图

医别录》一名"大兰",森立之《本草经
考注》认为"兰（蘭）即为菊之草体讹
字",其说过于突兀,存此备参。瞿麦载
《神农本草经》,陶弘景注释说:

> 今出近道。一茎生细叶,花红紫
> 赤可爱,合子、叶刈取之,子颇似麦,
> 故名瞿麦。此类乃有两种,一种微大,
> 花边有叉桠,未知何者是,今市人皆用
> 小者;复一种叶广相似而有毛,花晚而
> 甚赤。

陶弘景说瞿麦,"此类乃有两种,
一种微大,花边有叉桠,未知何者是,
今市人皆用小者;复一种叶广相似而有
毛,花晚而甚赤"。此句不甚通,疑"未
知何者是,今市人皆用小者",乃是错简入前一句,全句应作:"此
类乃有两种,一种微大,花边有叉桠;复一种叶广相似而有毛,花
晚而甚赤;未知何者是,今市人皆用小者。"

植物学家以陶弘景提到的"花边有叉桠",即花瓣先端深裂成
流苏状者为瞿麦 *Dianthus superbus*,而花瓣顶端仅有不规则的齿裂
者为石竹 *Dianthus chinensis*。至于陶弘景提到"叶广相似而有毛"

的物种，因石竹属植物叶光滑无毛，似指同科剪秋罗属（*Lychnis*）植物剪秋罗 *Lychnis fulgens*、剪红纱花 *Lychnis senno* 之类。

石竹入诗，除杜甫"麝香眠石竹"外，李白《宫中行乐词》"山花插宝髻，石竹绣罗衣"亦颇传诵。林逋有一首咏石竹诗，乃将李杜的诗句巧妙化裁，诗云："麝香眠后露檀匀，绣在罗衣色未真。斜倚细丛如有恨，冷摇疏朵欲生春。阶前红药推词客，篱下黄花重古人。今日含毫与题品，可怜殊不愧清新。"

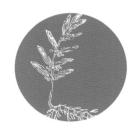

葳蕤自生光

　　"葳蕤"在汉以来诗文中用之甚多,《玉台新咏》中《古诗为焦仲卿妻作》"妾有绣腰襦,葳蕤自生光"最是耳熟能详者。《汉书·司马相如传》引《子虚赋》"下摩兰蕙,上拂羽盖,错翡翠之葳蕤,缪绕玉绥",颜师古注:"葳蕤,羽饰貌。"《文选》左思《蜀都赋》"敷蕊葳蕤,落英飘飖", 张铣注:"葳蕤,花鲜好貌。"《史记·司马相如传》引《封禅文》"纷纶葳蕤,堙灭而不称者,不可胜数也",索隐引胡广云:"威蕤,委顿也。"又写作"威蕤",《文选》陆机《文赋》"纷威蕤以馺遝,唯毫素之所拟",李善注:"威蕤,盛貌。"诸家解释不尽相同,葳蕤是连绵词,两字皆从艸,颇疑是因为植物萎蕤而引申得义者。

萎蕤载《名医别录》，一名
"荧"、一名"地节"、一名"玉
竹"、一名"马薰"。《尔雅·释草》
"荧，委萎"，郭璞注："药草也。
叶似竹，大者如箭竿，有节。叶
狭而长，表白里青，根大如指，长
一二尺，可啖。"《玉篇》云："蒤，
萎蕤也。"据《雷公炮炙论》说：
"凡使，勿用钩吻并黄精，其二物
相似。萎蕤只是不同，有误疾人。
萎蕤节上有毛，茎斑，叶尖处有
小黄点。"由此了解，这种萎蕤当
为天门冬科黄精属植物，但与黄
精 *Polygonatum sibiricum* 相比，叶
互生，根状茎较细，结节不明显。
根据《本草图经》所绘滁州萎蕤，
大致可以认为是玉竹 *Polygonatum
odoratum* 或 小 玉 竹 *Polygonatum
humile*。

玉竹花通常1—3朵簇生叶
腋，花被筒状，黄绿色至绿色，
如缨穗样下垂，此或者就是葳蕤

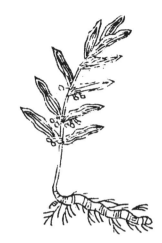

▲《本草图经》滁州萎蕤图

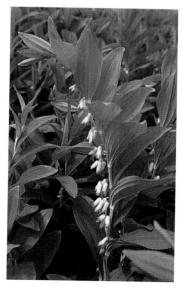

▲ 玉竹植物图

的词源。李时珍在《本草纲目》"萎蕤"条"释名"项也有类似的看法，他说：

> 按黄公绍《古今韵会》云：葳蕤，草木叶垂之貌。此草根长多须，如冠缨下垂之緌而有威仪，故以名之。凡羽盖旌旗之缨緌，皆象葳蕤，是矣。张氏《瑞应图》云：王者礼备，则葳蕤生于殿前。一名萎香。则威仪之义，于此可见。《别录》作萎蕤，省文也。《说文》作葳蕤，音相近也。《尔雅》作委萎，字相近也。

只是李时珍将葳蕤理解为玉竹"根长多须"的写照，似不及花序摇曳的样子更加准确。

与葳蕤类似，同属植物黄精也有值得探究的形态特征。黄精亦载《名医别录》，别名"重楼"。《后汉书·陶谦传》说，笮融依于陶谦，在徐州"大起浮屠寺，上累金盘，下为重楼"。这种"重楼"建筑的形状，不妨参照《本草图经》解州黄精的药图来理解：轮生的叶子，仿佛是每一层的飞檐，而直立的茎，则是塔身和刹柱。如此一来，重楼便成了窣堵波（佛塔）的结构。另外，《新修本草》将植物蚤休也称为重楼，后者虽然只有两重，但上小下大，塔的特征更加明显。

通过对黄精"重楼"特征的讨论，我们因此能够确定黄精为天门冬科黄精属中多叶轮生的几个品种，主流植物很可能就是今

天的黄精 *Polygonatum sibiricum*，并同意谢宗万先生的意见，《本草图经》所绘滁州黄精、解州黄精和相州黄精，皆是本品。需要说明者，《本草图经》说黄精"叶如竹叶而短，两两相对"，这并不是指所谓的对叶黄精 *Polygonatum oppositifolium*，因其主要分布在西藏和四川的少数地区。苏颂所说，仍然是指 *Polygonatum sibiricum* 轮生叶片之两两相对。至于《食疗本

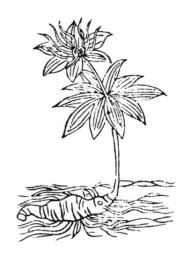

▲ 《本草图经》滁州蚤休图

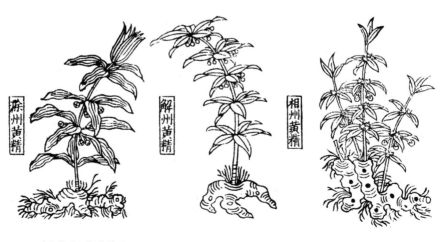

▲ 《本草图经》黄精图

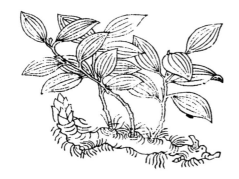
▲《本草图经》永康军黄精图

草》说"（叶）不对者名偏精"，陈藏器也说："其叶偏生不对者为偏精，功不如正精。"疑指叶互生的多花黄精 *Polygonatum cyrtonema*， 从药图看，《本草图经》所绘之永康军黄精似此。

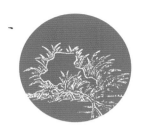

涧有尧年韭

据《吴普本草》菖蒲一名"尧韭"，李群玉《登蒲涧寺后二岩三首》其一的颔联化用之，取与禹余粮相对，云"涧有尧年韭，山余禹日粮"，殊为工切。

蒲涧寺在广州白云山，寺侧有菖蒲涧，以产菖蒲得名，堪称菖蒲圣地。《南方草木状》说："番禺东有涧，涧中生菖蒲，皆一寸九节，安期生采服仙去，但留玉舄焉。"苏东坡在岭南时曾游，有《广州蒲涧寺》诗说："不用山僧导我前，自寻云外出山泉。千章古木临无地，百尺飞涛泻漏天。昔日菖蒲方士宅，后来薝卜祖师禅。而今只有花含笑，笑道秦皇欲学仙。"自注云："地产菖蒲，十二节。相传安期生之故居，始皇访之于此。"

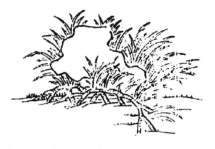

有关菖蒲名实研究甚多，谢宗万先生的意见可以成为定论：《神农本草经》之"昌蒲"为天南星科（今归入菖蒲科）植物 *Acorus calamus*，此即后世所称之水菖蒲或泥菖蒲，亦即白菖；《名医别录》强调"一寸九节者良"，此为同属石菖蒲 *Acorus tatarinowii*，这是后世菖蒲主流品种；《本草经集注》另有"溪荪"，为同属茴香菖蒲 *Acorus macrospadiceus*。

菖蒲品种如上述，其得名尚有讨论的余地。菖蒲植物最早的专名，既非"昌"，也非"蒲"。按，"昌"字的本义为美言，金文"昌"字的下半与小篆一样也是"曰"，便是证明。"蒲"按《说文》的解释，则是一种可以织席的水草，《诗经》中《泽陂》《鱼藻》诸篇皆显示这种"蒲"是香蒲科香蒲属（*Typha*）的水生植物。至于菖蒲的初名，按后世注家的意见，大约是《楚辞》中的"荃"和"荪"。但汉代王逸只将这两个字训为香草，并不特指菖蒲。

许慎以"茚"为菖蒲，《说文》云："茚，昌蒲也。从艸，卬声。""茚"在早期文献中没有找到使用实例，是否菖蒲的初名，只能存疑。不过，《神农本草经》中"昌蒲"一名"昌阳"，《淮南子·说林训》称"昌羊"，"昌阳（羊）"急呼即为"茚"。而"茚"与"昌"上古音同在阳部，或相假借，遂以"昌"为"茚"。《左传·僖公三十年》"飨有昌歜",《周礼·天官·醢人》提到"昌本",《吕氏春秋·任地》言"菖始生"。以上诸"昌""菖"皆是"茚",即菖蒲。至于汉代将"昌"与"蒲"相连成为"菖蒲"一词,或许是为了强调"茚"的形态特征与大家熟知的"蒲"类似。

说到菖蒲植物,还有一个关于菖蒲花的古怪问题。《太平御览》卷九九九引《风俗通》云:"菖蒲放花,人得食之,长年。"另外,《南史》记梁武帝的母亲,"方孕,忽见庭前昌蒲花,光采非常,惊报,侍者皆云不见。后曰:'常闻见昌蒲花者当富贵。'因取吞之,是月生武帝"。《太平御览》卷一六八又引后魏《典略》说:"孝文帝南巡至新野,临潭水而见菖蒲花,乃歌曰:'两菖蒲,新野乐。'遂建两菖蒲寺以美之。"这几条都形容菖蒲花之难得一见,诗人遂因此吟咏。如《玉台新咏》有《乌夜啼》"菖蒲花,可怜闻名不曾识"之句;唐人绝句《古相思》也说"十访九不见,甚于菖蒲花"。但菖蒲属植物叶状佛焰苞内肉穗状花序上密生黄色小花,并非难见,何以传讹如此,百思不得其解。

另外,菖蒲的花为黄色,而《抱朴子内篇·仙药》云:"菖蒲生须得

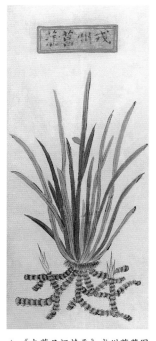

▲《本草品汇精要》戎州菖蒲图

石上，一寸九节已上，紫花者尤善也。"菖蒲属植物也没有紫色花者，吴其濬《植物名实图考》卷一八有一段解释说：

> 沈存中谓荪即今菖蒲，而《抱朴子》谓菖蒲须得石上，一寸九节，紫花尤善。菖蒲无花，忽逢异萼，其可遇不可必得者耶？然《平泉草木记》又谓茅山溪中有溪荪，其花紫色，则似非灵芝天花，神仙奇药矣。若如陶隐居所云，溪荪根形气色，极似石上菖蒲，而叶如蒲无脊，俗人误呼此为石上菖蒲。按其形状，乃似今之吉祥草，不入药饵。沈说正是，隐居所谓俗误，而《抱朴子》乃并二物为一汇耶？《离骚草木疏》引证极博，不无调停。诗人行吟，徒揣色相；仙人服饵，尤务诡奇；隐居此注，似为的矣。

这种吉祥草是天门冬科植物 Reineckea carnea，穗状花序，苞片膜质，淡褐色或带紫色。吴其濬的意见很有道理，古代文人骚客，乃至部分本草作者，并不真正接触植物，仅仅凭书上的只言片语，便信以为实，遂致错谬。

《神农本草经》记菖蒲的功效，谓其能"开心孔"，此用《孟子》"心之官则思"之意，故后文谓"久服轻身，不忘，不迷惑"；《名医别录》补充说，"益心智，高志不老"。据《千金要方》卷一四"治好忘久服聪明益智方"云："常以甲子日取石上菖蒲一寸九节者，阴干百日，治合下筛，服方寸匕，日三，耳目聪明不忘。"又有"孔子大圣智枕中方"，用龟甲、龙骨、远志、菖蒲，"常服令人大聪"；"菖蒲益智丸方"，用菖蒲、远志、人参、桔梗、牛膝、桂心、茯苓、附子八物，"主治喜忘恍惚"，"安神定志，聪明耳目"。

菖蒲增益智慧的作用也见于道书。《抱朴子内篇·仙药》说："（仙人）韩终服菖蒲十三年，身生毛，日视书万言，皆诵之。"《道藏》中有一卷《神仙服食灵草菖蒲丸方》，篇中有景龙、大历等年号，又引《上清经》云云，当是唐代上清派道士所作。称菖蒲为"水之精，神仙之灵草，大圣之珍方"，并提到"服菖蒲，博览群书，日夕无倦"。

药理研究证实，石菖蒲所含细辛醚对脑功能障碍小鼠有提高学习记忆能力的作用，这为石菖蒲的"健脑益智"作用提供依据。但石菖蒲所含 α- 细辛醚（α-asarone）有确切的致突变作用，β- 细辛醚也报告有致癌作用，长期用药的安全性问题不可忽视。

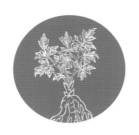

关于当归的"谐音梗"

前人记苏东坡轶事，坡与友人宴饮，有事先离席，友人说："幸早里，且从容。"东坡应声道："奈这事，须当归。"两人对答，各自包括三种果品，一种药物。友人说的是杏、枣、栗与肉苁蓉，东坡对的则是奈、蔗、柿与当归。

当归古名"薜"，《尔雅》"薜，山蕲"，郭璞注："《广雅》曰：山蕲，当归。当归今似蕲而粗大。"不详当归得名的缘由，医家多结合疗效加以猜度，陈承《重广补注神农本草并图经》解释说：

当归，自古医家方论用治妇人产后恶血上冲，仓卒取效，无急于此，世俗多以谓唯能治血。又《外台秘要》《金匮》《千金》等方，皆为大补不足，决取立效之药，气血昏乱者，服之即定。此盖服之能使气血各有所归，则可以于产后备急，于补虚速效，恐圣人立当归之名，必因此出矣。

李时珍《本草纲目》则另有说法：

> 古人娶妻为嗣续也，当归调血为女人要药，有思夫之意，故有当归之名。正与唐诗"胡麻好种无人种，正是归时又不归"之旨相同。

当归在古代恐怕也如蘼芜、辟芷之类，只是骚人咏叹起兴的香草之一，用取思归之意，并没有特别的深意。

崔豹《古今注》说："相招召赠之以文无，文无亦名当归也。"以当归隐喻归来，文献屡见不鲜。《三国志·吴书·太史慈传》云："曹公闻其名，遗慈书，以箧封之。发省无所道，而但贮当归。"《晋书·五行志》云："魏明帝太和中，姜维归蜀，失其母。魏人使其母手书呼维令反，并送当归以譬之。维报书曰：良田百顷，不计一亩，但见远志，无有当归。"又，《神僧传》卷七"一行"条云："（玄宗）尝问国祚几何，有留难否。行曰：銮舆有万里之行，社稷终吉。帝惊问其故，不答，退以小金合进之曰：室万里即开。帝一日发合视之，盖当归少许。及禄山乱驾幸成都，至万里桥忽悟，未几果归。"在这些故事中都以当归寄寓回归之意。

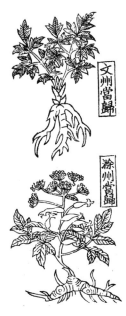

▲《本草图经》当归图

当归之名既有所取譬，则各地皆有以类似香草称作"当归"者，《本草经集注》已揭示当时品种混乱情况：

> 今陇西叨阳黑水当归，多肉少枝，气香，名马尾当归，稍难得。西川北部当归多根枝而细。历阳所出，色白而气味薄，呼为草当归，阙少时乃用之，方家有云真当归，正谓此，有好恶故也。

陶弘景在此处至少提到了三种当归，黑水所出"马尾当归"、西川北部当归以及历阳所出的"草当归"。其中产于安徽的历阳当归虽在当时有"草当归""真当归"诸名，但陶弘景对其内在质量持怀疑态度，《本草经集注·序录》专门说："江东已来，小小杂药多出近道，气力性理不及本邦。假令荆益不通，则全用历阳当归、钱塘三建，岂得相似。所以疗病不及往人，亦当缘此故也。"苏敬等撰《新修本草》也有类似的说法，而描述更加详细：

> 当归苗有二种，于内一种似大叶芎䓖，一种似细叶芎䓖，惟茎叶卑下于芎䓖也。今出当州、宕州、翼州、松州，

宕州最胜。细叶者名蚕头当归,大叶者名马尾当归,今用多是马尾当归,蚕头者不如此,不复用,陶称历阳者,是蚕头当归也。

伞形科植物叶形多相似,故简单的描述难于推断品种,陶弘景与苏敬所称的当归可能包括伞形科当归属(*Angelica*)、藁本属(*Ligusticum*),乃至含精油的其他属植物。

至于陶弘景、苏敬所说的历阳当归,南朝《建康记》也说:"建康出当归,不堪用。"历阳为今安徽省和县,至今江苏、安徽民间普遍称紫花前胡为"土当归",因此,这种历阳当归颇可能就是今之紫花前胡 *Angelica decursiva*。

宋代《本草图经》说:

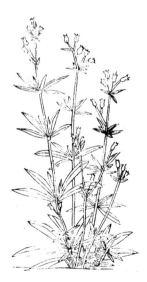

春生苗,绿叶有三瓣,七、八月开花似时罗,浅紫色,根黑黄色。二月、八月采根,阴干。然苗有二种,都类芎劳,而叶有大小为异,茎梗比芎劳甚卑下。根亦二种,大叶名马尾当归,细叶名蚕头当归。

据所绘文州当归的图例,这才是

▲《救荒本草》王不留行图

今用之伞形科植物当归 *Angelica sinensis*，而图例中滁州当归，仍然是紫花前胡。

以谐音取譬，王不留行与当归相似而相反。王不留行的名称来历同样不详，《本草纲目》说："此物性走而不住，虽有王命不能留其行，故名。《吴普本草》作一名不流行，盖误也。"又说："王不留行能走血分，乃阳明冲任之药。俗有'穿山甲、王不留，妇人服了乳长流'之语，可见其性行而不住也。"森立之《本草经考注》云："王不留行名义，盖取于金创止血，即王师不留行步之义。"皆属臆测，聊备一说罢了。

王不留行的古今品种颇有不同，陶弘景等所谈论的似茄科酸浆 *Alkekengi officinarum* 一类，《本草图经》绘江宁府王不留行即似此。另两幅图例，成德军王不留行可能是蓼科蓼属（*Ersicaria*）植物；而河中府王不留行稍近石竹科植物，据《中药志》说是女娄菜 *Melandrium apricum* 之类，但不甚像。能明确为石竹科麦蓝菜 *Vaccaria hispanica* 的王不留行，应以《救荒本草》记载最早。

王不留行名实虽然混乱，但因为名字取得有意思，也经常用作取譬、调笑。《世说新语·俭啬》云："卫江州在寻阳，有知旧人投

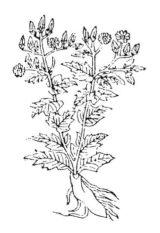

▲ 《本草图经》江宁府王不留行图

之，都不料理，唯饷王不留行一斤。此人得饷，便命驾。李弘范闻之，曰：家舅刻薄，乃复驱使草木。"这是借"不留"二字拒客。刘孝标注："本草曰：王不留行，生太山，治金疮，除风，久服之轻身。"所引用者都是《神农本草经》的内容。

药名诗也多用王不留行，如《西游记》第三十六回"心猿正处诸缘伏　劈破傍门见月明"中，唐三藏有一首咏怀诗，完全都是药名："自从益智登山盟，王不留行送出城。路上相逢三棱子，途中催趱马兜铃。寻坡转涧求荆芥，迈岭登山拜茯苓。防己一身如竹沥，茴香何日拜朝廷？"王安石《既别羊王二君与同官会饮于城南因成一篇追寄》也是一首药名诗，其中有句"羊王不留行薄晚，酒肉从容追路远"，将王不留行、肉苁蓉离合成句，更加有趣。

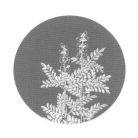

阶下决明颜色鲜

　　"雨中百草秋烂死，阶下决明颜色鲜"，杜诗也。对眼目昏花的诗人来说，"决明"二字确实有无限的吸引力。白居易《眼病二首》诗自述，"散乱空中千片雪，蒙笼物上一重纱。纵逢晴景如看雾，不是春天亦见花"，虽然"案上谩铺龙树论，盒中虚撚决明丸"，却仍遗憾"眼藏损伤来已久，病根牢固去应难"。黄庭坚在庭院亲自栽种决明，不仅食用其叶，还收获种子做枕头，以期恢复视力[1]，满足自己读书之癖。

---

[1] 黄庭坚《种决明》诗云："后皇富嘉种，决明著方术。耘锄一席地，时至观茂密。缥叶资芼羹，细花马蹄实。霜丛风雨余，簸簸场功毕。枕囊代曲肱，甘寝听芬苾。老眼愿力余，读书真成癖。"又有句说："茵席絮剪茸，枕囊收决明。"

《尔雅·释草》"薢茩，芵茪"，郭璞注："英明也，叶黄锐，赤华，实如山茱萸。"邢昺疏："药草英明也，一名芵茪，一名决明。"这一段文字一直被引在本草"决明子"条后，但从郭璞的描述来看，似非豆科决明属（Senna）的植物。另据《广雅》"羊蹄蘬，芵茪也"，"芙明，羊角也"。则所谓"芵茪"或许是杜鹃花科杜鹃花属（Rhododendron）植物，而《广雅》"芙明"方为本草之"决明子"。但即便如此，《神农本草经》之"决明子"也未必是决明属的植物。

一般而言，因功效得名的药物同名异物现象最为严重。即以决明子为例，本品因能明目得名，《吴普本草》决明子一名"草决明"、一名"羊明"，《神农本草经》青葙子亦名"草决明"，《名医别录》又附录"石决明"。

《神农本草经》记决明子功效说："主青盲，目淫，肤赤，白膜，眼赤痛，泪出。久服益精光，轻身。"功效固然看不出品种，但豆科决明属植物种子皆含蒽醌类物质，具有明显的泻下作用。如果《神农本草经》之"决明子"是此类植物，功效中应该有所记载，至少不会列为久服之品。不仅如此，陶弘景有注释云：

> 叶如茳芏，子形似马蹄，呼为马蹄决明，用之当捣碎。又别有草决明，是萋蒿子，在下品中也。

其中"茳芏"一词，政和《证类本草》皆写作"茳芒"，大观

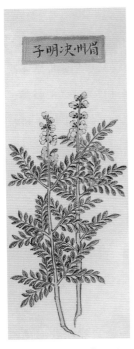

▲《本草品汇精要》眉州
决明子图

《证类本草》则作"茳芏"。据《本草拾遗》云："茳芏，是江离子。芏字音吐，草也，似莞，生海边，可为席。又与决明叶不类。"乃知此字当以"茳芏"为是。又考《尔雅·释草》云："芏，夫王。"这种茳芏当是莎草科植物咸水草 *Cyperus malaccensis* 一类，茎三棱形，叶片短，叶鞘长，与豆科决明全无相似，此见陶说决明亦非决明属植物也。

《新修本草》没有讨论草本决明的植物形态，陈藏器也只是不同意陶弘景说决明叶似茳芏，没有植物描述，不过据杜甫诗《秋雨叹》云："雨中百草秋烂死，阶下决明颜色鲜。著叶满枝翠羽盖，开花无数黄金钱。"本草决明应该就是豆科决明属植物。至于五代以后关于决明的记载，则为决明属植物更没有问题。

《本草拾遗》"茳芏"条提道："隋稠禅师作五色饮，以为黄饮进，炀帝嘉之。" 按，僧稠为北朝著名禅僧，据《续高僧传》，禅师以"齐乾明元年（560）四月十三日辰时，绝无患恼，端坐卒于山寺，春秋八十有一，五十夏矣"。其活动年代应该没有到隋朝。据《大业杂记》云：

（大业五年，609）吴郡送扶芳二百树，其树蔓生缠绕它树，叶圆而厚，凌冬不凋。夏月取其叶，微火炙使香，煮以饮，碧绿色，香甚美，令人不渴。先有筹禅师，仁寿间常在内供养，造五色饮，以扶芳叶为青饮，拔揳根为赤饮，酪浆为白饮，乌梅浆为玄饮，江荁为黄饮。

此言"筹禅师"，恐别有其人，陈藏器误会为僧稠禅师也。传世文献对"黄饮"的制作材料描述不一，常见的写法是"江荁""江桂""江䔖"，陈藏器则作"茫芏"。因为《本草拾遗》此处是沿着茫芏的话题在进行讨论，故不存在讹字的可能性，至少保证唐代陈藏器所见文献，"黄饮"使用的是茫芏；而"江荁"等，更像是"茫芏"的讹写。

唐宋皆有以决明花叶为蔬茹的习惯，如《东京梦华录》所记食谱中有决明兜子、决明汤虀等以决明为辅料的面食，故宋人颇有栽种决明的习惯，苏辙《种决明》诗有句云："秋种罂粟，春种决明。决明明目，功见本草。食其花叶，亦去热恼。有能益人，矧可以饱。"黄庭坚《种决明》诗也说"缥叶资芼羹"。《农桑辑要》卷六引《四时类要》种决明法云："二月取子畦种，同葵法。叶生便食，直至秋间有子。若嫌老，粪种亦得。若入药，不如种马蹄者。"不过决明虽可食用，但决明属植物皆有含量不等的蒽醌类物质，久服有害，吴其濬在《植物名实图考》中的看法值得参考：

东坡云：蜀人但食其花，颍州并食其叶。山谷亦云：缥叶资芼羹。则当列蔬谱。而北地少茶，多摘以为饮。《山居录》谓久食无不中风者，李时珍以为不可信。余谓农皇定谷蔬品，皆取人可常食者。华实之毛，充腹者多矣，久则为患，故不植也。决明味苦、寒。调以五味，尚可相剂。若以泡茶，则祛风者即能引风。观其同水银、轻粉，能治癣疮蔓延，则其力亦劲。

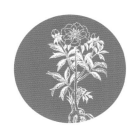

芍药牡丹考

　　《山海经》中多处提到芍药，如绣山"其草多芍药、芎䓖"，条谷之山"其草多芍药、釐冬"，勾檷之山"其草多芍药"，洞庭之山"其草多葌、蘪芜、芍药、芎䓖"。郭璞注："芍药一名辛夷，亦香草属。"《广雅·释草》"挛夷，芍药也"，王念孙疏证说："挛夷即留夷。留、挛声之转也。张注《上林赋》云：留夷，新夷也。新与辛同。王逸注《楚词·九歌》云：辛夷，香草也。"这种"一名辛夷"的芍药，是否即是今天芍药科植物芍药 *Paeonia lactiflora*，并没有强有力的证据。《诗经·溱洧》中"维士与女，伊其相谑，赠之以勺药"，注释家也纠结于此"勺药"是调和之剂还是香草。这篇诗属于《郑风》，描述的是春秋时期郑国（在今河南境）三月上巳的活动场景，单从花期来看，这种芍药似乎不是今天所言的芍药。

《神农本草经》成书于汉代，所涉及药物的别名、功用，多数能与当时流行的经传相通。"芍药"条却是例外，包括《名医别录》在内，都没有提到别名"辛夷""掔夷"之类；陶弘景以来的注释家也没有谈起"天下至美"的芍药之酱。可值得注意的是，"芍药"条《名医别录》记其别名"白木"，据《太平御览》卷九九〇引《吴普本草》"一名白术"，据《广雅·释草》"白茉，牡丹也"。如此推测《名医别录》"白木"当为"白术"之讹；芍药与牡丹也因此关联在一起。

王禹偁有《芍药诗三首》，诗前小序论及牡丹芍药之缘起：

> 芍药之义，见毛郑《诗》。百花之中，其名最古。谢公直中书省，诗云"红药当阶翻"，自后词臣引为故事。白少傅为主客郎中知制诰，有《草词毕咏芍药》诗，词彩甚为该备。然自天后以来，牡丹始盛，而芍药之艳衰矣。考其实，牡丹初号木芍药，盖本同而末异也。

所言甚是，牡丹之名直到汉代才出现，且首见于医方本草，而非经传词章。东汉初年的武威医简，处方中既有牡丹，又有芍药（写作"勺药"），与医简大致同时的《神农本草经》也同时收载芍药与牡丹。

《神农本草经》谓牡丹"除症坚，瘀血留舍肠胃"，医简疗瘀方，牡丹与干当归、芎劳、漏芦、桂、蜀椒、虻合用；芍药"主邪气腹痛，除血痹"，医简治伏梁裹脓在胃肠之外，芍药与大黄、黄芩、消石等合用。此不仅证明《神农本草经》的年代与武威医简接近，也可以确定，两种文献所涉及的牡丹与芍药，名实基本一致。

医书以外，《广雅》首次同时出现牡丹与芍药，即"挛夷，芍药也"，"白茉，牡丹也"。其中"挛夷，芍药也"，代表汉以前的芍药（勺药），恐怕不是今天芍药科芍药 *Paeonia lactiflora* 或者牡丹 *Paeonia suffruticosa*，而是某种现在未知的香草。"白茉，牡丹也"，与《名医别录》芍药"一名白木"、《吴普本草》"一名白术"对应，或许是今天芍药科芍药属植物的混称。

《广雅》"白茉，牡丹也"，乃是以牡丹为中心，将今天所称之芍药 *Paeonia lactiflora* 包括在内。《古今注》云："芍药有二种，有草芍药、木芍药。木者花大而色深，俗呼为牡丹，非也。"则是以芍药为中心，将今天所称之牡丹 *Paeonia suffruticosa* 包括在内。至于崔豹说木芍药"俗呼为牡丹，非也"，所指的"牡丹"乃是培植出来的重瓣观赏牡丹品种。

芍药以根入药，《本草经集注》开始，根据药材颜色分为赤、白两种，并以白为正，认为"赤者小利"。《开宝本草》附会说："此有两种，赤者利小便下气，白者止痛散血。其花亦有红、白二色。"揆其意思，乃暗示药材的颜色与花色有关，至《本草纲目》

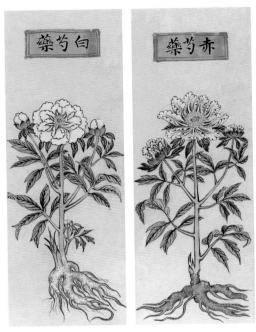

▲《本草品汇精要》白芍药图、赤芍药图

即明确说"根之赤白，随花之色也"。按照这一说法，白花草芍药 *Paeonia obovata* 在一定时间内可能才是白芍的主要来源。

但今天看来，花色并不影响根皮的颜色。白芍以家种芍药 *Paeonia lactiflora* 为主，根一般肥大平直，再经过削皮水煮等加工处理，药材色白而整齐；赤芍乃是包括 *Paeonia lactiflora* 在内的多种芍药属植物，通常以野生为主；但从实际收获情况来看，也将家种 *Paeonia lactiflora* 之根形瘦小者，直接晒干，显得色红弱小者充作赤芍。

入药使用的牡丹一直以芍药科牡丹 *Paeonia suffruticosa* 为主流，但牡丹系重要的观赏植物，各地栽培变种极多，入药旧以单瓣红花者的根皮为贵。按照李时珍的说法，"牡丹以色丹者为上，虽结子而根上生苗，故谓之牡丹"。又说："牡丹惟取红白单瓣者入药。其千叶异品，皆人巧所致，气味不纯，不可用。《花谱》载丹州、延州以西及褒斜道中最多，与荆棘无异，土人取以为薪，其根入药尤妙。"

《本草衍义》言"花亦有绯者，如西洛潜溪绯是也"，这是指洛阳龙门潜溪寺培育的牡丹特色品种。欧阳修《牡丹花品》云："潜溪绯者，千叶绯花，出于潜溪寺。"其题《洛阳牡丹图》有句，"四十年间花百变，最后最好潜溪绯"。梅尧臣也有诗说："寒溪随山回，修竹隐深寺。颇逢老僧谈，能忆先到事。白柘圣君怜，绯花土人莳。不到三十秋，依稀犹可记。"

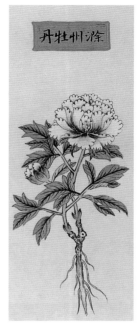

▲ 《本草品汇精要》滁州牡丹图

赤箭天麻考

▲ 柳公权《赤箭帖》

唐人服食的补益品有"赤箭"一物，白居易《斋居》诗说："香火多相对，荤腥久不尝。黄耆数匙粥，赤箭一瓯汤。厚俸将何用，闲居不可忘。明年官满后，拟买雪堆庄。"《淳化阁帖》卷四刻柳公权《赤箭帖》云："傥有赤箭，时寄及三五两，以扶衰病，便是厚惠。"《酉阳杂俎》记武攸绪隐居嵩岳，"服赤箭、伏苓"。此外，《资治通鉴》卷二一〇记太平公主"与宫人元氏谋于赤箭粉中置毒进于上"。

赤箭载《神农本草经》，列上品，一名离母，一名鬼督邮，"久服益气力，长阴，肥健，轻身增年"。陶弘景注释说：

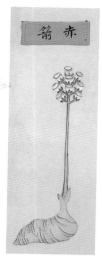

按此草亦是芝类，云茎赤如箭杆，叶生其端，根如人足，又云如芋，有十二子为卫，有风不动，无风自摇，如此亦非俗所见。

此即《抱朴子内篇·仙药》之"独摇芝"，略云：

▲《本草品汇精要》
赤箭图

草芝有独摇芝，无风自动。其茎大如手指，赤如丹，素叶似苋，其根有大魁如斗，有细者如鸡子十二枚，周绕大根之四方，如十二辰也，相去丈许，皆有细根，如白发以相连。生高山深谷之上，其所生左右无草。得其大魁末服之，尽则得千岁，服其细者一枚百岁，可以分他人也。怀其大根即隐形，欲见则左转而出之。

《太上灵宝五符序》乃将医道两家的记载合并为一，有云：

赤箭一名离母，一名鬼督邮，一名神草，一名独摇，一名当苦，一名胜子，一名鬼箭。生陈苍、生少室，生上洛尧流山、太山之阳，或诸名山之南，生南阳诸溪涧，或生谷中阴处。一茎生有节叶，其巅如竹叶，有风不摇。常以三月采取，尽其根无所去，捣绞取其汁，停置器中曝干，其浑干，复纳汁曝干，治服方寸匕，后食，令人不老。十日知效，三十日气大至，百日以上身轻，耳目聪明，一年齿发更生。其茎赤，如弓箭，根似人足蹦有指处，但无爪也。其子似小羊儿。一曰根如芋魁，其子似芋子，居其傍不与相连，多者十余枚，朝居母西，暮居母东，日中居母下，尽取之。中央有王，大如指，小者如环之十二枚，四边各三，是其卫也。取之，先斋戒百日，以酒脯醮其母，于日下乃取之。裹以丹囊，盛常置左腋下。其王名六甲父母，隐五百人卫，子能隐一人卫。此药母至死丧生乳者家，药神即去矣。一曰叶如母指大，指有四赤羽上下竟。冬夏生，采无时，主治恶鬼精物，蛊毒恶气，中寒热臃肿，起阴益气，肥健轻身，久服延年。其味苦。

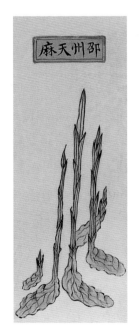

▲ 《本草品汇精要》邵州天麻图

赤箭即兰科天麻 *Gastrodia elata*，这是一种腐生草本植物，块茎肥厚肉质可食用，故被神仙家归为芝类。后世"赤箭"一词鲜为人知，说起天麻则耳熟能详；但将赤箭称作"天麻"，其实缘于宋代《开宝本草》摆的一段乌龙。

《开宝本草》在《神农本草经》的"赤箭"之外另立"天麻"条，其略云：

> 天麻味辛，平，无毒。主诸风湿痹，四肢拘挛，小儿风痫惊气，利腰膝，强筋力。久服益气，轻身长年。生郓州、利州、太山、崂山诸山，五月采根，曝干。叶如芍药而小，当中抽一茎，直上如箭杆。茎端结实，状若续随子。至叶枯时，子黄熟。其根连一二十枚，犹如天门冬之类，形如黄瓜，亦如芦菔，大小不定。彼人多生啖，或蒸煮食之。今多用郓州者佳。

从所描述的植物形态来看，这种天麻显然与赤箭一样，都是指兰科植物天麻 *Gastrodia elata*。

天麻虽系《开宝本草》新增，《名医别录》"有名未用"之部"五母麻"条中其实已出现天麻之名，《名医别录》云："五母麻，味苦，有毒。主治瘘痹，不便，下痢。一名鹿麻、一名归泽麻、一名天麻、一名若一草，生田野，五月采。"这种别名"天麻"的五母麻以疗风为主，原植物与兰科天麻 *Gastrodia elata* 无关。

在唐代文献中"赤箭"与"天麻"之名皆有使用，但凡称"赤箭"者则与补益功用有关，如前举白居易诗、柳公权《赤箭帖》等，都符合《神农本草经》"久服益气力，长阴，肥健，轻身增年"功效。

至于天麻则主要用于疗风，如《本草拾遗》说：

> 天麻，寒，主热毒痈肿，捣茎叶傅之，亦取子作饮，去热气。生平泽，似马鞭草，节节生紫花，花中有子，如青葙子。

同样的描述亦见于《千金要方》卷二三"天麻草汤"："天麻草切五升，以水一斗半，煮取一斗，随寒热分洗乳，以杀痒也。此草叶如麻，冬生，夏著花，赤如鼠尾花也。"《外台秘要》亦同。孙思邈、陈藏器等所说的"天麻"或"天麻草"应该是一物，大约为唇形科益母草一类，这或许就是《名医别录》的"五母麻"。

《开宝本草》"天麻"条其实是将《名医别录》"五母麻"条与《神农本草经》"赤箭"条合二为一。此条的功效部分乃是在五母麻的基础上增加"久服益气，轻身长年"，而植物描述则取材于兰科"赤箭"。

年代稍后的本草如《本草图经》或许已经意识到这一错误，但苏颂仍在"赤箭"条狡辩说："今山中虽时复有之，而人莫能识其真，医家绝无用者，故州郡亦无图上。盖祥异之物，非世常有，但附其说于此耳。"其后，沈括、寇宗奭、陈承皆各有解释，反而引起赤箭、天麻用苗还是用根的辩论，直到李时珍始将天麻重新归并入"赤箭"条。久而久之，"天麻"竟成了正名，"赤箭"终于晦而不彰。

宋代开始所言的"天麻"，都是指《神农本草经》中的"赤箭"，即兰科植物天麻 *Gastrodia elata*。如王十朋有句"故旧相逢如问我，为言多病服天麻"。沈辽也有一首《谢履道天麻》诗云：

> 仙客饵赤箭，其根乃天麻。延年不复老，飞身混烟霞。文斤蚤得道，山下多灵芽。世士所购求，金玉如泥沙。吾昔负羸疾，衰龄畏风邪。筋骨困连卷，跳偏竟何嗟。履道知我欲，囊封寄山家。呼奴为煮食，惜已鬓毛华。

从诗中描写的情况来看，天麻以祛风和补益为主，与《开宝本草》所记"主诸风湿痹，四肢拘挛，小儿风痫惊气，利腰膝，强筋力，久服益气，轻身长年"相合。作者得到天麻以后直接煮食，即《开宝本草》言"彼人多生啖，或蒸煮食之"。而《本草衍义》说："天麻用根，须别药相佐使，然后见其功。"正是针对这种情况所发议论。

赤箭与天麻的名实变迁皆如上述，稍有补充者，《开宝本草》描述天麻"叶如芍药而小"，而兰科天麻 *Gastrodia elata* 为腐生草本，叶鳞片状，膜质，与芍药毫无相似之处；《本草图经》乃将之修饰为"春生苗，初出若芍药"，这是形容天麻初生茎肉红色，近

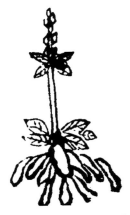

▲ 《本草纲目》金陵本赤箭
天麻图

似于芍药的苗芽。事实上，即使用芍药苗芽来形容天麻也不太准确，可推测《开宝本草》撰写者并未见过天麻实物，根据药农呈报的材料，想当然地加以润色；《本草图经》作者则了解实物，对《开宝本草》的失误稍加矫正。可后来《本草纲目》金陵本绘赤箭天麻图例，则比照芍药叶的形状，为天麻添上基生叶，这就是所谓"谬种流传"了。

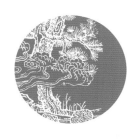

女萝与菟丝

　　《尔雅·释草》云:"唐、蒙,女萝。女萝,菟丝。"又,"蒙,王女",郭璞注:"蒙即唐也,女萝别名。"《诗经·頍弁》"茑与女萝,施于松柏",传:"女萝,菟丝,松萝也。"由此引起注释家对菟丝、女萝聚讼。本草中有菟丝子,又有松萝,皆可以考订物种,对排解争论颇有帮助。

　　先说菟丝。据《名医别录》,菟丝子"一名蓎蒙、一名玉女",与《毛诗正义》引孙炎注《尔雅》"蒙,唐也,一名菟丝,一名王女"相合。《名医别录》又描述菟丝的形态:"蔓延草木之上,色黄而细为赤网,色浅而大为菟累。九月采实,暴干。"按,松萝为藻菌共生的地衣植物,没有子实可供采收,由此知菟丝子即是旋

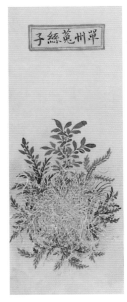

▲《本草品汇精要》单州
菟丝子图

花科菟丝子属植物，完全没有问题。田野常见的是菟丝子 *Cuscuta chinensis*，色浅而大者或是日本菟丝子（金灯藤）*Cuscuta japonica*。《诗经·桑中》"爰采唐矣"的"唐"就是此物。

《神农本草经》中松罗一名"女萝"，此即梅衣科植物松萝 *Usnea diffracta*、长松萝 *Usnea longissima* 之类。陶弘景解释说："东山甚多，生杂树上，而以松上者为真。《毛诗》云'茑与女萝，施于松上'。茑是寄生，以桑上者为真，不用松上者，此互有同尔。"这一见解很有道理，松萝附生于云雾带（fog belt）松柏类植物、阔叶树或木质藤蔓植物之上，而并非仅寄生于松树。

至于《诗经》说"茑与女萝，施于松柏"，这个"茑"是寄生科植物桑寄生一类，松科植物非其宿主。说茑（桑寄生）"施于松柏"，按照《诗集传》解释，乃"以比兄弟亲戚缠绵依附之意"，诗人信手拈来比兴，实在难于完全坐实者。同样的情况亦见于《古诗十九首》中"与君为新婚，菟丝附女萝"两句，此并不是言菟丝附生于女萝，因为这是不可能的事情，不妨理解为妾身嫁与夫婿，从此便如菟丝、女萝，依附宿主不分离。后来李白的《古意》有句，"君为女萝草，妾作兔丝花"，则是源于对"菟丝附女萝"

的误解。因此陆玑《毛诗草木鸟兽鱼虫疏》说："今菟丝蔓连草上生，黄赤如金，今合药菟丝子是也，非松萝。松萝自蔓松上生，枝正青，与菟丝殊异事。"所见甚是。

既然女萝（松萝）与菟丝毫无关联，又如何会混为一谈的呢，我认为可能与另一个物种茯苓有关。

茯苓为真菌类生物，常寄生于松科植物马尾松、赤松等树的根上，《神农本草经》谓"其有抱根者，名茯神。……生太山山谷大松下"，《本草图经》西京茯苓药图已准确刻画其生长状态，至于传说茯苓为松脂所化，高诱注《淮南子》云："茯苓，千岁松脂也。"《典术》云："茯苓者，松脂入地，千岁为伏苓。望松树赤者下有之。"其说固然荒谬，而根据各家对茯苓形态的描述，其为多孔菌科茯苓 *Poria cocos* 毫无问题。

有意思的是，许多文献都提到茯苓与菟丝共生，先秦即有"或谓兔丝无根，兔丝非无根也，其根不属也，伏苓是"之说，见《艺文类聚》引《吕氏春秋》。《淮南子》尤多引申，有云"千年之松，下有茯苓，上有兔丝"，又云："伏苓掘，兔丝死。"至于《抱朴子》的描述则更加形象："如兔丝之草，下有伏兔之根，无此兔在下，则丝不得生于上，然实不属

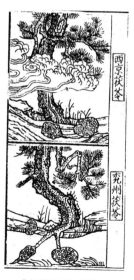

▲《本草图经》茯苓图

也。"又："兔丝初生之根，其形似兔，掘取，剖其血以和丹，服之立变化，任意所作。"（均见《艺文类聚》卷八一所引，与今传本文字略有不同。）

菟丝为旋花科寄生缠绕性草本，无根无叶绿素，靠丝状茎上的吸器从宿主植物吸收养分，但菟丝主要寄生在豆科植物上，松树上没有生长，更完全无关于生长在松科植物根下的茯苓。

古人注意到菟丝无根，但却误认茯苓为其根，何以如此呢。按，生有茯苓的松树，地面上往往可见白色菌丝，早晨松树上也有从地面缠系到树干上的毛状长丝，或是周围泥土长出一层淡白色云雾状的菌丝，这是茯苓的菌丝体，这些情况至今仍是药农寻找野生茯苓的标志。古人其实也了解这种现象，《史记·龟策列传》褚先生曰："所谓伏灵者，在兔丝之下，状似飞鸟之形。新雨已，天清静无风，以夜捎兔丝去之，即以籍烛此地，烛之火灭，即记其处，以新布四丈环置之，明即掘取之。入四尺至七尺，得矣，过七尺不可得。伏灵者，千岁松根也，食之不死。"按其所述之"兔丝"，仍是指茯苓的菌丝体，而非旋花科的植物菟丝子。

《神农本草经》茯苓别名"茯菟"，大约是取"其形似兔"的意思，所谓"兔丝"，当是指"茯菟"上的游丝，即前述菌丝体。由于大多数古代作者没有实地观察经验，他们想当然地把此"兔丝"理解为"施于松柏"的"女萝"，即梅衣科植物松萝 *Usnea diffracta*。《太平御览》卷九九三引《博物志》"女萝，菟丝，寄草上，根不着地"，又引《吴氏本草经》"兔丝实，一名玉女，一名松萝"，皆是如此。

由此了解，"下有茯苓，上有兔丝"，本来是对茯苓与漂游在地面菌丝体关系的客观描述；后来本指茯苓菌丝体的"兔丝"，被误会为松萝科的女萝，于是女萝（松萝）也有"兔丝"之名；又因为"兔丝"与旋花科唐蒙菟丝同名，渐渐也混为一谈；毕竟菌丝体"兔丝"的概念十分生僻，在流传中渐渐隐去，女萝菟丝与唐蒙菟丝径直勾连在一起，《尔雅》"女萝，菟丝"即由此而来。

古人对此早有提出怀疑者，如《本草经集注》"菟丝子"条陶弘景说："旧言下有茯苓，上生菟丝，今不必尔。"《本草图经》表示："今人未见其如此者。"《本草衍义》也说："其上有菟丝，下有茯苓之说未必耳。"至《本草纲目》乃有正确结论，李时珍云："下有茯苓，则上有灵气如丝之状，山人亦时见之，非兔丝子之兔丝也。注《淮南子》者以兔丝子及女萝为说，误矣。茯苓有大如斗者，有坚如石者，绝胜，其轻虚者不佳，盖年浅未坚故尔。刘宋王微《茯苓赞》云：'皓苓下居，彤丝上荟。中状鸡凫，其容龟蔡。神侔少司，保延幼艾。终志不移，柔红可佩。'观此彤丝，即兔丝之证矣。"

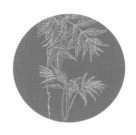

香椿臭椿

椿的知名度一方面来自庄子，一方面得益于老饕。前者见于《庄子·逍遥游》："上古有大椿者，以八千岁为春，八千岁为秋。"后者如李渔《闲情偶寄》说："菜能芬人齿颊者，香椿头是也。"但据《齐民要术》引司马彪释《庄子》中的"大椿"："木堇也，以万六千岁为一年，一名蕣椿。"这种传说中的神木，与美食家称道的香椿显然是风马牛不相及。

"椿"依《说文》正写当作"杶"，亦写作"櫄"。《急就篇》"桐梓枞榕榆椿樗"，颜师古注："椿，字或作櫄，其音同。"《山海经·中山经》"成侯之山，其上多櫄木"，郭璞注："似樗树，材中车辕。"所言也是香椿。《食疗本草》说香椿能"熏十二经脉、五脏六腑"，或即因"櫄"字推演而来。"熏"有熏染、侵袭之意，宋诗"暖风熏得游人醉"，用法相同，言香气氤氲也。

《新修本草》收载椿木叶，水煮叶汁，用来"洗疮疥，风疽"。《救荒本草》谓椿树芽"叶香可啖"，并说："采嫩叶炸熟，水浸淘净，油盐调食。"根据所绘图例，原植物就是楝科香椿 *Toona sinensis*。

既然称为香椿，必有臭椿与之相对，臭椿的雅名为"樗"，《诗经·七月》"采荼薪樗"，毛传以樗为恶木。崔述《考信录》云："樗，今俗谓之臭椿，易生而非美材，故以为薪。"所以《庄子·逍遥游》说："吾有大树，人谓之樗，其大本拥肿而不中绳墨，其小枝卷曲而不中规矩，立之涂，匠者不顾。"

《尔雅·释木》"栲，山樗"，郭璞注引俗语云："櫄樗栲漆，相似如一。"[1] 樗是苦木科植物臭椿 *Ailanthus altissima*，与香椿尤其相似，如《本草拾遗》所说："（樗）叶似椿，北

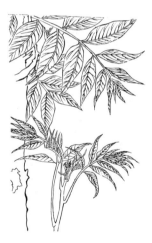

▲ 《植物名实图考》椿图

---

[1] 此句见陆德明《释文》引方志，亦见《毛诗正义》引俗语，今本《尔雅》郭注则无此。邵晋涵《尔雅正义》作为郭注补入，郝懿行《尔雅义疏》非之。按，《本草图经》引郭璞注云："栲似樗，色小白，生山中，因名，亦类漆也。俗语云：櫄樗栲漆，相似如一。"故视为郭注佚文也无可厚非。

人呼为山椿。"《救荒本草》进一步总结："椿木实而叶香可啖，樗木疏而气臭。"

即使按照古代的物种概念，香椿与臭椿也应该是两种植物，李时珍却将二者视为一体，《本草纲目》直接以"椿樗"立条。"释名"项解释说："香者名椿，臭者名樗。""集解"项进一步说："椿、樗、栲，乃一木三种也[1]。椿木皮细肌实而赤，嫩叶香甘可茹。樗木皮粗肌虚而白，其叶臭恶，歉年人或采食。栲木即樗之生山中者，木亦虚大，梓人亦或用之，然爪之如腐朽，故古人以为不材之木，不似椿木坚实，可入栋梁也。"

古人认识植物，对草本的精细程度远胜木本，面对高大乔木，观察尤其粗疏。前引的俗语"樗樗栲漆，相似如一"，本来就不准确，香椿与臭椿皆是乔木，形状相对近似，但香椿为偶数羽状复叶互生，臭椿为奇数羽状复叶。《本草图经》所绘椿木图与樗木图，皆作奇数羽状复叶，二者完全看不出差别。有意思的是，除了《植物名实图考》的椿图为偶数羽状复叶外，《救荒本草》之椿树芽、《本草品汇精要》新绘的椿荚，皆绘作奇数羽状复叶，这也是图绘者观察不仔细所致。

古人不仅叶形观察不正确，对椿与樗花实的描述也很混乱。

---

[1]　据《尔雅》郭注："栲似樗，色小白，生山中，因名，亦类漆树。"栲应该是壳斗科栲 *Castanopsis fargesii* 一类，虽然别名"山樗"，但与樗的相似度，远远不及樗与椿。

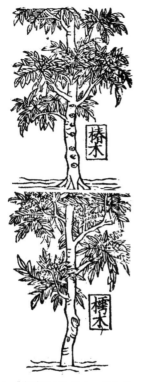

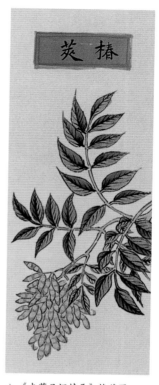

▲《本草图经》椿木、樗木图　　　▲《本草品汇精要》椿荚图

《本草衍义》说："椿、樗皆臭，但一种有花结子，一种无花不实。世以无花不实、木身大、其干端直者为椿，椿用木叶。其有花而荚、木身小、干多迁矮者为樗，樗用根、叶、荚。故曰未见椿上有荚者，惟樗木上有。""椿荚"条《嘉祐本草》也说："樗之有花者无荚，有荚者无花，常生臭樗上，未见椿上有荚者。然世俗不辨椿、樗之异，故俗中名此为椿荚，其实樗荚耳。"其实，香椿与臭椿皆为

顶生圆锥花序，并不存在香椿"无花不实"的情况。从图例来看，《本草图经》之樗木图叶丛中依稀看得到花序，椿木图则没有。

　　古人著书以前后因循者居多，难得创见。《救荒本草》的作者朱橚以亲王之尊，亲自栽种植物，观察所得笔之于书，并由王府画师精心图绘。可具体到香椿与臭椿，竟然也袭《嘉祐本草》之误说："夏中生荚，樗之有花者无荚，有荚者无花，荚常生臭樗上，未见椿上有荚者，然世俗不辨椿、樗之异，故俗名为椿荚，其实樗荚耳。其无花不实，木大端直为椿。有花而荚，木小干多迁矮者为樗。"这是非常令人遗憾的。

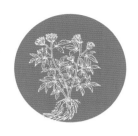

护羌使者

在《神农本草经》中，羌活是独活的别名。所谓"羌活"，揆其本义，当是羌地出产的独活。

独活除了别名羌活，《神农本草经》还记其别名为"护羌使者"。《资治通鉴》载，神爵二年（前60）"置金城属国以处降羌，诏举可护羌校尉者"，胡三省注："护羌校尉之官，始见于此。"按，护羌校尉是西汉开始设置管理河湟地区，处理西羌事务的职官。《后汉书·西羌传》说护羌使者"持节领护，理其怨结，岁时循行，问所疾苦。又数遗使译通动静，使塞外羌夷为吏耳目，州郡因此可得儆备"。

护羌使者当然就是护羌校尉的使者，衔汉朝廷的使命。年代晚于《神农本草经》的《名医别录》，其"独活"条又增加别名"胡王使者"，这却是代表羌胡少数民族的利益，"护羌使者"与"胡王使者"两个名号间的身份转化，似乎暗示东汉后期汉羌力量的消长。[1]

尽管《神农本草经》将独活、羌活视为一物，但据《列仙传》说："山图者陇西人也，少好乘马，马蹄之折脚。山中道人教令服地黄当归羌活独活苦参散，服之一岁，而不嗜食，病愈身轻。"仍然将羌活与独活视为两种药物。

其实，陶弘景已经注意到独活与羌活的不同。《本草经集注》说："此州郡县并是羌地，羌活形细而多节，软润，气息极猛烈。出益州北部西川为独活，色微白，形虚大，为用亦相似，而小不如，其一茎直上，不为风摇，故名独活。"陶所描述的"羌活"，与今羌活商品药材"蚕羌"的特征非常接近，其原植物应该是伞形科羌活 *Notopterygium incisum*，挥发油含量较高，与《本草经集注》所说"气息极猛烈"相符。至于陶所称的"独活"，从药材性状和植物特征分析，可能是伞形科独活属（*Heracleum*）植物，或即后世所称的"牛尾独活"一类。陶弘景从药材性状上区分了羌活与独活，但他并不认为二者在临床功效上有多大的差别，《本草经集注》"诸病通用药"中疗风通用及治齿病药项下，均只列独活，而无羌活之名。

---

[1] 《神农本草经》白头翁另有名"胡王使者"，陶弘景谓这种植物"近根处有白茸，状似人白头，故以为名"。

与陶弘景羌活、独活不分不同，在唐代医方中，羌活、独活的运用已有所区别，如《千金要方》中既有以独活为主药的独活汤、独活酒、独活寄生汤，也有以羌活为主药的羌活汤、羌活补髓汤等，同时还出现了一些羌活、独活同用的处方。年代稍晚的《药性论》中更分别论述了羌活、独活的性味功效。显然，自唐代开始，羌活、独活已经完全分化为两种药物。

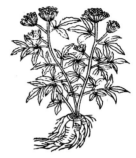

▲ 《本草图经》宁化军羌活图

令人遗憾的是，尽管《新修本草》已经指出"疗风宜用独活，兼水宜用羌活"，可是宋代的本草，乃至明代《本草纲目》，都一味崇古，不能实事求是，依然将"羌活"附录在"独活"条下。李时珍在"释名"项专门指出："独活以羌中来者为良，故有羌活、胡王使者诸名，乃一物二种也。正如川芎、抚芎、白术、苍术之义，入用微有不同，后人以为二物者非矣。"

稍有例外的是明代《本草品汇精要》，把羌活独立出来，而遗憾的是，此书当时未能刊印，故影响不大。这种尊经守旧的思想，应该是制约传统医学发展进步的原因之一。

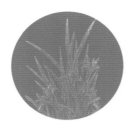

马蔺开花二十一

《礼记·月令》"荔挺出"乃是仲冬之候，前人对名实辩论不休，《颜氏家训》综述诸家的意见说：

> 《月令》云"荔挺出"，郑玄注云："荔挺，马薤也。"《说文》
> 云："荔，似蒲而小，根可为刷。"《广雅》云："马薤，荔也。"
> 《通俗文》亦云马蔺。《易统通卦验玄图》云："荔挺不出，则
> 国多火灾。"蔡邕《月令章句》云："荔似挺。"高诱注《吕氏
> 春秋》云："荔草挺出也。"然则《月令》注荔挺为草名，误矣。
> 河北平泽率生之，江东颇有此物，人或种于阶庭，但呼为旱
> 蒲，故不识马薤，讲《礼》者乃以为马苋。马苋堪食，亦名

豚耳，俗名马齿。

《神农本草经》草部中品有"蠡实"，《名医别录》一名"荔实"，《新修本草》认为"此即马蔺子也"，并引《月令》《说文》《通俗文》为据。按，蠡实即是荔草之实，原植物当为鸢尾科马蔺 *Iris lactea*。儿歌《马蔺开花二十一》[1]中的"马蔺"应该也是本种，可以算《月令》之余绪。吴宽有《马蔺草》诗云："薿薿叶如许，丰草名可当。花开类兰蕙，嗅之却无香。不为人所贵，独取其根长。为帚或为拂，用之材亦良。根长既入土，多种河岸旁。岸崩始不善，兰蕙亦寻常。"马蔺植株根

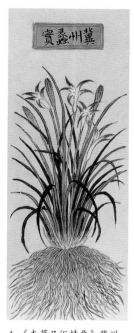

▲ 《本草品汇精要》冀州蠡实图

茎粗壮，须根稠密发达，长度可达一米以上，呈伞状分布，有固堤作用，所以吴宽在另一首咏马蔺的诗中也说："长镵荷处休教劚，高岸崩时合用栽。"

《本草衍义》则不以此说为然，有云：

---

[1] 《马蔺开花二十一》，在传唱过程中也作《马兰开花二十一》，这可能是"马蔺"误写或误读为"马兰（蘭）"的缘故。

蠡实，陶隐居云"方药不复用，俗无识者"，《本经》诸家所注不相应。若果是马蔺，则日华子不当更言亦可为蔬菜食。盖马蔺，其叶马、牛皆不食，为才出土叶已硬，况又无味，岂可更堪人食也。今不敢以蠡实为马蔺子，更俟博识者。

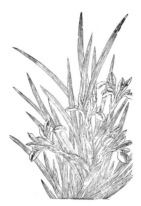

▲《植物名实图考》马蔺图

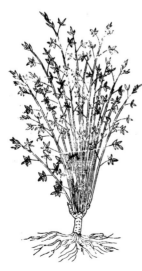

▲《救荒本草》铁扫帚图

至于《本草衍义》责难说马蔺"无味，岂可更堪人食"，《本草纲目》"正误"项反驳说："《别录》蠡实亦名荔实，则蠡乃荔字之讹也。张揖《广雅》云，荔又名马蔺，其说已明。又按周定王《救荒本草》言其嫩苗味苦，炸熟换水浸去苦味，油盐调食。则马蔺亦可作菜矣。寇氏但据陶说疑之，欠考矣。陶氏不识之药多矣。今正其误。"需要说明的是，李时珍的观点大体正确，但引证《救荒本草》云云，出自《救荒本草》"铁扫帚"条："铁扫帚，生荒野中。就地丛生。一本二三十茎，苗高三四尺，叶似苜蓿叶而细长，又似细叶胡枝子叶，亦短小，开小白花。其叶味苦。"根据《救荒本草》所绘铁扫帚图例，其原植物当为豆科胡枝子属植物胡枝子 *Lespedeza bicolor* 或称截叶铁扫帚 *Lespedeza cuneata*，并非鸢尾科的马蔺。

蠡实虽然在中品，据《神农本草经》说也有"久服轻身"之效。《本草图经》引《列仙传》云："寇先生者，宋人也，好种荔，食其蕊实焉。"并说："今山人亦单服其实，云大温，益下，甚有奇效。""寇先生"，据《道藏》本《列仙传》作"寇先"，有云：

> 寇先者，宋人也。以钓鱼为业，居睢水旁百余年。得鱼或放、或卖、或自食之。常着冠带，好种荔枝，食其蕊实焉。宋景公问其道，不告，即杀之。数十年，踞宋城门鼓琴，数十日乃去。宋人家家奉祀焉。

《仙苑编珠》亦作"寇先"，然所种之物则为"薜荔"，又有不同。《法苑珠林》引《搜神记》作"寇先"，种"荔"。按，荔枝是热带植物，与寇先所居睢水（今河南境内）流域不吻合；薜荔 *Ficus pumila* 是桑科无花果亚属的物种，隐头花序没有明显的花可供采食。所以原文确应该以"种荔，食其蕊实"为正，可能是因为后人不熟悉"荔"所指代的物种，遂生讹误。

高高的树上结槟榔

今天中药槟榔与大腹皮都是棕榈科植物槟榔 *Areca catechu* 果实的一部分，种子是槟榔，外面的果皮叫作大腹皮。大腹皮又有两种：从未成熟的果实上剥取的果皮为大腹皮；从成熟果实剥取的果皮，经过打松，纤维外露，疏松如毛，叫作大腹毛。

刘克庄《次林卿槟榔韵二首》有句说："扶留叶嫩供汤使，大腹形同混伪真。"前一句刻画槟榔的食法，《本草图经》说："（槟榔）味苦涩，得扶留藤与瓦屋子灰同咀嚼之，则柔滑而甘美。"扶留藤是胡椒科蒌叶 *Piper betle*，也包括同属近缘之荜拔 *Piper longum* 一类。据《岭外代答》云："水调蚬灰一铢许于蒌叶上，裹槟榔咀嚼，先吐赤水一口，而后啖其余汁。少焉，面脸潮红，故诗人有'醉槟榔'之句。无蚬灰处，只用石灰；无蒌叶处，只用蒌藤。"刘克庄诗后一句以槟榔与大腹为两物，则需要加以解释。

本草中槟榔与大腹为两条，槟榔载《本草经集注》，据《海药本草》引陶弘景云："向阳曰槟榔，向阴曰大腹。"所以《开宝本草》另立"大腹"条，谓"所出与槟榔相似，茎、叶、根干小异"。这是唐宋时代的基本看法，《岭表录异》云："槟榔，交广生者，非舶槟榔，皆大腹子也，彼中悉呼为槟榔。"《本草图经》"槟榔"条也说："其大腹所出，与槟榔相似，但茎、叶、根干小异，并皮收之，谓之大腹槟榔。或云槟榔难得真者，今贾人货者，多大腹也。"

槟榔产于南方，中土了解较少，于是便有各种奇谈怪论。《雷公炮炙论》说："凡使，须别槟与榔，头圆身形矮毗者是榔，身形尖紫文粗者是槟。槟力小，榔力大。"《本草图经》总结为"尖长而有紫文者名槟，圆而矮者名榔"，同样的"槟力小，榔力大"。这些议论实在无法较真，所以苏颂说："今医家不复细分，但取作鸡心

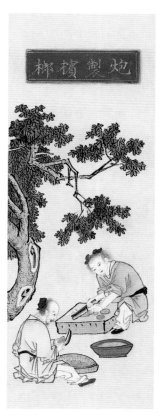

▲ 《补遗雷公炮制便览》炮炙槟榔图

状、有坐正稳心不虚、破之作锦文者为佳。"郑刚中赋广南食槟榔长诗，"鸡心小切紫花碎，灰叶佐助消百殃"，即用鸡心槟榔的典故。对照《岭外代答》的意见："小而尖者为鸡心槟榔，大而匾者为大腹子。"结合当时文献议论二者的优劣，乃知所谓"槟"就是槟榔，而"榔"就是大腹。

真实情况并非如此，槟榔与大腹来源于同一种植物，因为一部分自马来半岛舶来，一部分是闽南两广栽培，遂强作分别，将本地出产者贬低为"大腹"。这就是刘克庄说"大腹形同混伪真"的由来。

既然误会槟榔与大腹为两个物种，药性也有差别，如《宝庆本草折衷》云："槟榔尖长而力劲，大腹混平而力缓尔。"这种情况一直延续到清代，《本草纲目拾遗》引《百草镜》也说："槟榔今药肆所市者，形扁而圆大，乃大腹子，俗名雌槟榔。"直到晚近，本草家才认识到二者可能是一物，《植物名实图考》说："槟榔《别录》中品，大腹子《开宝本草》始著录，皆一类。"同样的，早期槟榔皮与大腹皮也分别入药用，但如《宝庆本草折衷》所说，"（槟

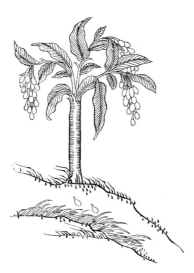

▲《古今图书集成》槟榔图

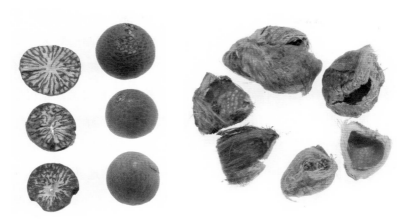

▲ 槟榔药材图（成都中医药大学蒋　　▲ 大腹皮药材图（成都中医药大学蒋桂华摄）
　桂华摄）

榔）外皮功用与大腹之皮，亦不相远"，故渐渐混而为一，都称为大腹皮了。

　　又据陶弘景说，极小的槟榔"南人名蒳子，俗人呼为槟榔孙，亦可食"，《本草拾遗》补充说："蒳子，小槟榔也。生收火干，中无人者，功劣于槟榔。"蒳子另是一物。左思《吴都赋》"草则藿蒳豆蔻，姜汇非一"句，刘逵注："蒳，草树也。叶如枇榔而小，三月采其叶，细破，阴干之。味近苦而有甘，并鸡舌香食之益美。"这种蒳子应是棕榈科与槟榔同属的三药槟榔 *Areca triandra*，果实较槟榔为小，所以呼为"槟榔孙"。

　　中土嚼食槟榔的历史可以追溯到汉代，杨孚《异物志》说："以扶留、古贲灰并食，下气及宿食、白虫，消谷。饮啖设为口实。"

摄食槟榔的习惯以宋代最烈，咏槟榔的诗甚多，据说苏东坡在儋耳，见黎女头簪茉莉，口含槟榔，得句云，"暗麝著人簪茉莉，红潮登颊醉槟榔"，传诵一时。罗大经引入《鹤林玉露》，并解释说："每食之，则醺然颊赤，若饮酒然。"醉槟榔的现象可能与槟榔碱的中枢兴奋作用有关，摄入多次以后则逐渐耐受。

嚼食槟榔不过是人类嗜欲之一种，也不必标榜虚幻的"避瘴疠"功用，即使"逢人则黑齿朱唇，数人聚会则朱殷遍地，实可厌恶"（《岭外代答》），也不妨听之任之。现代研究早已明确，槟榔碱是一类致癌物质，可显著增加口腔和头颈部肿瘤的风险，总以避之为吉。

手把芙蓉朝玉京

  曾见一幅民国人书写的对联："金粟如来无我相；玉京仙人手夫容。"下句用李白"遥见仙人彩云里，手把芙蓉朝玉京"化裁，句法平平，但"我相"与"夫容"匹偶，无情对做到这个份儿上，真令人忍俊不禁。

  "夫容"即是"芙蓉"，对应的植物是莲科的莲 *Nelumbo nucifera*，此即李白诗中仙人手把者。《离骚》"制芰荷以为衣兮，集芙蓉以为裳"，王逸注："芙蓉，莲华也。"莲种植历史悠久，植株的不同部位在《尔雅》中皆有专名，《尔雅·释草》云："荷，芙渠。其茎茄；其叶蕸；其本蔤；其华菡萏；其实莲；其根藕；其中的；的中薏。""芙渠"郭璞注："别名芙蓉，江东呼为荷。"

大约在唐代，一种陆生的锦葵科花木也称为芙蓉。如王维《辛夷坞》诗云："木末芙蓉花，山中发红萼。"柳宗元《芙蓉亭》诗云："新亭俯朱槛，嘉木开芙蓉。"《全芳备祖》"芙蓉花"条引《成都记》云："孟后主于成都四十里罗城上种此花，每至秋，四十里皆如锦绣，高下相照，因名曰锦城。"同时代的张立有《芙蓉花》诗咏其事："去年今日到城都，城上芙蓉锦绣舒。今日重来旧游处，此花憔悴不如初。"成都"蓉城"之简称即由此而来。

或许是为了与荷花相区别，这种陆生植物的正式名称是"木莲"或"木芙蓉"，白居易《木芙蓉花下招客饮》诗云："晚凉思饮两三杯，召得江头酒客来。莫怕秋无伴醉物，水莲花尽木莲开。"徐铉《题殷舍人宅木芙蓉》诗云："怜君庭下木芙蓉，袅袅纤枝淡淡红。晓吐芳心零宿露，晚摇娇影媚清风。似含情态愁秋雨，暗减馨香借菊丛。默饮数杯应未称，不知歌管与谁同。"

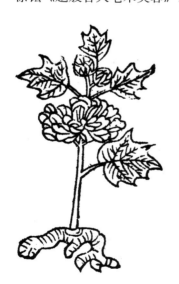

▲《本草图经》鼎州地芙蓉图

《本草图经》有"地芙蓉"，谓其："生鼎州。味辛，平，无毒。花主恶疮，叶以傅贴肿毒。九月采。"从所绘鼎州地芙蓉图例来看，显然是指锦葵科植物木芙蓉 *Hibiscus mutabilis*。有意思的是，后来《本草品汇精要》的图绘者并不了解此地芙蓉即是常见的木芙蓉，彩绘图例的花朵放大失真，并将原图 5 裂的叶片，修改成 5 出掌状复叶。

《本草纲目》正式以"木芙蓉"立条，将《本草图经》之"地芙蓉"并入，"集解"项李时珍说：

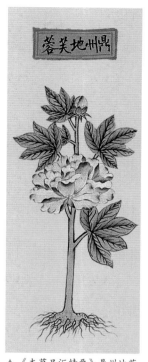
▲《本草品汇精要》鼎州地芙蓉图

> 木芙蓉处处有之，插条即生，小木也。其干丛生如荆，高者丈许。其叶大如桐，有五尖及七尖者，冬凋夏茂。秋半始着花，花类牡丹、芍药，有红者、白者、黄者、千叶者，最耐寒而不落。不结实。山人取其皮为索。川、广有添色拒霜花，初开白色，次日稍红，又明日则深红，先后相间如数色。霜时采花，霜后采叶，阴干入药。

木芙蓉是画家常见题材，《本草纲目》钱蔚起本插图用芙蓉折枝，花叶皆接近真实，右下方略有水波，表示临水而生，此亦文人画之习惯，如《长物志》卷二云："芙蓉，宜植池岸，临水为佳，若他处植之，绝无丰致。"

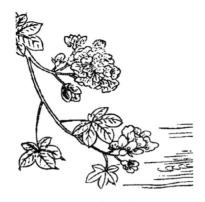
▲《本草纲目》钱蔚起本木芙蓉图

木芙蓉一名"拒霜","释名"项李时珍说:"苏东坡诗云:唤作拒霜犹未称,看来却是最宜霜。"按,《全芳备祖》云:"一名拒霜,其木丛生,叶大而其花甚红,九月霜降时候开,东坡为易名曰拒霜。"陈述古《中和堂木芙蓉盛开戏呈子瞻》诗云:"千株寒叶正疏黄,占得珍丛第一芳。容易便开三百朵,此心应不畏秋霜。"苏轼《和陈述古拒霜花》诗云:"千株扫作一番黄,只有芙蓉独自芳。唤作拒霜知未称,细思却是最宜霜。"

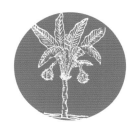

诸葛故事

经过口头文学的渲染，尤其得益于《三国演义》的打造，诸葛亮被包装塑造成撒豆成兵的"妖道"形象，出没于各种奇幻场景，医药领域也能看到他的身影。

"诸葛行军散"最为晚出，这是清代人拟的处方，专治瘟疫，据称有"开窍辟秽、清暑解毒"之功。为了取信于人，检出《三国演义》第八十八回诸葛亮渡泸水征孟获，马岱送来解暑药的情节作为标榜。后来蔡东藩作《后汉演义》，居然信以为实，第九十二回"尊西蜀难倒东吴使　平南蛮表兴北伐师"，结尾说：

　　亮分犒将士，一无所私。唯途中往返，辄患暑疫，经亮采查药物，合锉为末，用瓶收贮，每人各给一瓶，遇有中暑中疫等症，吹鼻即解，故盛暑行军，奔波万里，得免死亡。今药肆所售"诸葛行军散"，就是当时留下的秘方，这且无庸絮述。

　　诸葛亮六出七擒，长途行军粮食供给是大问题，与之有关的两段传说皆见于本草。《本草拾遗》有"孝文韭"，谓后魏孝文帝所种，条文内提道："又有诸葛亮韭而长，彼人食之，是蜀魏时诸葛亮所种也。"不知前后因果，无法讨论品种，不过既然名"韭"，一定符合"剪而复生"的特征，正好充作军粮。

　　与韭菜相比，芜菁的意义更加重大。芜菁亦称蔓菁，是十字花科芸薹属植物 *Brassica rapa*，芜菁地下也有膨大肉质块根，经常与萝卜混淆。《诗经》"采葑采菲"，郑笺云："此二菜者，蔓菁与葍之类也，皆上下可食。然而其根有美时，有恶时，采之者不可以根恶时并弃其叶。"芜菁之类，在《急就篇》中都属于"园菜果蓏助米粮"者，其被称作"诸葛菜"，也有故事。《刘宾客嘉话录》说：

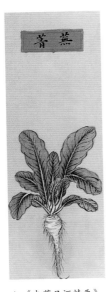

▲《本草品汇精要》芜菁图

　　公曰："诸葛所止，令兵士独种蔓菁者何?"
　　绚曰："莫不是取其才出甲者生啖，一也；叶舒可煮食，二也；久居随以滋长，三也；弃去不惜，四也；回则易寻而采之，五也；冬有根可劚食，六也。比诸蔬属，其利不亦博乎?"曰："信矣。三蜀之人今呼蔓菁为诸葛菜，江陵亦然。"

清人有一首《减字木兰花》占咏诸葛菜云："将星落后，留得大名垂宇宙。老圃春深，传出英雄尽瘁心。　　浓青浅翠，驻马坡前无隙地。此味能知，臣本江南一布衣。"借题发挥，称得上翻空出奇。

诸葛传说也不都是美好的，本草中无意留下一段小插曲。

《后汉演义》说诸葛亮平南以后，或请留汉人官吏与孟获同守蛮方，亮慨然道："设官有三不易，留官必当留兵，兵无所食，必将生变，是一不易；蛮人屡败，父兄伤亡，免不得记恨官兵，互生衅隙，是二不易；汉蛮易俗，当然异情，留官抚治，怎肯相信? 是三不易。今我不留人，不运粮，但使他相安无事便了，若欲令彼同化，容待他年。"

而《海药本草》"椰子条"引《交州记》说："武侯讨云南时，并令将士剪除椰树，不令小邦有此异物。"按，棕榈科植物椰子 *Cocos nucifera* 是南方热带物

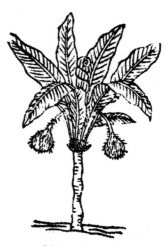

▲ 《本草图经》椰子图

种，中原人士罕见，再加上形态特殊，遂有若干传说。如《南方草木状》云：

> 椰树，叶如栟榈，高六七丈，无枝条。其实大如寒瓜，外有粗皮，次有壳，圆而且坚。剖之，有白肤，厚半寸，味似胡桃而极肥美。有浆，饮之得醉。俗谓之越王头，云昔林邑王与越王有故怨，遣侠客刺，得其首，悬之于树，俄化为椰子。林邑王愤之，命剖以为饮器，南人至今效之。当刺时，越王大醉，故其浆犹如酒云。

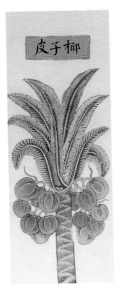

▲《本草品汇精要》
椰子皮图

梅尧臣《李献甫于南海魏侍郎得椰子见遗》句"魏公番禺归，逢子芜江口，赠以越王头，还同月支首，割鲜为饮器，津浆若美酒"，即用此意。

传说椰子是越王头颅所化，未必有特别之贬义；但因为中原无此，便要予以剪除，似存在"沙文主义"倾向，属于"政治不正确"者，所以这一段故事很少被人提起。沈佺期《题椰子树》"不及涂林果，移根随汉臣"，感叹椰子不能如涂林安石榴一样，移栽中土。诗中隐含的情绪，与诸葛武侯恨"小邦有此异物"的心态约略相近。

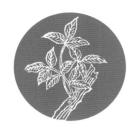

捣椒自随

据《后汉书·陈球传》，熹平元年（172）窦太后去世，宦官曹节等不欲太后与桓帝合葬，廷尉陈球力争。这是一场朝臣与宦官的斗争，其他大臣也是有备而来，传中特别提到太尉李咸"捣椒自随"。

李咸出门前对妻子说："若皇太后不得配食桓帝，吾不生还矣。"椒便是花椒，注释家无异辞，但花椒岂能成为自杀工具？通读后文，颇疑这是范晔在调侃李咸。

按照范晔的叙述，经过陈球慷慨陈词，事情渐有了转机，"公卿以下，皆从球议"。然后范晔写道："李咸始不敢先发，见球辞正，然〔后〕大言曰：'臣本谓宜尔，诚与臣意合。'会者皆为之愧。"翻译成白话，李咸本来还畏畏缩缩不敢发言，看到陈球的意见占了上风，便跳出来，提高声调说："我也认为如此，我也认为如此。陈球同志的意见，简直与我不谋而合。"

"大言"云云似乎已经含有讥讽，"会者皆为之愧"，究竟是与会者自愧，还是为李咸感到惭愧，说不清楚。李咸之"捣椒自随"，恐怕也不是为了仰药自尽，而是麻痹口腔，关键时候好唯唯诺诺，真是老奸巨猾。

张锡纯《医学衷中参西录·例言》对此事别有说法："尝因胃中受凉，嚼服花椒三十粒，下咽后即觉气不上达，移时呼吸始复常。乃悟古人谏君恐有不测，故有捣椒自随者。由斯观之，用药可不慎哉。"按照张锡纯的意思，一大把花椒吞下肚，似乎可以致人死命。或许如此吧，但主要作用，还是引起口腔和咽喉部暂时麻痹。

"椒"是今天仍然作为调味品的花椒，在《神农本草经》中有"秦椒"和"蜀椒"两种，这是芸香科花椒属植物的果实，因为物种和产地不同，名目甚多，汉代以秦椒、蜀椒为大宗，大抵以花椒 *Zanthoxylum bungeanum* 为主流。《孝经援神契》说"椒姜御湿"，本意可能是调味之用。作为调味品，花椒并没有明显的毒性，[1] 或许是惮于椒强烈的麻味，被本草标记为"有毒"，并不是真正能够

---

[1] 花椒毒素存在致癌风险，但急性毒性并不大，文献报告花椒水提物小鼠灌胃给药 LD50 为 52±5g/kg。

致人死命。

范晔《后汉书》没有为李咸立传，其他人著的《后汉书》则有之。袁宏《后汉纪》卷二三对这一事件的说法有所不同，径言"公卿不敢谏，河南尹李咸执药上书"云云，然后"章省，上感其言，使公卿更议，诏中常侍赵忠监临议者"云云，其后接范书公卿议论，以及陈球的意见。对此《后汉纪》整理本周天游有注释说：

> 范书《陈球传》，以众议在前，咸上疏在后。廷议时，陈球仗义直言，咸观望许久，才曰与球意合，会者皆为之愧。《通鉴考异》曰："今按：史称咸廉干知名，在朝清忠，权幸惮之。其能捣椒自随，必死之心已固，不当临议畏葸不言。且若无李咸之先谏，中官擅权，无须延议而以冯贵人配桓帝，故当以袁纪为是。"

我对此不敢苟同，历史真相固然不得而知，但范晔的叙述显然带有倾向性。袁宏说李咸是"执药上书"，范晔则直接点明所执的"药"不过是花椒；

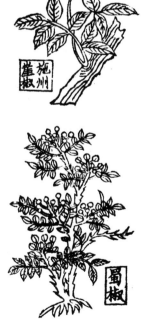

▲《本草图经》崖椒、蜀椒图

若能了解所捣之"椒"基本上不会致人于死地，这就足够了。

大臣在朝会上的发言，不仅影响个人的政治前途，甚至性命攸关。1900年闹义和团，朝廷在战和之间决断不了，许景澄、袁爽秋、徐用仪先后上疏痛陈利害，惹怒慈禧太后，终被处斩；同时上疏言事的还有礼部侍郎朱孝臧，却侥幸得活。朱孝臧是著名词人，他能在杀戮中幸存有不同版本。其中一种说法，朱是浙江归安（今湖州）人，方音很重，激动起来声音尖而细；朱在朝堂上排班较远，个子又矮，朝会的时候，慈禧太后只看到一个小老头激动地说着"鸟语"，基本没有明白说的是啥，所以印象不深，事后追究，刚好得人转圜，也就逃脱了。

唐代也有类似的事情。高宗将废皇后，象征性地征求臣下的意见。据《旧唐书》说，长孙无忌、褚遂良坚持不可，李勣、许敬宗密申劝请，唯有于志宁"无言以持两端"。面对皇帝咨询，于志宁如何成功地做到"无言"，史书没有说明，效法李咸，含一把捣碎的花椒，不失为最佳选择。

关于花椒的毒性，有人举《魏书》孝文帝的冯皇后被迫"含椒而尽"的故事反驳。我理解，这就跟传说中明代徐达患"发背疮"，朱元璋遣人送肥鹅一样，只是皇帝"恩赐"一种"体面的"死法罢了，与"发背食鹅则死"的真实性毫无关联。

胡椒的比兴

椒姜茱萸是本土调味品，"椒"指花椒，有蜀椒、秦椒、蔓椒不同品种，但都是芸香科花椒属（*Zanthoxylum*）植物。胡椒、海椒则从域外传入，因为也有辛辣味，便借用"椒"字命名，前置"胡""海"表示来历，《本草纲目》"释名"项说："胡椒因其辛辣似椒，故得椒名，实非椒也。"

胡椒是胡椒科植物 *Piper nigrum* 的果实，进入中土时间较早，《续汉书》谓"天竺国出石蜜、胡椒、黑盐"，《博物志》并记有胡椒酒的做法。唐代胡椒作为药物载入《新修本草》，有云："主下气温中去痰，除脏腑中风冷。生西戎，形如鼠李子，调食用之，味甚辛辣。"

直到唐宋时期，胡椒都完全仰赖进口，所以特别珍贵。《新修本草》别载"山胡椒"，"所在有之"，也"主心腹痛，中冷"，其形状"似胡椒，颗粒大如黑豆，其色黑，俗用有效"。这其实是樟科植物山胡椒 *Lindera glauca* 的果实，也具有辛香味，应该是普通人家使用的胡椒代用品。

至于达官显贵，当然享受"特供"。比如唐代宗的宰相元载，权倾一时，"外方珍异，皆集其门，资货不可胜计"，事败伏诛，籍其家，竟抄得钟乳五百两，胡椒八百石。一时间舆论大哗，皆以为罪有应得，而胡椒之珍贵，由此可见一斑。

宋以来，诗人常用此典故。刘克庄《杂咏一百首·元载》直白如话，却刻骨铭心："三千两钟乳，八百斛胡椒。不悟口中袜，犹贪掌上腰。"据《资治通鉴》说，元载被赐自尽，恳求主事者给一个痛快，主者道："相公须受少污辱，勿怪。"乃脱秽袜塞其口而杀之。

马援的薏苡与元载的胡椒，清浊如泾渭，形成对比，徐似道的断句即用此："胡椒尚杀元相国，薏苡犹疑马伏波。"苏东坡感叹陶渊明事，也拈元载之贪墨作比，有句说："云何元相国，万钟不满欲。胡椒铢两多，安用八百斛。以此杀

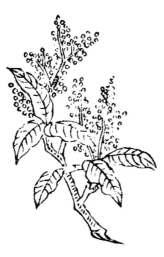

▲ 《饮膳正要》胡椒图，描绘的恐是樟科山胡椒之类

其身，何啻鹊抵玉。往者不可悔，吾其反自烛。"

南宋丞相贾似道也是大贪官，性好风雅，藏法书名绘甚多。清代厉鹗题贾似道《玉枕兰亭》诗有句："元相胡椒八百斛，贾相兰亭八百匣。权倖虽同嗜好殊，簿录当时有常法。"两个贪官居然以嗜好之雅俗来区分高下，实属比拟不伦。贾似道籍没之时，家中果子库搜出糖霜数百瓮，同样也是贪得无厌者。所以周密在《齐东野语》中历数贪官王黼、蔡京、童贯、贾似道事，感叹说："'胡椒八百斛，领军鞋一屋[1]'，不足多也。"

明代南方地区开始引种胡椒，《本草纲目》"集解"项李时珍说："胡椒，今南番诸国及交趾、滇南、海南诸地皆有之。蔓生附树及作棚引之。叶如扁豆、山药辈。正月开黄白花，结椒累累，缠藤而生，状如梧桐子，亦无核，生青熟红，青者更辣。四月熟，五月采收，曝干乃皱。今遍中国食品，为日用之物也。"

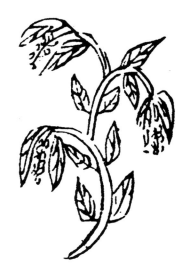

▲《本草纲目》金陵本胡椒图

---

[1] "领军鞋一屋"是《颜氏家训》中的典故："邺下有一领军，贪积已甚，家童八百，誓满一千；朝夕每人肴膳，以十五钱为率，遇有客旅，更无以兼。后坐事伏法，籍其家产，麻鞋一屋，弊衣数库，其余财宝，不可胜言。"

尽管如此，胡椒价格依然不菲，兼以贮藏罕有虫霉损耗，所以仍然是炫富和囤积的上佳物事。《天水冰山录》是权相严嵩的抄家帐，书末附录抄没钱宁的账目，其中竟然也有胡椒三千五百石，比元载尤有过之。

　　明代孙绪《沙溪集·无用闲谈》对此有一段议论："唐元载胡椒八百斛，黄金五千两，当时骇异，以为赃贿狼籍，今古无与为比。以今观之，刘瑾、钱宁、江彬辈，固已万倍于是。"古今一揆，是真可发一叹者。

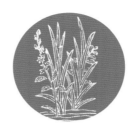

卢循的益智粽

　　益智子是南方特产，《开宝本草》作为药物收载，谓其"主遗精虚漏，小便余沥，益气安神，补不足，安三焦，调诸气"。唐慎微引顾微《广州记》说："益智叶如蘘荷，茎如竹箭，子从心出，一枝有十子。子肉白滑，四破去之，或外皮蜜煮为粽，[1]味辛。"

　　从描述来看，此益智就是姜科山姜属植物益智 *Alpinia oxyphylla*，古今品种没有变化，但《广州记》说取其果实"蜜煮为粽"，却是令人费解。据《说文》"糪"字段玉裁注：

---

[1]　各书引《广州记》此句文字小有出入，恐有脱讹，皆不甚通。大体意思是说，取益智子"四破，或去外皮"，然后"蜜煮为粽"。

今南人俗语曰"米糁饭"，糁谓孰者也。《释名》曰：糁，黏也。相黏馓也。按，《广韵》《集韵》《类篇》《干禄字书》皆有"粯"字，云蜜渍瓜食也。桑感切。盖糁有零星之义，故今之小菜，古谓之"糁"，别制其字作"粯"。《通鉴》卢循遗刘裕益智粯；宋废帝杀江夏王义恭，以蜜渍目睛，谓之鬼目粯。《广韵》二仙，枸橼树皮可作粯。《南方草物状》，建安八年交州刺史张津以益智子粯饷魏武帝。俗多改"粽"字，故三省注《通鉴》曰"角黍也"。盖误认为送韵之"粽"字。《齐民要术》引《广州记》，益智子取外皮蜜煮为糁，味辛。径作"糁"字。

按照段玉裁的意见，"粽"其实是"粯"之讹，《集韵》"蜜渍瓜实曰粯"，所谓"益智粽（粯）"，乃是用益智果实制成的蜜饯。《异物志》谓益智"味辛辣，饮酒食之佳"，《北户录》云："辩州以蜜渍益智子，食之亦甚美。"由此可知益智粽（粯）一直是佐酒的零食。作为南方土特产，益智粽（粯）是馈远的方物，由此引出一段公案。

《太平御览》卷九七二引《十三国春秋》云："卢修[1]为广州刺史，修遗刘裕益智粽，裕乃答以续命汤。"《本草图经》也采

---

[1] 卢修，当为卢循，见《晋书·卢循传》及《宋书·武帝纪》。

入"益智子"条，谓："卢循为广
州刺史，遗刘裕益智粽，裕答以续
命汤，是此也。"《资治通鉴》将故
事系在义熙元年（405），胡三省对
这段卢循与刘裕间的机锋，注释含
混，只是说："循以益智调裕，裕以
续命报之，此虽浅陋，亦兵机也。"
《渊鉴类函》"益智粽"条发挥说："卢
循遗刘裕以益智粽，益智药名，以
之为粽，言其智力穷也。裕报以续
命汤，亦药名，治中风不省人事，
言循不省事也。"

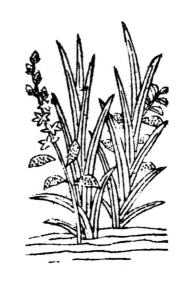

▲《本草图经》雷州益智子图

　　故事的前因后果大致是这样的。隆安三年（399）孙恩率天
师道徒众叛晋，不久孙恩败死，残部推举卢循为领袖。元兴二年
（403）卢循占领番禺，主持广州事，自称平南将军。义熙元年卢
循向朝廷遣使纳贡，受封为征虏将军、广州刺史、平越中郎将。
在广州刺史任上，卢循向以益智粽（粔）馈刘裕，刘裕则用续命
汤为答礼。

　　论者对卢循赠送刘裕益智粽（粔）的行为，解读未免求之过
深。益智粽（粔）作为方物馈远，其实是正常举动，《南方草木状》
云："益智子如笔毫，长七八分，二月花，色若莲，著实。五六月
熟，味辛。杂五味中，芬芳，亦可盐曝。出交趾、合浦。建安八

年，交州刺史张津尝以益智子粽饷魏武帝。"

卢循不仅以益智粽（糒）赠刘裕，同时也持赠庐山慧远法师。远公有《答卢循书》云："捐饷六种，深抱情至。益智乃是一方异味，即于僧中行之。"卢循曾得慧远鉴裁，考语说："虽体涉风素，而志存不轨。"语见《晋书》。

卢循以益智赠慧远法师，当然不是讽刺老和尚"智力不够"；由此类比，赠刘裕的举动恐怕也没有特别之恶意。可谁知卢循虽"言者无意"，而刘裕"听者有心"，认为卢循赠"益智粽（糒）"是对自己出身背景和识见水平的讥讽，于是报以"续命汤"。后来卢循再次起兵，卒为刘裕所克，续命汤转成催命符矣。

顺便一说者，关于益智子的得名，《苏沈良方》中有一段解释，其略云：

> 海南产益智花，实皆长穗而分为三节。其实熟否，以候岁之丰歉。其下节以候早禾，其上中亦如之。大吉则实，凶岁皆不实。罕有三节并熟者。其为药，治气止水而无益于智，智岂求于药者乎？其得名也。岂以知岁也耶？

益智果实之饱满与否，可以占年成之丰歉，当然是无稽之谈。李时珍对此即不以为然，《本草纲目》引《仁斋直指方》云："心者脾之母，进食不止于和脾，火能生土，当使心药入脾胃药中，庶几相得。故古人进食药中，多用益智，土中益火也。"故"释

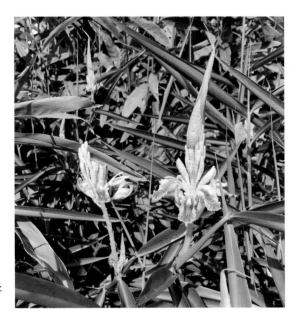

▶ 益智植物图（香港浸
会大学郭平摄）

名"项解释说："脾主智，此物能益脾胃故也，与龙眼名益智义同。"
这一说法也很迂阔。

　　按，龙眼亦名益智，《广雅·释木》"益智，龙眼也"，《吴普
本草》同。鬼目亦名益智，《太平御览》引《广州记》云："鬼目，
益智，直尔不敢啖，可为浆也。"益智、龙眼、鬼目都是热带植物
的果实，王念孙《广雅疏证》说，"益"与"智"上古音同在支部，
为叠韵字，则"益智"之名或系当地土人方言，闻者记其声音，
未必与增益智慧有何联系。

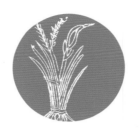

张翰思菰菜

《世说新语·识鉴》说：

> 张季鹰辟齐王东曹掾，在洛见秋风起，因思吴中菰菜羹、鲈鱼脍。曰：'人生贵得适意尔，何能羁宦数千里以要名爵！'遂命驾便归。俄而齐王败，时人皆谓为见机。

按此说法，张翰在洛阳因秋风而感怀，思念家乡菰菜羹与鲈鱼脍两件美味，于是慨然赋归，成功避开"八王之乱"。欧阳询《张翰思鲈帖》书写这一段故事，也说"翰因见秋风起，乃思吴中菰菜鲈鱼，遂命驾而归"。《晋书》将这一故事采入本传，情节不变，

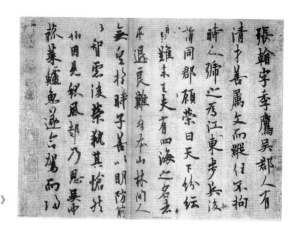

▶ 欧阳询《张翰思鲈帖》局部

思念的对象则变成"菰菜、莼羹、鲈鱼脍"三种。

据《太平御览》卷八六二引《春秋佐助期》云："八月雨后，茈菜生于洿下地中，作羹臛甚美。吴中以鲈鱼作脍，茈菜为羹，鱼白如玉，菜黄若金，称为金羹玉鲈，一时珍食。"《说文》"茈，雕胡，一名蒋"，此言"茈菜"即是"菰菜"。"金羹玉鲈"既是珍食，引发张翰之思，则莼羹或许是流传过程中添附。

张翰见机而去的故事为诗人吟咏，鲈鱼是最常拈出的典故，其次是莼羹，而菰菜则很少被提及。以苏轼为例，两首赞咏张翰的诗词都以鲈鱼起兴，《忆江南寄纯如五首》其五说："弱累已偿俗尽，老身将伴僧居。未许季鹰高洁，秋风直为鲈鱼。"《戏书吴江三贤画像三首》其二云："浮世功劳食与眠，季鹰真得水中仙。不须更说知机早，直为鲈鱼也自贤。"莼羹也经常用来作比，如"旧因莼菜求长假，新为杨枝作短行"；莼羹鲈鱼并称更多，如"得句

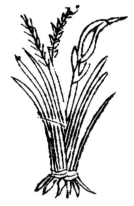

会应缘竹鹤，思归宁复为莼鲈"，"南游苦不早，倘及莼鲈新"，"我生涉世本为口，一官久已轻莼鲈"，"秋思生莼鲙，寒衣待橘洲"等；却没有一句将菰与张翰相联系。

菰为禾本科植物 Zizania latifolia，其根即菰根，载《名医别录》，种子名"雕胡米"，亦称"菰米"，可以充饥。

菰的花茎被菰黑穗菌 Ustilago edulis 寄生后，因吲哚乙酸的刺激而变得肥大，即是茭笋，亦称茭白。可能唐代以来，茭白培植技术日渐成熟，菰菜不再珍稀，后人以今度古，遂将张翰故事中的菰菜替换成北方依然罕见的睡莲科植物莼菜 Brasenia schreberi。

菰菜是南方常见蔬菜，《救荒本草》"茭笋"条云：

> 本草有菰根，又名菰蒋草，江南人呼为茭草，俗又呼为茭白。生江东池泽，水中及岸际，今在处水泽边皆有之。苗高二三尺，叶似蔗荻，又似芦叶而长大阔厚，叶间撺葶，开花如苇，结实青子，根肥，剥取嫩白笋可啖，久根盘厚生菌，细嫩，亦可啖，名菰菜。三年已上，心中生葶如藕，白软，中有黑脉，甚堪啖，名菰首。味甘，性大寒，无毒。

《尔雅·释草》"出隧，蘧蔬"，郭璞注："蘧蔬似土菌，生菰草中，今江东啖之，甜滑。"《西京杂记》说"菰之有米者，长安人谓为雕胡"，又说"菰之有首者谓之绿节"，绿节即是蘧蔬，亦即菰首。按照《本草纲目》的意见，蘧蔬似特指菰首部分，即茭白顶端外形如藕，白嫩柔软的部分。

《广韵》谓"葑，菰根也，今江东有葑田"，两字连用即是"菰葑"。庾肩吾《奉和山子纳凉梧下应令诗》句"黑米生菰葑，青花出稻苗"，《晋书·毛璩传》"海陵县界地名青蒲，四面湖泽，皆是菰葑"，说者多引菰根为注释，此为不妥。据《本草图经》解释：

> 二浙下泽处，菰草最多，其根相结而生，久则并土浮于水上，彼人谓之菰葑。刈去其叶，便可耕葑。

则知因菰根纠结而形成的水中浮田才是"菰葑"。《嘉祐本草》引陈藏器谓菰菜云："生江东池泽菰葑上，如菌，葑是菰根岁久浮在水上者。"是知菰葑亦可用于种植菰。有意思的是，陈藏器此句多数本草标点本断句皆错，如尚志钧辑《本草拾遗》标点为："生江东池泽，菰葑上如菌，葑是菰根，岁久浮在水上者。"

菰为水生植物，被认为性质寒凉，杜甫咏热诗有句"乞为寒水玉，愿作冷秋菰"，即用其意。《本草图经》说菰叶"刈以秣马甚肥"，《本草衍义》也说"河朔边人止以此苗饲马"，而白居易《初到江州》诗说"菰蒋喂马行无力"，大约也是嫌其寒凉的缘故。

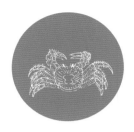

读《尔雅》不熟为《劝学》误

关于蟹最著名的典故出自《世说新语·纰漏》：

　　蔡司徒渡江，见彭蜞，大喜曰："蟹有八足，加以二螯。"
令烹之。既食，吐下委顿，方知非蟹。后向谢仁祖说此事，
谢曰："卿读《尔雅》不熟，几为《劝学》死。"

据刘孝标注：

　　《大戴礼·劝学篇》曰："蟹二螯八足，非蛇蟮之穴无所
寄托者，用心躁也。"故蔡邕为《劝学章》取义焉。《尔雅》

曰："蟛蜞，小者蟚。"即彭蚏也，似蟹而小。今彭蚏小于蟹，而大于彭蟚，即《尔雅》所谓蟛蜞也。然此三物，皆八足二螯，而状甚相类。蔡谟不精其小大，食而致弊，故谓读《尔雅》不熟也。

与刘孝标同时的陶弘景也有《续临川康王世说》二卷，虽然不传，但《本草经集注》"蟹"条亦引蔡谟事，其略云：

> 蟹类甚多，蟛蝑、拥剑、彭蟚皆是，并不入药。惟蟹最多有用，仙方以化漆为水，服之长生。以黑犬血灌之三日，烧之，诸鼠毕至。未被霜甚有毒，云食水莨所为，人中之，不即疗多死。目相向者亦杀人，服冬瓜汁、紫苏汁及大黄丸皆得差。海边又有彭蚏、拥剑，似彭蟚而大，似蟹而小，不可食。蔡谟初渡江，不识而啖之，几死，叹曰：读《尔雅》不熟，为《劝学》者所误。

刘、陶两家的解释看似圆满，但仔细推考，却有扞格难通之处。《尔雅·释鱼》并没有蟹，也没有彭蚏，只言"蟛蜞，小者蟚"，郭璞注："螺属，见《埤苍》。或曰即彭蟚也，似蟹而小。"据《艺文类聚》卷九七引《南州异物志》云："（彭蟚之类）寄居之虫，如螺而有脚，形如蜘蛛，本无壳，入空螺壳中，戴以行，触之缩足如螺闭户也，火炙之乃出走，始知其寄居也。"如《本草拾遗》所言，其"寄居在壳间，而非螺也"。《岭表录异》云："彭蜞，吴呼为彭越，盖语讹也。足上无毛，堪食。吴越间多以盐藏，货于市。"此为寄居蟹科的多种生物，通常称作寄居蟹（hermit crab）。而按照刘孝标和陶弘景的意见，蔡谟所食之彭蜞，"小于蟹，而大于彭蜞"，当另是一物。彭蜞是一种小型蟹，据《古今注》说："蟛蜞，小蟹也，生海边泥中，食土。一名长卿。"此或为相手蟹科无齿螳臂相手蟹 *Chiromantes dehaani* 及近缘物种。

再看蟹的定义，《大戴礼记·劝学篇》说"蟹二螯八足"，其说本于《荀子》，《说文》"蟹，有二敖八足，旁行，非蛇鲜之穴无所庇"，也用此解释。如果蟹与彭蜞或彭蜞为并列概念，还可以勉强认为蔡谟根据《劝学篇》不准确的定义，将彭蜞或彭蜞误认为蟹；但至少汉代以来，蟹就是能够囊括彭蜞、彭蜞等的集合概念。不仅陶弘景注释中将蟛蜞、拥剑、彭蜞概括为"蟹类"，《古今注》定义彭蜞为"小蟹"，《考工记·梓人》郑玄注也说，"仄行，蟹属"。由此来看，蔡谟通过二螯八足的特征将彭蜞认为蟹类，本身并没有错误。

据余嘉锡在《世说新语笺疏》中引李慈铭《晋书札记》的意见认为，《世说新语》中蔡谟所据"蟹有八足，

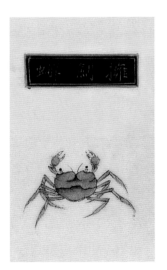

▲《食物本草》拥剑蟹图

加以二螯"八字，乃是蔡邕所作《劝学篇》中的原话，因为蔡谟是蔡邕的从曾孙，习诵其语，故"谢尚以'为《劝学》死'嘲之"。

不仅如此，蔡谟知医，为人治病有奇效，《古今医统》谓其"有道风，性尚医学，常览本草方书，手不释卷"。陶弘景在《本草经集注·序录》中赞赏说，晋代以来，蔡谟等"研精药术"。蔡谟熟悉本草，自然应该"多识鸟兽草木之名"，谢尚其实是借这一中毒事件调笑他只知道株守家学，学问不够广博。句中"《劝学》"实指蔡邕的《劝学篇》，而"《尔雅》"则是虚指。

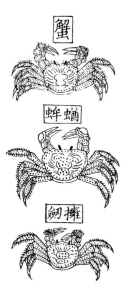

▲ 《本草图经》蟹图

按，蔡谟是中原士族，避乱渡江，对南方物种比较生疏，故《世说新语》故事以"蔡司徒渡江，见彭蜞"引起。《梦溪笔谈》一则关于螃蟹的笑话可为类比："关中无螃蟹。元丰中，予在陕西，闻秦州人家收得一干蟹。土人怖其形状，以为怪物。每人有家有病疟者，则借去挂门户上，往往遂差。不但人不识，鬼亦不识也。"

回到事实本身，寄居蟹或彭蜞一类小蟹，本身并没有毒性，也是可食之物。如《蟹谱》说："海中有小螺，以其味辛，谓之辣螺。可食。至二三月间多化为蟛蜎。"至于蔡谟食后"吐下委顿"，或许就是不洁食物引致的急性胃肠炎，或者虾蟹类引起的消化系统变态反应。在《世说新语》之前，恐怕也没有彭蜞有毒的记载，谢尚不过是借蔡谟食彭蜞的事件为调笑语，后世遂讹传彭蜞"有小毒"了。

需要注意的是，陶弘景说："（蟹）未被霜甚有毒，云食水莨所为，人中之，不即疗多死。目相向者亦杀人，服冬瓜汁、紫苏汁及大黄丸皆得差。"《本草图经》也说："独螯独目及两目相向者，皆有大毒，不可食。"又云："蟹之类甚多，六足者名蜞，四足者名北，皆有大毒，不可食。"蟹类中确实存在有毒物种，如扇蟹科的绣花脊熟若蟹 *Lophozozymus pictor*，含有河豚毒素或海葵毒素，皆可致人死亡。古人对此或许通过耳闻目睹有所了解，只是将毒性错误地归咎于捕捞时节（未被霜），食用毒物（食水莨），外形特殊（独螯独目及两目相向）而已。

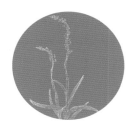

苏东坡的"人参"

苏东坡是标准的乐观主义者，虽然因为党争贬谪广东，却留下"日啖荔支三百颗，不辞长作岭南人"的名句传诵一时。东坡在惠州探访美景、搜求美食之暇，一项重要活动是开荒种药，组诗《小圃五咏》即是纪实之作，咏人参云：

上党天下脊，辽东真井底。玄泉倾海腴，白露洒天醴。灵苗此孕毓，肩股或具体。移根到罗浮，越水灌清泚。地殊风雨隔，臭味终祖祢。青桠缀紫萼，圆实堕红米。穷年生意足，黄土手自启。上药无炮炙，乾啮尽根柢。开心定魂魄，忧恚何足洗。糜身辅吾生，既食首重稽。

苏东坡通晓医药，本草中的典故信手拈来。人参"生上党山谷及辽东"，首句用此；海腴是人参的别名；人参"如人形者有神"，故言"肩股或具体"；又直接将人参功效"安精神，定魂魄，止惊悸"化裁为"开心定魂魄，忧患何足洗"。据《本草图经》描述人参的形态特征说：

初生小者三四寸许，一桠五叶；四五年后生两桠五叶，末有花茎；至十年后生三桠；年深者生四桠各五叶，中心生一茎，俗名百尺杆。三月、四月有花，细小如粟，蕊如丝，紫白色，秋后结子，或七八枚，如大豆，生青熟红，自落。

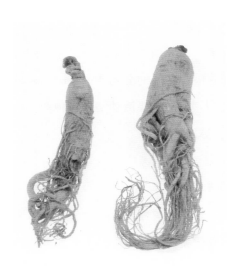

▲ 人参（生晒参）药材图（成都中医药大学蒋桂华摄）

苏东坡将之概括为"青桠缀紫蕚，圆实堕红米"十字，所指显然就是五加科植物人参 *Panax ginseng* 了。这株人参苗是苏东坡的表哥程正辅所赠，见《次韵正辅同游白水山》"恣倾白蜜收五棱，细劚黄土栽三桠"句自注："正辅分人参一苗，归种韶阳。"

不过，人参是寒带物种，只适合在四季分明的环境生长，喜寒冷湿润的气候，尤忌强光直射及高温。惠州属于亚热带季风性湿润气候，完全不符合人参的栽植条件。苏东坡种的"人参"，居然开花结实，甚至收得人形的根枝，供他龁啮殆尽，简直不可思议。后人对此亦信疑参半，《惠州府志》引韩宗伯语："坡公罗浮五咏人参、地黄、甘菊、薏苡、枸杞，莳于山房之小圃，各为诗纪之。今罗浮所产，惟枸杞、薏苡恒有，甘菊亦时有之，人参、地黄即老圃无能识者，当时崎岖万里，从何移根？"屈大均《广东新语》则认为属实：

　　　　粤无人参，苏长公尝种于罗浮。有诗云："上党天下脊，辽东真井底。灵苗此孕育，肩股或具体。移根到罗浮，越水灌清沘。地殊风雨隔，臭味终祖祢。"公又种地黄、枸杞、甘菊、香薷[1]，为罗浮五药之圃。予尝欲仿之。

　　直到清代赵学敏《本草纲目拾遗》始揭开这一层秘密，该书"太子参"[2]条附录"罗浮参"，条内引《罗浮山志》说：

---

[1]　原文如此，据苏轼《小圃五咏》应是薏苡，此或屈大均误记。

[2]　今用太子参为石竹科植物异叶假繁缕（孩儿参）*Pseudostellaria heterophylla*，但《本草纲目拾遗》所称之太子参乃是"辽参之小者，非别种也"，即根枝较小的人参，仍是五加科植物。

罗浮所产人参，殊与本草人参不类，状如仙茅，叶细茎圆，有紫花。三叶一花者为仙茅，一叶一花者为人参。根如人字，色如珂玉，煮汁食之，味与参无别，但微有胶浆耳。

按照《本草纲目拾遗》的描述，这种罗浮人参很可能是兰科绶草 *Spiranthes sinensis* 一类，有纺锤状块根，俗称"盘龙参"者。

或许当年友人程正辅正是以盘龙参之类持赠东坡，诗人因"参"而起兴，并没有计较小圃中长成的根苗，与文献描述人参的形态差之千里。吴其濬在《植物名实图考》"菟丝子"条感慨说"诗人之言，未可胶滞"，苏东坡笔下的"人参"，可以算是绝佳的注脚。

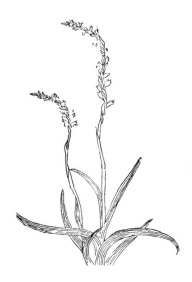

▲ 《植物名实图考》盘龙参图

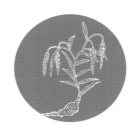

紫团参小考

人参出上党，晚唐以来开始标榜所谓"紫团参"，即上党紫团山所出者，其地在今山西长治市之紫团山，又名抱犊山，位于壶关县东南 60 公里。陆龟蒙《奉和袭美谢友人惠人参》有句云："五叶初成椵树阴，紫团峰外即鸡林。"周繇《以人参遗段成式》云："人形上品传方志，我得真英自紫团。"

北宋时期，紫团参的地位更高。《开宝本草》说："潞州太行山所出，谓之紫团参。"《圣济总录》中"独圣饼子"用蛤蚧、人参两物，人参后专门有注："紫团参一株，如人形良。"《梦溪笔谈》卷九记王安石用紫团参轶事云：

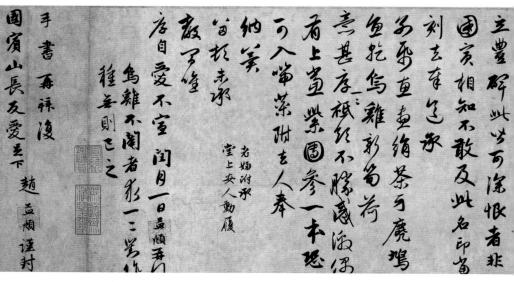

▲ 赵孟頫《国宾山长帖》

王荆公病喘，药用紫团山人蓡不可得，时薛师政自河东还，适有之，赠公数两，不受。人有劝公曰："公之疾，非此药不可治，疾可忧，药不足辞。"公曰："平生无紫团蓡，亦活到今日。"竟不受。

按，紫团参长于治喘，如赵孟頫《国宾山长帖》也提到"偶有上党紫团参一本，恐可入喘药"。王安石《赠张康》诗有句云："手中紫团参，一饮宽吾亲。"此言用紫团参疗亲疾，可见《梦溪笔谈》所记不为无因。

但这种"紫团参"是否就是五加科人参 *Panax ginseng* 呢？苏轼《紫团参寄王定国》有句，"欲持三桠根，往佐九转鼎"，这是人参植物"三桠五叶"的写照；又说"灰心宁复然，汗喘久已静"，本于《本草图经》所记，试验真人参的方法。[1] 如此看来，苏轼所言的"紫团参"应该就是 *Panax ginseng*。但如苏轼在《小圃五咏·人参》中所咏"人参"，可能是兰科绶草（盘龙参）*Spiranthes sinensis* 一类，[2] 这篇关于紫团参的诗歌，尽管用尽人参的典故，也不一定保证所咏就是五加科人参。

研究金元医方，紫团参却经常与人参出现在同一张处方中，如金代刘完素《黄帝素问宣明论方》卷九"仙人肢丸"，治疗远年劳嗽，不问寒热，痰涎喘满者，方用人参、沙参、玄参、紫团

---

[1]　《本草图经》说："相传欲试上党人参者，当使二人同走，一与人参含之，一不与，度走三五里许，其不含人参者必大喘，含者气息自如者，其人参乃真也。"

[2]　参见本书《苏东坡的"人参"》一文。

参、丹参，以及蛤蚧、麻黄等。元代王好古《医垒元戎》卷一二"紫菀丸"，治五种风痫之疾，用紫团参、人参、沙参、玄参、紫菀等。从医方使用的角度证明紫团参非人参。南宋杨万里《诚斋集》卷二〇有《谢岳大用提举郎中寄茶果药物三首·紫团参》诗云："新罗上党各宗枝，有两曾参果是非。入手截来花晕紫，闻香已觉玉池肥。旧传饮子安心妙，新捣珠尘看雪飞。珍重故人相问意，为言老矣只思归。"用真假曾参来比喻新罗人参（朝鲜参）与上党人参（紫团参），此则代表普通人的看法。

有鉴于此，后世医家怀疑紫团参其实是桔梗科党参*Codonopsis pilosula*之类。如张锡纯《医学衷中参西录·人参解》说：

> 山西党参种植者多，野生者甚少。凡野生者其横纹亦如辽人参，种植者则无横纹，或芦头下有横纹仅数道，且种者皮润肉肥，野者皮粗肉松，横断之中心有纹作菊花形。其芦头以粗大者为贵，名曰狮头党参，为其历年久远，屡次自芦头发生，故作此形。其参生于五台山者名台党参，色白而微黄；生于潞州太行紫团山者名潞党参，亦名紫团参，色微赤而细。以二参较之，台党参力稍大，潞党参则性平不热，以治气虚有热者甚宜。

但宋金元时期的紫团参，恐怕既不是人参，也不是党参，另有其物，有图为证。《本草图经》绘有威胜军人参图，穗状花序，单叶互生，无地下部分。[1]据《宋史》卷二七一云："太平兴国二年，诏于潞州北乱柳石围中筑城，名威胜军。"壶关遂由威胜军节度，故此威胜军人参即是紫团山人参，亦即"紫团参"。

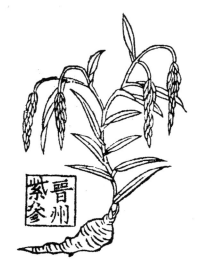

▲ 《本草图经》晋州紫参图

复考《本草图经》晋州紫参药图，地上部分完全同于此威胜军人参，地下根状茎则与《绍兴本草》相同。根据《本草图经》对这种紫参的描述："苗长一二尺，根淡紫色如地黄状，茎青而细，叶亦青似槐叶，亦有似羊蹄者。五月开花，白色似葱花，亦有红紫而似水荭者。根皮紫黑，肉红白色，肉浅而皮深。"此即蓼科植物拳参 *Polygonum bistorta*，因其根皮紫褐色，故名紫参，这便是宋代鼎鼎大名的紫团参的原植物。

---

[1]　检《绍兴本草》，此条图例增绘根状茎。

人形药物

　　人类自我标榜为"万物之灵"，人的形象也高出其他动物若干层次，于是药物外形拟人自然被视为神奇疗效的"客观"证明，陆游《寄隐士》有句"奇书窥鸟迹，灵药得人形"即是古人观念的写实之论。

　　《神农本草经》出现的六种"参"，[1] 其中人参确实是因地下部分具有人形外观而得名，此即《名医别录》所说"如人形者有神"。《海药本草》也说新罗国所贡人参，"手脚状如人形，长尺余，

---

[1]　《神农本草经》收载有"人参""沙参""丹参""玄参""苦参""紫参"六
　　种参。

以杉木夹定，红线缠饰之"。但事实上，正常生长的人参主根呈纺锤形，下部支根2—3条，与人形只能说是相对近似，而非绝对逼真。若以通常所见的"人形何首乌"图片为参照，无论是野山参还是栽培人参的根，与标准意义的"人形"差别很大。可以这样说，对人参的崇拜或神秘化，与其说是因为真实状态的人参根逼肖人形，因此被赋予神秘特征，还不如说缘于抽象人参概念中"人"字的神秘化。

在方术中人参的人形特征被进一步夸大，如东汉墓葬中有以人参作为人形替代者，熹平二年（173）张叔敬镇墓文说："上党人参九枚，欲持代生人，铅人持代死人。黄豆、瓜子，死人持给地下赋。"人形人参更被认为是罕见的祥瑞，《晋书·石勒载记》说，石勒出生的时候，"所居武乡北原山下草木皆有铁骑之象，家园中生人参，花叶甚茂，悉成人状"。不仅如此，人形人参也作为仙药的隐喻，出现在道教神魔故事中。《太平广记》卷五三引《神仙感遇传》，维扬十友遇仙，仙人邀食千岁人参，而在众人眼中，这件仙药乃是"蒸一童儿，可十数岁，已糜烂矣，耳目手足半已堕落"的样子，于是敬谢不敏，痛失白日升仙的机会——后来《西游记》人参果故事即滥觞于此。至于诗人骚客吟咏人参，"人形"更是常用的表达。如周繇《以人参遗段成式》"人形上品传方志，我得真英自紫团"；陆龟蒙《奉和袭美谢友人惠人参》"名参鬼盖须难见，材似人形不可寻"。

人参以外，何首乌更是人形药物之典范。何首乌的原植物为

蓼科何首乌 *Fallopia multiflora*，块根肥厚，团块状，药材其实没有一处可以与人的形象挂上钩，而关于人形何首乌的传言则甚嚣尘上。《客窗闲话续集》说何首乌：

> 何首乌，一名能嗣，药中仙品。产山泽者固多，亦有在城市而其根反得成人形者，以得人之精气多耳。然具人形者必通灵，隐现无恒，人不能得。若得而食之，即仙去，相传已久。

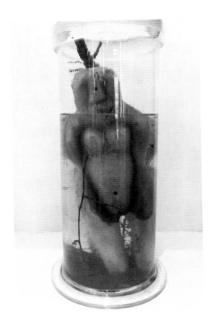

▲ 人形何首乌（何首乌伪品）（成都中医药大学蒋桂华摄）

有钱人被"人形首乌"的概念勾起了消费欲望，商家自然会想尽办法加以满足。于是将生长迅速的薯蓣科薯蓣属植物，如参薯 *Dioscorea alata*、薯莨 *Dioscorea cirrhosa* 等，栽种在人形模具中，数月就可以长成人形，号称千年人形何首乌，一雄一雌配对售卖。文同《寄何首乌丸与友人》有句"下有根如拳，赤白相雄雌"，人形何首乌看来也是古已有之者。

除了延龄之品，"通神明"的药物也需要拟人形来彰显奇效。如《本草图经》"枫香脂"条引任昉《述异记》说："南中有枫子鬼。枫木之老者为人形，亦呼为灵枫，盖瘤瘿也。至今越巫有得之者，以雕刻鬼神，可致灵异。"《太平御览》引《临川记》也说："（麻山）有枫树及数千年者，如人形，眼鼻口全而无臂脚，入山往往见之。或斫之者，皆出血，人以篮冠其头，明日看，辄失篮。俗名枫子鬼。"

商陆有致幻作用，"古方术家多用之"，与人参一样，《名医别录》也说"如人形者有神"。《太上灵宝五符序》"令人不老长生去三虫治百病毒不能伤人方"用之，也专门强调"根如人形者有神"，用之如法，则可以："十日见鬼；六十日使鬼取金银宝物、作屋舍，随意所欲；八十日见千里；百日身能飞行，登风履云，肠化为筋；久服成仙人。"神效如此，真是不可思议了。

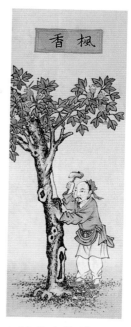

▲《本草品汇精要》枫香图

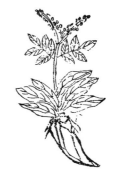

▲《本草纲目》江西本商陆图

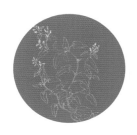

《何首乌传》发微

　　《抱朴子内篇·仙药》罗列诸多神奇药物，或能"令人身安命延，升为天神，遨游上下，使役万灵，体生毛羽，行厨立至"，或能"令毒虫不加，猛兽不犯，恶气不行，众妖并辟"。这些"仙药"其实都是人间草木的映射，但宗教研究者往往忽略其世俗性，而药物学家则对神秘元素采取回避态度。何首乌唐代始入药用，时间相对较晚，其神化加工过程尚有踪迹可寻，正可以作为考察药物"仙凡二元性"的标本。[1]

---

[1]　梁鹂、郑金生、赵中振的论文《何首乌考辨》(《中国中药杂志》2016 年 23 期)，对何首乌的来历、植物形态、功效、炮制以及白首乌问题，皆有深入考证，可以参看。

《何首乌传》，唐李翱撰，现存两种文本。一种题《何首乌录》，载《李文公集》卷一八，亦收入《全唐文》卷六三八，全文如下：

僧文象好养生术，元和七年三月十八日，朝茅山，遇老人于华阳洞口。告僧曰："汝有仙相，吾授汝秘方。"

有何首乌者，顺州南河县人，祖能嗣，本名田儿，天生阉，嗜酒。年五十八，因醉夜归，卧野中，及醒，见田中有藤两本，相远三尺，苗蔓相交，久乃解，解合三四。心异之，遂掘根持问村野人，无能名，曝而干之。有乡人麦良戏而曰：汝阉也，汝老无子，此藤异，而后以合其神药，汝盍饵之。田儿乃筛末酒服，经七宿，忽思人道。累旬，力轻健，欲不制，遂娶寡妇曾氏。田儿因尝饵之，加餐两钱。七百余日旧疾皆愈，反有少容，遂生男。乡人异之。十年生数男，俱号为药。告田儿曰：此交藤也，服之可寿百六十岁。而古方本草不载，吾传于师，亦得之于南河。吾服之，遂有子。吾本好静，以此药害于静，因绝不服。汝偶饵之乃天幸，因为田儿尽记其功，而改田儿名能嗣焉。嗣年百六十岁，乃卒，男女一十九人。子庭服亦年百六十岁，男女三十人。子首乌服之，年百三十岁，男女二十一人。安期叙交藤云：交藤味甘温，无毒，主五痔，腰腹中宿疾冷气，长筋益精，令人多子，能食，益气力，长寿延年。一名野苗，一名交茎，一名夜合，一名地精，一名桃柳藤。生顺州南河县田中，岭南诸州往往有之。其苗大如薁，本光泽，形如桃柳叶，其背偏独单，皆生不相对。有雌雄，雄者苗色黄白，雌者黄赤，其生相远，夜则苗蔓交，或隐化不见。春末、夏中、初秋三时，候晴明日，兼雌雄采之，烈日曝干，散服，酒下良。采时尽其根，勿洗，乘润以布帛拭去泥土，勿损皮，密器贮之，每日再曝。凡服，偶日二、四、六、八日是，服讫，以衣覆汗出，导引。尤忌猪羊肉、血。老人言讫遂别去，其行如疾风。浙东知院殿中孟侍御识何首乌，尝饵其药，言其功如所传。出宾州牛头山。苗如草薢，蔓生，根如杯拳，削去侧皮，生啖之。南人因呼为何首乌焉。元和八年八月录。

另一种题《何首乌传》，见《证类本草》卷一一"何首乌"条，为唐慎微所引录，其文曰：

昔何首乌者，顺州南河县人。祖名能嗣，父名延秀。能嗣常慕道术，随师在山。因醉夜卧山野，忽见有藤二株，相去三尺余，苗蔓相交，久而方解，解了又交。惊讶其异，至旦遂掘其根归。问诸人，无识者。后有山老忽来，示之。答曰：子既无嗣，其藤乃异，此恐是神仙之药，何不服之？遂杵为末，空心酒服一钱。服数月似强健，因此常服，又加二钱。服之经年，旧疾皆愈，发乌容少。数年之内，即有子，名延秀，秀生首乌，首乌之名，因此而得。生数子，年百余岁，发黑。有李安期者，与首乌乡里亲善，窃得方服，其寿至长，遂叙其事。何首乌，味甘，生温，无毒。茯苓为使。治五痔腰膝之病，冷气心痛，积年劳瘦痰癖，风虚败劣，长筋力，益精髓，壮气驻颜，黑发延年，妇人恶血痿黄，产后诸疾，赤白带下，毒气入腹，久痢不止，其功不可具述。一名野苗，二名交藤，三名夜合，四名地精，五名首乌。本出虔州，江南诸道皆有之。苗叶有光泽，又如桃李叶。雄苗赤。根远不过三尺，春秋可采，日干。去皮为末，酒下最良。有疾即用茯苓汤下为使。常杵末，新瓷器盛，服之忌猪肉、血、无鳞鱼，触药无力。此药形大如拳连珠，其中有形鸟兽山岳之状，珍也。掘得去皮，生吃，得味甘甜，休粮。

赞曰：神效助道，著在仙书。雌雄相交，夜合昼疏。服之去谷，日居月诸。返老还少，变安病躯。有缘者遇，传之勿泄，最尔自如。明州刺史李远传录经验。何首乌所出顺州南河县、韶州、潮州、恩州、贺州、广州四会县、潘州，已上出处为上；邕州晋兴县、桂州、康州、春州、勒州、高州、循州，已上所出次之。其仙草五十年者如拳大，号山奴，服之一年，髭鬓青黑；一百年如碗大，号山哥，服之一年，颜色红悦；一百五十年如盆大，号山伯，服之一年，齿落重生；二百年如斗栲栳大，号山翁，服之一年，颜如童子，行及奔马；三百年如三斗栲栳大，号山精，服之一年，延龄，

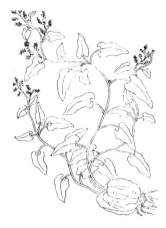
▲ 《救荒本草》何首乌图

纯阳之体，久服成地仙。

以上两本互有详略，据《直斋书录解题》云："《何首乌传》一卷，初见唐李翱集，今后人增广之耳。"按照陈振孙的意见，收入《李文公集》中的《何首乌录》是李翱原著，《证类本草》所引《何首乌传》是经后人增饰者。

两文对比，《何首乌传》删去故事的直接讲述者僧人文象，径由何能嗣引入情节；将何能嗣天阉不能人道等略带贬义的描述，抽换成"常慕道术，随师在山"的修仙背景；把何能嗣服药冲动源于乡人戏语之蛊惑，改为来自忽然出现的山老之特别提示；更增加何首乌的"仙药"色彩，宣称此物"神效助道，著在仙书"，若能得极品何首乌药材服食，则成地仙。由此看出，《何首乌传》的改编者应该是一位道教徒，所以尽可能回避原作中的佛教成分，添加道教内容，竭力将何首乌塑造成一味"神仙药"。

《何首乌传》说其有五名，"一名野苗，二名交藤，三名夜合，四名地精，五名首乌"，这是仙药不欲外人窥破，使用隐名的习惯。比如《太清石壁记》说紫游丹"一名步虚丹，二名药景丹，三名轻举丹，四名倒景丹，五名凌虚丹"。又说不同年限名字不同，服食效用随年增长。如《太上灵宝五符序》卷中的"延年益寿方"说："服之一年，百病皆去，耳聪目明，身轻益气，增寿二年；服之二年，颜色悦泽，气力百倍，白发复黑，齿落更生，增寿三年；服之三年，山行不避蛇龙，鬼神不逢，兵刃不当，飞鸟不敢过其傍，增寿十三年；服之四年，通知神明，及与五行，增寿四十年；服之五年，身生光明，目照昼夜，有光关梁，交节轻身，虽无羽翼，意欲飞行；服之六年，增寿三百岁；服之七年，神道欲成，增寿千年；服之八年，目视千里，耳闻万里，增寿二千年；服之九年，神成，能为金石，死能复生，增寿三千年。"

《本草蒙筌》引述《何首乌传》"久服成地仙"的记载，专门举当时人（明代）服食受益的例子作证说："李君斯言必有所考，不然岂妄诞以欺人哉？况今台阁名公，竞相采取，异法精制，为丸日吞，亦因获效异常，曾令锓梓传世。或金曰八仙丹，或曰延寿丹，或曰八珍至宝丹，征实取名。一以重药之非凡，二亦表李君之不诬矣。"《本草纲目》也赞成其说，"发明"项补充说："此药流传虽久，服者尚寡。嘉靖初，邵应节真人以七宝美髯丹方上进。世宗肃皇帝服饵有效，连生皇嗣。于是何首乌之方，天下大行矣。宋怀州知州李治，与一武臣同官。怪其年七十余而轻健，面如渥丹，能饮食。叩其术，则服何首乌丸也。乃传其方。后治得病，盛暑中半体无汗，已二年，窃自忧之。造丸服至年余，汗遂浃体。其活血治风之功，大有补益。"

有意思的是，两个版本的何首乌传记都强调其助生殖的神奇功效，按照古人的思维习惯，取类比象乃为题中之应有。《何首乌录》说何能嗣"见田中有藤两本，相远三尺，苗蔓相交，久乃解，解合三四"，由植物的交合而推展到人，何能嗣服用以后"忽思人道"，也属顺理成章。这一情节与后文描述何首乌的植物特征，"有雌雄，雄者苗色黄白，雌者黄赤，其生相远，夜则苗蔓交，或隐化不见"相呼应；同时也为后世所谓"雌雄何首乌"，人形何首乌，以及"白首乌"与"赤首乌"埋下伏笔。

植物之雌雄异株现象在自然界客观存在，但何首乌传、录所叙，想象多于真实，仅凭"苗大如藁，本光泽，形如桃柳叶，其背偏独单，皆生不相对"数语，根本没有办法推断原植物。晚出的《何首乌传》提到一项有鉴定意义的特征："此药形大如拳连珠，其中有形鸟兽山岳之状。"这是指何首乌药材切断面皮部可见若干类圆形的异型维管束作环状排列，形成具鉴别价值的"云锦花纹"。由此确定其原植物为蓼科何首乌 *Fallopia multiflora*。

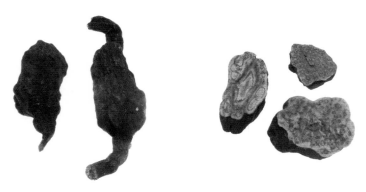

▲ 何首乌药材图（成都中医药大学蒋桂华摄）

至于《何首乌录》中何首乌是否是也这一物种，则不太能确定。对比传、录，《何首乌录》要求"兼雌雄采之"；《何首乌传》却只说"雄苗赤。根远不过三尺，春秋可采，日干"，从上下文看，应该含有只取雄者之意。《本草图经》引用文字与《何首乌录》一致，也说"候晴明日，兼雌雄采之"，书中所绘西京何首乌也显然不是蓼科何首乌。

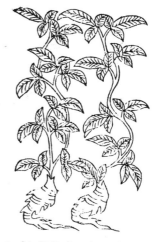

▲ 《本草图经》西京何首乌图

关于何首乌的炮炙，北宋中期忽然出现两种意见。早期何首乌传录尚未对何首乌处理加工提出特殊要求，只是"生啖"，或者"杵为末，空心酒服一钱"。后来载入《开宝本草》，要求"临用之以苦竹刀切，米泔浸经宿，暴干"，需要注意的也只是"木杵臼捣之，忌铁"。所以，一派主张遵古生用，如苏轼在致友人欧阳知晦的尺牍中专门论及何首乌的炮炙：

　　闻公服何首乌，是否？此药温厚无毒，李习之传。正尔啖之，无炮制，今人用枣或黑豆之类蒸熟，皆损其力。[1]仆亦

---

[1] 孔凡礼点校《苏轼文集》此二句标点为："此药温厚无毒，李习之传正尔，啖之。无炮制……"不妥。"正尔啖之无炮制"，即直接吃，不须经过炮制加工之意。

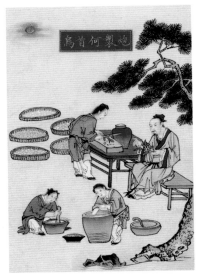
▲ 《补遗雷公炮制便览》炮炙何首乌图

服此，但采得阴干，便杵罗为末，枣肉或炼蜜和入木臼中，万杵乃丸，服极有力，无毒。恐未得此法，故以奉白。

而与苏轼（1037—1101）同时的苏颂（1020—1101）在《本草图经》中则说何首乌需要经过"九蒸九暴"。文同《寄何首乌丸与友人》有句"断以苦竹刀，蒸曝凡九为"，乃知"九蒸九暴"在当时确实已经流行。九蒸九暴之具体操作，可以参考《本草纲目》"修治"项所载明代方法：

> 用何首乌赤白各一斤，竹刀刮去粗皮，米泔浸一夜，切片。用黑豆三斗，每次用三升三合三勺，以水泡过。砂锅内铺豆一层，首乌一层，重重铺尽，蒸之。豆熟，取出去豆，将何首乌晒干，再以豆蒸。如此九蒸九晒，乃用。

烦琐的操作不仅令药物神圣性得到升华，而且对蓼科何首乌而言，九蒸九晒可以让其中所含结合型蒽醌类成分分解，缓解致泻的副作用。由此了解，苏轼说生啖而无毒的那种何首乌，恐怕不是后世所用含有蒽醌的物种。

据《何首乌录》，何首乌其人并不是"仙药"的直接发现者，只是药效经他之手而传播，遂以其命名。按照本草原意，"髭鬓青黑"也不是此药的根本功效，"首乌"其实是返老还少的暗示，核心在于"长筋骨，益精髓，壮气驻颜"。不过乌发已经有足够的吸引力，所以宋代以来，乌须发的内服外用处方，都少不了何首乌。

仙药故事流传时间既久，层叠累加，各种夸饰和扭曲，愈加偏离事实真相。如人参、茯苓、灵芝、枸杞之类，未必确实有延年益寿的神奇功效，至少还能够基本无害，蓼科何首乌却是例外。没有明确证据显示何首乌具有抗衰老延年的作用，更没有黑须发的效果，相反，所含蒽醌类物质有明显肝脏毒性，从临床报告来看，部分敏感者甚至短时间少量接触何首乌或其地上部分夜交藤，都可能发生严重肝功能衰竭，甚至致死，这才是所谓"服食求神仙，多为药所误"。

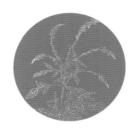

药名拟象

《葳蕤自生光》篇提到黄精、蚤休皆别名"重楼",乃是因其叶轮生似塔的形象得名,类似情况本草中还有数例。

【栀子】

栀子是古代重要经济作物,主要用作黄色染料。《说文·新附》云:"栀,木,实可染。"《广雅·释木》云:"栀子,楮桃也。"

《本草纲目》从古写作"卮子","释名"项李时珍解释说:"卮,酒器也。卮子象之,故名。""集解"项又说:"卮子叶如兔耳,厚而深绿,春荣秋瘁。入夏开花,大如酒杯,白瓣黄蕊,随即结实,薄皮细子有须,霜后收之。蜀中有红卮子,花烂红色,其实染物则赭红色。"此即茜草科栀子 *Gardenia jasminoides* 及其同属近缘植物，古今品种变化不大。

按，《汉书·高祖本纪》"上奉玉卮为太上皇寿"句，应劭云："饮酒礼器也，古以角作，受四升。"颜师古注："卮，饮酒圆器也，今尚有之。"可见玉卮在汉代为常见。栀子用作染料或入药，皆采其成熟的果实。栀子为

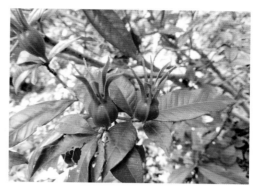

▲ 栀子果实（顾子霞供图）

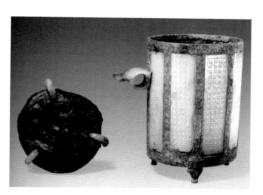

▲ 南越王墓出土玉卮

蒴果，成熟的果实金黄至橘红色，呈长卵形或椭圆形，通常有5-9条翅状纵棱，顶端残存萼片。枝头成熟饱满的栀子果实，拟象玉卮之形，李时珍说"卮子象之"，应该是正确的。

附带一提者，《本草图经》说栀子"花皆六出，甚芬香，俗说即西域詹匐也"。《本草纲目》"释名"项说"花名薝卜"，注释云："佛书称其花为薝卜。"故苏轼《常州太平寺法华院薝卜亭醉题》有句

"六花蓍卜林间佛，九节菖蒲石上仙"。按，以上诸说皆见于《酉阳杂俎》："诸花少六出，唯栀子花六出。陶贞白言：'栀子翦花六出，刻房七道，其花香甚。'相传即西域蓍卜花也。"栀子花冠白色，通常6裂，故云"六出"；至于"西域蓍卜花"，据《翻译名义集》卷三云："瞻卜，或詹波，正云瞻博迦，《大论》翻黄华。树形高大，新云苫末罗，此云金色。"所言"蓍卜"是一种木兰科植物，而非茜草科栀子。

【马鞭草】

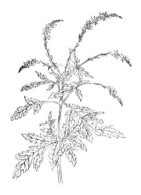

▲《植物名实图考》马鞭草图

马鞭草显然是拟象马鞭之形得名，但拟象的具体部位，诸家仍有分歧。《新修本草》谓其"穗类鞭鞘，故名马鞭"，而《本草拾遗》不以为然，有云："若云似马鞭鞘，亦未近之，其节生紫花，如马鞭节。"一说似鞭鞘，乃指鞭子末端的软性细长物，常以皮条或丝为之；一说为鞭节，即有节的马鞭。李贺《夜来乐》诗"剑崖鞭节青石珠，白骡吹湍凝霜须"，王琦《李长吉歌诗汇解》云："鞭节，谓马鞭之起节者，其上皆以青石珠饰之。"两种本草所言马鞭草指向的具体植物都是马鞭草科马鞭草 *Verbena officinalis*，此无可疑问，就取譬而言，当以《本草拾遗》的说法较为准确。

【马兜铃】

马兜铃得名之拟象有三种说法，通常的意见如《本草衍义》云："叶脱时，铃尚垂之，其状如马项铃，故得名。"《说文系传》的说法不同，"笾"字条说："饮马器也，从竹，兜声。臣锴曰：药有马兜苓，此也。"第三说据《史记·魏公子列传》"公子与魏王博，而北境传举烽"，裴骃集解引汉文颖曰："作高木橹，橹上作桔槔，桔槔头兜零，以薪置其中，谓之烽。"《后汉书·光武帝纪》"修烽燧"，李贤注引《广雅》云："兜零，笼也。"认为"兜铃"是笼子，"马"则是大的意思。以上诸说，很难判断孰是孰非，但无论如何

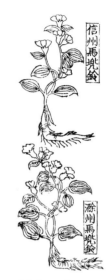

▲ 《本草图经》马兜铃图

与论者都同意"马兜铃"是描述此植物果实的样子，所指向的物种就是马兜铃科植物马兜铃 *Aristolochia debilis* 及同属近缘物种，基本没有混淆。

【飞廉】

飞廉亦写作"蜚廉"，在早期文献中具有多元形象。一说为秦人的先祖，《史记·秦本纪》云："蜚廉生恶来。恶来有力，蜚

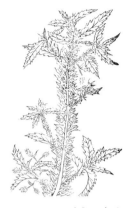

▲《植物名实图考》飞廉图

廉善走，父子俱以材力事殷纣。"《孟子·滕文公下》说："周公相武王诛纣，伐奄三年讨其君，驱飞廉于海隅而戮之。"一说飞廉为风神，《离骚》"前望舒使先驱兮，后飞廉使奔属"，王逸注："飞廉，风伯也。"《广雅·释天》云："风师谓之飞廉。"一说飞廉为神禽，《史记·孝武本纪》"于是上令长安则作蜚廉桂观"，集解引应劭曰："飞廉神禽，能致风气。"晋灼曰："身如鹿，头如雀，有角而蛇尾，文如豹文也。"《三辅黄图》云："飞廉，神禽，能致风气者，身似鹿，头如雀，有角而蛇尾，文如豹。"飞廉作为传说中的神物，虽然文献对其形象描绘不尽相同，总以有翼能飞为特点。

植物之"飞廉"载《神农本草经》，其得名如《本草纲目》说："飞廉，神禽之名也。其状鹿身豹文，雀头蛇尾，有角，能致风气。此草附茎有皮如箭羽，复疗风邪，故有飞廉、飞雉、飞轻诸名。"《植物名实图考》也说："茎旁生羽，宛如古方鼎棱角所铸翅羽形。飞廉兽有羽善走，铸鼎多肖其形。此草有软羽，刻缺齟齬，似飞廉，故名。"

通过植物飞廉的植株形态，或许可以对神兽飞廉的形象构造提供思路。"廉"有边侧的意思，《仪礼·乡饮酒礼》"设席于堂廉，东上"，郑注"侧边曰廉"。《广雅·释言》"廉、柧，棱也"，则"廉"

又有柧棱之义。陶弘景描述飞廉的形状，"叶下附茎，轻有皮起似箭羽"，由此基本可以判断为菊科飞廉属植物，如飞廉 *Carduus nutans* 之类，茎圆柱形，具纵棱，并附有绿色的翅，翅有针刺。

【萝摩子】

《新修本草》载"萝摩子"，"味甘辛，温，无毒，主虚劳，叶食之功同于子"，并引陆玑云："一名芄兰，幽州谓之雀瓢。"

按，《诗经·芄兰》"芄兰之支，童子佩觽"，又"芄兰之叶，童子佩韘"，陆玑疏："芄兰一名萝摩，幽州人谓之雀瓢。"《诗经》用芄兰起兴，以芄兰之实模拟童子所佩之"觽"。据《说文》"觽，佩角，锐耑，可以解结"，可见觽是一种锥形物，正好与萝摩纺锤形果实先端渐尖的样子类似，由此确定芄兰就是萝摩科植物萝摩 *Metaplexis japonica* 之类无疑。

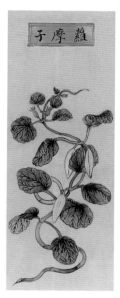

▲ 《本草品汇精要》
萝摩子图

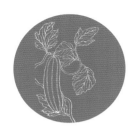

药名避讳

  避讳之发端，最初可能与巫术思维中的呼名禁忌有关，君上、亲长的名字皆不允许直呼，以示尊重。但具体执行则宽严不一，宽松的时候，"诗书不讳，临文不讳，庙中不讳"，"礼不讳嫌名，二名不偏讳"，一切皆可以通融；严格起来，不仅谐音字需要避讳，就连间架结构中的部件也需要调整。[1]医方本草不能幸免，犯讳的药名自然也在改易之列。

  山药原名署预，或写作薯蓣，始载于《神农本草经》，列为上品。因唐代宗名豫，避讳改名薯药，又因宋英宗讳曙，改为山

---

[1] 极端的例子如唐高宗时规定，凡从"世"之字如牒、葉、棄，皆改从"云"；从"民"之字如昬、愍、泯，皆改从"氏"。见《游宦纪闻》卷九。

药。据高似孙《剡录》引张师正《倦游杂录》云：

> 薯蓣，唐代宗名豫，改为药。英庙讳上一字，却呼蓣药。温公《送薯蓣苗》诗"客从魏都来，遗我山薯实"，则曰山薯；王荆公、王岐公《和蔡枢密山药》诗，则曰山药；黄鲁直《和七兄山蓣汤》诗，则曰山蓣。

或据《宣和书谱》王右军有《山药帖》，韦应物句"秋斋雨成滞，山药寒始华"，韩愈诗"僧还相访来，山药煮可掘"，遂谓薯蓣改称山药不源于避讳。其说不妥。按，薯蓣别名甚多，《山海经·北山经》"景山……其上多草薯藇"，郭璞注："今江南单呼为薯。"《广雅》云："玉延、薯藇，署预也。"见于本草，尚有诸署、山芋、土薯、修脆、儿草等名。"山药"与"山芋"一音之转，唐以前固然有此称呼，但毕竟少用，唐宋时因薯蓣名称太过复杂，更兼以避讳的缘故，称呼颇为不便，故宋元间逐渐统一以"山药"为本品的正名，此正如寇宗奭所感叹者：

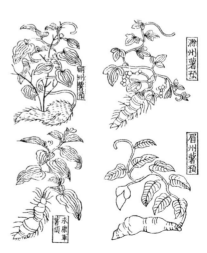

▲《本草图经》薯蓣图

山药，按本草上一字犯英庙讳，下一字曰"蓣"，唐代宗名预[1]，故改下一字为"药"，今人遂呼为山药。如此则尽失当日本名，虑岁久以山药为别物，故书之。

唐代宗李豫，宋英宗赵曙，于"薯蓣"字都是嫌名，按照《礼记·曲礼》"礼不讳嫌名"的原则，完全不必避讳，但唐宋讳法皆从严，"山药"竟成为此物的正名流传下来，"薯蓣"则晦而不彰。

就跟阿Q听不得"癞"，乃至连"光""亮"都害怕一样，古代少数民族政权也特别厌恶"胡"字，受连累的药名甚多。

胡荽作为调味品历史悠久，其原植物为伞形科芫荽 *Coriandrum sativum*。胡荽是其本名，后赵石勒讳胡，遂改称"香荽"，渐渐则有"香菜"之名。《本草纲目》"释名"项李时珍说："荽，许氏《说文》作葰，云'姜属，可以香口'也。其茎柔叶细而根多须，绥绥然也。张骞使西域始得种归，故名胡荽。今俗呼蒝荽，蒝乃茎叶布散之貌。"

又有胡瓜，《嘉祐本草》说："北人亦呼为黄瓜，为石勒讳，因而不改。"《本草纲目》稍有不同意见："张骞使西域得种，故名胡瓜。按杜宝《拾遗录》云：隋大业四年避讳，改胡瓜为黄瓜。"李时珍的说法出自杜宝《大业拾遗录》，据《太平御览》卷九七七引文："（大业）四年，改胡床为交床，改胡瓜为白露黄瓜。改茄

---

[1]　按，唐代宗李豫，寇宗奭误记为"预"。

子为昆仑紫瓜。"

但有关胡瓜的说法则未必完全可靠。《本草经集注》"瓜蒂"条提到"越瓜",《本草拾遗》说："越瓜，大者色正白，越人当果食之。"植物学家根据《植物名实图考》的图文，确定其原植物为葫芦科植物越瓜 *Cucumis melo* var. *conomon*，是甜瓜的变种。

《齐民要术·种瓜》"种越瓜、胡瓜法"条有云："四月中种之。收越瓜，欲饱霜。收胡瓜，候色黄则摘。并如凡瓜，于香酱中藏之亦佳。"胡瓜"候色黄则摘"句后注释说："若待色赤，则皮存而肉消也。"就胡瓜成熟时色黄，过熟则色赤且"皮存而肉消"来看，显然不是今天菜蔬常见之葫芦科植物黄瓜 *Cucumis sativus*。

"胡"字其实还有另外的意义。《本草经集注》说："燕有两种，有胡、有越。紫胸轻小者是越燕，不入药用；胸斑黑，声大者是胡燕。俗呼胡燕为夏候，其作窠喜长，人言有容一匹绢者，令家富。"据《酉阳杂俎》续集卷四云：

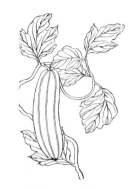

▲ 《植物名实图考》
越瓜图

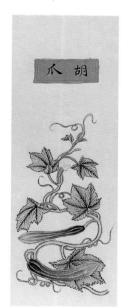

▲ 《本草品汇精要》
胡瓜图

世说蘑泥为窠，声多稍小者谓之汉燕。陶胜力注《本草》云："紫胸轻小者是越燕，胸斑黑声大者是胡燕，其作巢喜长。越燕不入药用。"越于汉，亦小差耳。

此言"小差"，即稍有差异，《尔雅翼·释鸟》则认为二者同是一种："越燕小而多声，颔下紫，巢于门楣上，谓之紫燕，亦谓之汉燕。"按，《广雅·释诂》"胡，大也"，家燕体型较大，故名胡燕，本无关于胡虏外国，将越燕称为"汉燕"，实缘于对"胡"字的错误理解。李贺《恼公》"弄珠惊汉燕，烧蜜引胡蜂"，用"汉燕"对"胡蜂"，最称贴切，盖胡蜂即是马蜂，此处"胡""马"也都是"大"的意思。

由此考虑，"胡瓜"或许就是与越瓜同类而果实更大的瓜类，应该也是甜瓜 *Cucumis melo* 的变种，不幸沾了"胡"字，竟在后赵或者隋代，被强行改名为黄瓜。

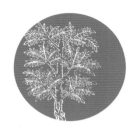

"不可描述"的石南

　　书面语涉及可能产生情色联想的描述，往往隐晦其词。本草中动物药如淡菜，植物药如石南，都有"不可描述"的情况。

　　淡菜是贻贝科多种贻贝的贝肉，《闽中海错疏》说："壳菜一名淡菜，一名海夫人，生海石上，以苔为根。壳长而坚硬，紫色味最珍。"《嘉祐本草》作为药物收载，具有"补五脏，理腰脚气，益阳事"等功效，还特别提道："北人多不识，虽形状不典，而甚益人。"

　　淡菜别名"东海夫人"，《本草纲目》"释名"项解说："夫人以似名也。"与"形状不典"一样，也是含混不明。按，贻贝是双壳贝类，贝壳楔形或三角形，壳通常闭合不严，有足丝伸出，通过足丝将身体固着在海底岩石或其他物体上。《闽中海错疏》"壳菜"

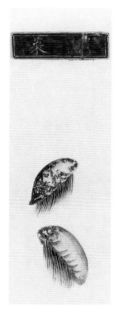

▲ 《食物本草》淡菜图

条按语说："本草云：海中有物，其形如牝，红者补血，白者补肾。"淡菜晒干品的形状略近女阴，又有足丝如阴毛，所以附会如此，其"东海夫人"的别名正是由此而来。

石南载《神农本草经》，陶弘景谓："今庐江及东间皆有之，叶状如枇杷叶，方用亦稀。"《新修本草》说石南有两种，一种"叶似莴草，凌冬不凋。以叶细者为良，关中者好"；一种"长大如枇杷叶，无气味，殊不任用"。《蜀本草·图经》则提到："终南斜谷近石处甚饶。今市人多以瓦韦为石韦，以石韦为石南，不可不审之。"按，陶弘景说石南"叶状如枇杷叶"，此究竟是单说叶的形状，还是包括其他特征，不好判断，结合《蜀本草》说以石韦冒充石南，因为石韦叶背密布棕色孢子囊，与枇杷叶背面密生灰棕色绒毛有些类似，故推测这种石南的叶也应该是革质，而背面棕色，所以《植物名释札记》将其考定为杜鹃花科陇蜀杜鹃 *Rhododendron przewalskii*，叶革质，背面被锈色的毛，亦名金背枇杷。

但宋以来石南的主流品种则别是一种，据《本草衍义》描述说：

> 石南，叶状如枇杷叶之小者，但背无毛，光而不皱。正二月间开花。冬有二叶为花苞，苞既开，中有十五余花，大

小如椿花，甚细碎。每一苞约弹许大，成一球。一花六叶，一朵有七八球，淡白绿色，叶末微淡赤色。花既开，蕊满花，但见蕊，不见花。花才罢，去年绿叶尽脱落，渐生新叶。治肾衰脚弱最相宜。

此即蔷薇科植物石楠 *Photinia serratifolia*。《本草图经》所绘道州石南，接近于同属之小叶石楠 *Photinia parvifolia*。今天用于庭院绿化的石楠，也是这类植物。

白居易诗云："可怜颜色好阴凉，叶翦红笺花扑霜。伞盖低垂金翡翠，熏笼乱搭绣衣裳。春芽细炷千灯焰，夏蕊浓焚百和香。见说上林无此树，只教桃柳占年芳。"此诗通常题作《石榴树》，据《全唐诗》卷四三九谓"一作石楠树"。按，蔷薇科石楠幼

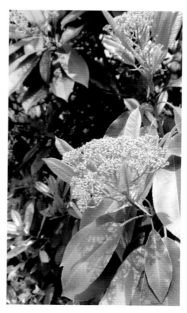

▲ 石楠植物图（顾子霞供图）

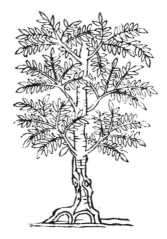

▲《本草图经》道州石南图

叶微红，初夏开花，伞房花序顶生，小花白色，有特殊气味，果实红色，与诗歌描述者基本吻合；而石榴叶绿色，花红艳，完全没有香味，显然不是。由此推断，唐代所言之"石楠"，应该也是本种。

再往上溯，这一物种有可能就是《神农本草经》记载的原种。蔷薇科石楠 *Photinia serratifolia* 花的气味，通常被描述为"带有一种精液的味道"，原因是石楠花的挥发性成分中可能含有的三甲胺（trimethylamine）与精液中所含精胺（spermine）等胺类物质结构类似所致。而这一现象又正好与《名医别录》说石南"女子不可久服，令思男"吻合。至于石楠果实顶端有花脱落的痕迹，略似眼睛，《神农本草经》别名"鬼目"，或许由此而来。

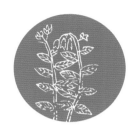

"见鬼"法术

　　传统医学由于生理、病理学的缺失，其涉及药物作用、临床应用及作用原理方面的记载，一般不能做简单的现代语言转换，需要综合多种线索，方能做出判断。

　　"见鬼"一词在本草中颇为常见，多数时候都是刻画药物的中枢活性，尤其与致幻作用有关。如《神农本草经》说莨菪子"使人健行，见鬼，多食令人狂走"；又说麻蕡"多食令见鬼狂走"；云实花"主见鬼精物，多食令人狂走"；《名医别录》谓防葵"令人恍惚见鬼"；《本草拾遗》"狒狒"条说，"饮其血，令人见鬼也"。《本草经集注》"商陆"条陶弘景注释说："道家乃散用及煎酿，皆能去尸虫，见鬼神。其实亦入神药，花名葛花，尤良。"《新修本草》补充说："此有赤白二种，白者入药用，赤者见鬼神。"

李时珍已经注意到这一现象，《本草纲目》"莨菪"条"发明"项说："莨菪、云实、防葵、赤商陆皆能令人狂惑见鬼，昔人未有发其义者。盖此类皆有毒，能使痰迷心窍，蔽其神明，以乱其视听故耳。"并举例说：

> 唐安禄山诱奚、契丹，饮以莨菪酒，醉而坑之。又嘉靖四十三年二月，陕西游僧武如香，挟妖术至昌黎县民张柱家，见其妻美。设饭间，呼其全家同坐，将红散入饭内食之。少顷举家昏迷，任其奸污。复将魇法吹入柱耳中。柱发狂惑，见举家皆是妖鬼，尽行杀死，凡一十六人，并无血迹。官司执柱囚之。十余日柱吐痰二碗许，闻其故，乃知所杀者皆其父母兄嫂妻子姊侄也。柱与如香皆论死。世宗肃皇帝命榜示天下。观此妖药，亦是莨菪之流尔。方其痰迷之时，视人皆鬼矣。

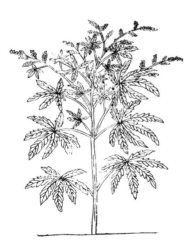

▲《救荒本草》山丝苗（即大麻）图

从现代药理学的角度来看，李时珍的意见总体上是正确的，这些与"见鬼"有关的效应，除了饮狒狒血而"令人见鬼"，可能属于民俗禁忌或者交感巫术外，其他应该都是"致幻作用"现象的客观描述。[1]甚至《本草拾遗》说粮罂中水"洗眼见鬼"，也未必是信口胡言，而可能是被麦角菌污染带来的麦角酸类物质[2]引起的精神症状。

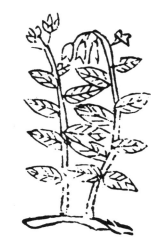

至于莨菪的两类中枢活性，则应该分别讨论。李时珍引安禄山用莨菪酒坑杀奚、契丹事，亦见《资治通鉴》卷二一六。天宝九载（750）"安禄山屡诱奚、契丹，为设会，饮以莨菪酒，醉而坑之，动数千人，函其酋长之首以献，前后数四"。这是利用莨菪中所含东莨菪碱的中枢抑制作用，在酒精协同下，催眠麻醉，使受害者昏睡不醒。所以莨菪也是"蒙汗药"的主要成分，程穆衡《水浒传注略》释蒙汗药说："蒙汗药，莨菪花子也，有大毒，食之令人狂乱。"

莨菪另一作用则是致幻，摄入较大剂量的莨菪碱、东莨菪碱可以产生幻觉。虽然相对于麦角酸二乙基酰胺（LSD）、裸盖菇素（psilocybin）、苯丙胺（amphetamine）而言，莨菪类生物碱的致幻

---

[1] 本文提到能够令人"见鬼"的药物，活性最确切的是麻黄和莨菪子，前者原植物是桑科大麻 Cannabis sativa，所含大麻酚（cannabinol），有强烈的致幻作用；后者为茄科莨菪（天仙子）Hyoscyamus niger 一类，其中枢作用见正文。

[2] 著名的致幻剂 LSD（麦角酸二乙基酰胺）就是用麦角中所含麦角胺转化而成。

作用不是特别强大，但《神农本草经》所言"见鬼""令人狂走"，应该就是对致幻作用的描述；至于《本草纲目》说妖僧将药物吹入受害者耳中，令其发狂惑，"见举家皆是妖鬼，尽行杀死"，则是利用致幻剂实施不法的具体案例。

巫术和宗教活动中使用致幻剂，颇为人类学家、宗教学者关注，确定这些描述与"致幻作用"相关以后，再去看待有关文献，还有更多的收获。

比如"云实"条，《名医别录》说"烧之致鬼"，陶弘景表示："烧之致鬼，未见其法术。"而李时珍所引明代嘉靖四十三年（1564）案例，正是"烧之致鬼"法术之曲折反映。"麻蕡"条，陶弘景说"术家合人参服，令逆知未来事"，其法载于《肘后备急方》："上党人参半斤，七月七日麻勃一升，合捣，蒸，使气尽遍，服一刀圭，暮卧，逆知未然之事。"《食疗本草》引《洞神经》云："要见鬼者，取生麻子、菖蒲、鬼臼等分，杵为丸，弹子大。每朝向日服一丸，服满百日即见鬼也。"应该也是利用其致幻作用。

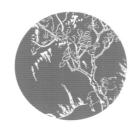

阿魏无真

　　阿魏是外来药，唐代或稍早进入中国，气味极臭，因此给人留下深刻印象。《全唐诗》卷八七八载五代前蜀王衍时的童谣："我有一帖药，其名曰阿魏，卖与十八子。"又因其外来，国人对原植物了解不多，记载亦多分歧。《新修本草》云：

　　（阿魏）苗、叶、根、茎酷似白芷。捣根汁，日煎作饼者为上，截根穿暴干者为次。体性极臭而能止臭，亦为奇物也。

　　《酉阳杂俎》则说：

阿魏出伽阇郁国，即北天竺也。伽阇那呼为形虞。亦出波斯国，波斯国呼为阿虞截。树长八九丈，皮色青黄。三月生叶，叶似鼠耳，无花实。断其枝，汁出如饴，久乃坚凝，名阿魏。拂林国僧弯所说同。摩伽陀僧提婆言："取其汁和米、豆屑，合成阿魏。"

两书记载明显不同，现在知道，阿魏为伞形科植物新疆阿魏 *Ferula sinkiangensis* 及同属近缘植物所分泌的树脂，原植物一种多年生高大草本，《新修本草》言"苗叶根茎酷似白芷"，乃是真实物种的写照，而《酉阳杂俎》说阿魏是出自"树长八九丈"的木本，则属传讹。

外来物又往往附加若干传说以增加神秘感，有利于售卖中获得善价。《诸蕃志》所载传说更加奇异：

阿魏，出大食木俱兰国。其树不甚高大，脂多流溢。土人以绳束其梢，去其尾，纳以竹筒，脂满其中，冬月破筒取脂，以皮袋收之。或曰其脂最毒，人不敢近。每采阿魏时，系羊于树下，自远射之，脂之毒着于羊，羊毙，即以羊之腐为阿魏。未知孰是，姑两存之。

李时珍将之采入《本草纲目》，"阿魏"条"集解"项说："出三佛齐及暹逻国者，树不甚高，土人纳竹筒于树内，脂满其中，冬月破筒取之。或云其脂最毒，人不敢近。每采时，以羊系于树下，自远射之。脂之毒着羊，羊毙即为阿魏。"《本草纲目》钱蔚起本的阿魏图例，即按照此传说绘制。

舶来物不易得，且流通成本高，遂多赝伪之品。唐代萧炳的《四声本草》已经提到"今人日煎蒜白为假者"，《雷公炮炙论》也说此物"多有讹伪"，并提出三种检验方法：

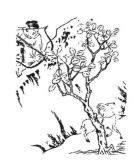

▲ 《本草纲目》钱蔚起本阿魏图

> 其有三验：第一验，将半铢安于熟铜器中一宿，明，沾阿魏处白如银，永无赤色；第二验，将一铢置于五斗草自然汁中一夜，至明如鲜血色；第三验，将一铢安于柚树上，树立干便是真。

《雷公炮炙论》所言的三种鉴别方法未必真有实效，却也在一个侧面反映阿魏伪品之泛滥。《本草纲目》"阿魏"条"集解"项说："谚云'黄芩无假，阿魏无真'，以其多伪也。刘纯诗云：'阿魏无真却有真，

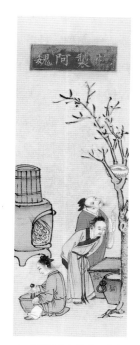

▲ 《补遗雷公炮制便览》炮制阿魏图

臭而止臭乃为珍。'"谚语"黄芩无假，阿魏无真"，据《增广贤文》作"黄金无假，阿魏无真"。按，"阿魏无真"，乃是禅门的"口头禅"，经常拈为话头者，语录中甚为常见。与"阿魏无真"相搭配者，有"黄金无假""水银无假"，如《希叟绍昙禅师语录》有云："丹霞阿魏无真，遇物便噬；灵照水银无假，入煅即流。"《宗鉴法林》卷五七有偈子云："阿魏无真，黄金无假。全身推出大街头，一任时人酬声价。"李时珍说"黄芩无假"，可能是误记或者笔误。

有意思的是，陈承《重广补注神农本草并图经》提道："今二浙人家亦种，枝叶香气皆同而差淡薄，但无汁膏尔。"这显然也是阿魏的伪品。检范成大诗《四时田园杂兴六十首》其十七说："新绿园林晓气凉，晨炊蚤出看移秧。百花飘尽桑麻小，夹路风来阿魏香。"诗中提到沿路飘来阿魏的特殊气息，或许就是陈承所言，两浙人家所种植者。

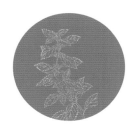

猫薄荷

陆游是"猫奴",《剑南诗稿》中咏猫诗为数不少,《题画薄荷扇》云:"薄荷花开蝶翅翻,风枝露叶弄秋妍。自怜不及狸奴黠,烂醉篱边不用钱。"又一首:"一枝香草出幽丛,双蝶飞飞戏晚风。莫恨村居相识晚,知名元向楚辞中。"

《楚辞》中并无薄荷,检《文选·甘泉赋》有"攒并闾与茇葀兮,纷被丽其亡鄂"之句,李善注:"茇葀,草名也。"《食性本草》薄荷写作"菝蔺",《本草图经》说字书亦作"菝蔺",《本草纲目》"释名"项李时珍说:"扬雄《甘泉赋》作茇葀,吕忱《字林》作茇苦,则薄荷之为讹称可知矣。"因此疑陆游言薄荷"知名元向楚辞中",乃是误记;至于薄荷与猫,却是绝配,也是咏猫诗常用的典故。陆游"薄荷时时醉，氍毹夜夜温"，刘克庄"篱间薄荷堪谋醉，何必区区慕细鳞"，皆脍炙人口者。

追溯起来，薄荷醉猫的说法大约开始于宋初，《清异录》说："居士李巍求道雪窦山中，畦蔬自供。有问巍曰：日进何味？答曰：以炼鹤一羹，醉猫三饼。"有注释说："巍以莳萝、薄荷捣饭为饼。"欧阳修《归田录》云："薄荷醉猫，死猫引竹之类，皆世俗常知。"陆游的祖父陆佃也是"猫奴"，所撰《埤雅》专门为猫设立条目，其中提到："世云薄荷醉猫，死猫引竹，物有相感者，出于自然，非人智虑所及。如薄荷醉猫、死猫引竹之类，乃因旧俗而知尔。"

薄荷醉猫的说法也见于本草，《本草衍义》云：

> 薄荷世谓之南薄荷，为有一种龙脑薄荷，故言"南"以别之。小儿惊风，壮热，须此引药，猫食之即醉，物相感尔。治骨蒸热劳，用其汁与众药熬为膏。

"物类相感"是古代认识论的核心，《本草纲目》"薄荷条""发明"项说"戴原礼氏治猫咬，取其汁涂之有效，盖取其相制也"，也就好理解了。

薄荷醉猫现象确实存在，对应的英文单词是 catnip 或 catmint[1]，

---

[1] catmint 直译就是"猫薄荷"，从构词来看，catmint 也是从集合概念薄荷（mint）中分化出来的，特指一类对猫有吸引力的薄荷。就此意义而言，中外一理。

通常译作"猫薄荷"。猫接触唇形科荆芥属（*Nepeta*）的某些植物，比如拟荆芥 *Nepeta cataria*[1] 之类揉碎的茎叶以后，会出现摩擦、翻滚、拍打、啃咬、舔舐、跳跃、低鸣或大量分泌唾液等反应，有些猫则会发出嗥叫或喵声。这就是所谓的"醉猫效应"，活性成分主要为荆芥内酯（nepetalactone）。除唇形科荆芥属外，猕猴桃科植物木天蓼（葛枣猕猴桃）*Actinidia polygama* 所含猕猴桃碱（actinidine）也有醉猫效应，本草虽然记载"木天蓼"，但没有涉及对猫的影响，略过不提。

需要讨论的是，通常所言的薄荷乃是唇形科薄荷属（*Mentha*）物种，主流品种薄荷 *Mentha canadensis* 在我国广泛分布，家种野生都有。《新修本草》将其列入菜部，在当时属于家蔬，或已有栽种者；至《本草图经》则明确说"故人家园庭间多莳之"，所绘南京薄荷与岳州薄荷皆是本种。《本草纲目》又记载薄荷的栽培云："薄荷人多栽莳。二月

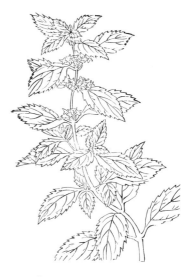

▲ 《植物名实图考》薄荷图

---

[1] 拟荆芥的学名 *Nepeta cataria* 特别有意思，属名 *Nepeta* 是香气的意思，与种加词 *cataria* 合起来，意思就是猫喜欢的香味。

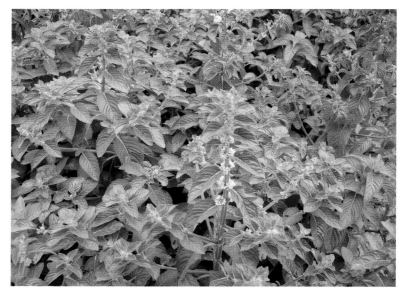

▲ 薄荷植物图（梁呈元供图）

宿根生苗，清明前后分之。方茎赤色，其叶对生，初时形长而头圆，及长则尖。吴、越、川、湖人多以代茶。苏州所莳者，茎小而气芳，江西者稍粗，川蜀者更粗，入药以苏产为胜。"一般来说，规模性种植的植物，发生名实变异的可能性较小。但薄荷属植物并不含荆芥内酯，猫对薄荷 *Mentha canadensis* 也没有任何特别反应。

再看前引《本草衍义》的文字，寇宗奭说"薄荷"名称之前加"南"字，是为了与龙脑薄荷相区别。按，龙脑薄荷通常用李时珍的说法，认为即《神农本草经》之"水苏"，原植物为唇形科

水苏 *Stachys japonica* 之类。而据《本草蒙筌》说，薄荷"又名鸡苏，各处俱种，姑苏龙脑者第一"，注释说："龙脑地名，在苏州府儒学前此处种者，气甚香窜，因而得名，古方有龙脑鸡苏丸，即此是也。"如果同意《本草蒙筌》的看法，龙脑薄荷就是薄荷 *Mentha haplocalyx*，《本草衍义》提到的"南薄荷"则很可能是拟荆芥 *Nepeta cataria* 或同属近缘植物，故可以观察到"猫食之即醉"的现象。

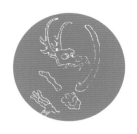

龙骨之悖论

　　龙的起源应该如闻一多在《神话与诗·伏羲考》中所说："大概图腾未合并以前，所谓龙者，只是一种大蛇，这种蛇的名字便叫作龙。"随着历史发展，神祇、皇权、宗教、民族性等各种元素掺入龙图腾中，最终成为一种文化符号固定下来。尽管龙对中国文化有特别重要的意义，但与之配套的"理论建设"并不十分完善，留下不少 bug（错误），本草龙骨就戳中了其中几处软肋。

　　《说文》云："龙，鳞虫之长，能幽能明，能细能巨，能短能长，春分而登天，秋分而潜渊。"龙是传说中的神奇动物，而《神农本草经》收载的龙骨则是客观药物。今天当然知道，龙骨主要是犀、象、鹿、羚羊等大型古生物骨骼、牙齿等的化石；而按照古代人的想法，龙骨自然是龙的遗蜕，所以《名医别录》说龙骨"生晋地及太山岩水岸土穴中死龙处"并没有什么问题。但这样的说法毕竟与神龙不死的观念有些抵牾，故《本草经集注》委婉解释说："云皆是龙蜕，非实死也。"言下之意是，龙的生长如蛇蜕皮，龙骨就像蝉蜕，并非死龙的遗体。陶弘景的这种意见，很可能与他道教上清派宗师的身份有关。

话虽如此，死龙也屡见于书志。《新唐书·五行志》说："贞元末，资州得龙丈余，西川节度使韦皋匣而献之，百姓纵观，三日，为烟所薰而死。"《本草图经》引《北梦琐言》云："石晋时，镇州接邢台界，尝斗杀一龙，乡豪有曹宽者见之，取其双角。角前有一物如蓝色，文如乱锦，人莫之识。"

龙骨的出土也不局限于本草所言"太山岩水岸土穴中死龙处"。如《史记·河渠书》说："自征引洛水至商颜山下。岸善崩，乃凿井，深者四十余丈。往往为井，井下相通行水。水颓以绝商颜，东至山岭十余里间。井渠之生自此始。穿渠得龙骨，故名曰龙首渠。"张守节正义引《括地志》云："伏龙祠在同州冯翊县西北四十里。故老云汉时自征穿渠引洛，得龙骨，其后立祠，因以伏龙为名。今祠颇有灵验也。"《太平御览》卷九八八引《荆州记》云："始安骇鹿山室，凿室内辄得龙骨。"注云："下有伏溜。"又引《华阳国志》云："蜀五城县，其上值天门，天门龙升天不达，死坠此地，故掘取龙骨。冬夏无已。"《本草衍义》也说："西京颖阳县民家，忽崖坏，得龙骨一副，支体头角悉具，不知其蜕也？

其毙也?"

　　龙不仅是神奇生物，汉代以后，渐渐成为皇权的标志，尤其是元明以来，龙作为帝王的象征，神圣不可侵犯，而将死龙的骨骼作为药物淬炼煎熬，颇有些僭越不敬。官方显然没有意识到这一问题的严重性，所以未能将入药的"龙"与作为天子象征的"神龙"完全剥离。

　　早期本草所绘龙骨图案，尚能看出对龙形象的敬畏，《本草图经》只是描绘一把散碎的骨骼，《宝庆本草折衷》对此专门解释说："按图像中所画，虫兽之属，皆具全体，今于龙止画其骨者，良以龙之灵变无测，难定其形，故以遗骨而载诸图耳。"

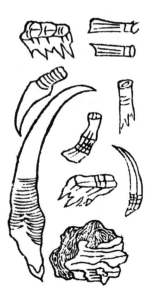

　　明代《本草品汇精要》作为官修本草，率先出现龙的图案，其后《本草纲目》《本草原始》也在"龙骨"条绘出完整的龙。传说中龙的造型，也是集诸种动物的特征于一体，《本草纲目》"集解"项李时珍说：

▲《本草图经》龙骨图

　　按罗愿《尔雅翼》云：龙者鳞虫之长。王符言其形有九似：头似驼，角似鹿，眼似兔，耳似牛，项似蛇，腹似蜃，鳞似鲤，爪似鹰，掌似虎，是也。其背有八十一鳞，具九九阳数，其声如夏铜盘。口旁有须髯，颔下有明珠，喉下有逆鳞。头上有博山，又名尺木，龙无尺木不能升天。

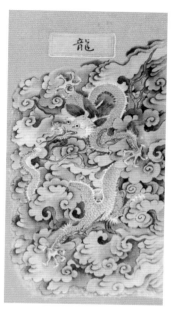

▲《本草品汇精要》龙图

还可注意的是，《本草纲目》图例中的龙都是四爪，而《本草品汇精要》所绘则是五爪，这并不是笔误，而有其原因。汉代以来，神龙成为帝王的象征，元以降，龙更成为皇家专属。据《元史》卷三九，元顺帝至元二年（1336）下令："禁服麒麟、鸾凤、白兔、灵芝、双角五爪龙、八龙、九龙、万寿、福寿字、赭黄等服。"这种禁令在明代依然有效，一般绘龙都减去一爪，以避免僭越。当然，这种规定似乎也不十分严格，如《本草原始》的龙图仍然是五爪；另外，《本草纲目》钱蔚起本在龙骨图例中增加龙的头骨，也显示对龙的神圣性没有特别的敬畏。

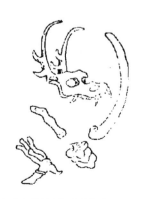

▲《本草纲目》钱蔚起本龙骨图

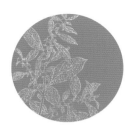

神奇药效之缘起

药物治疗经验之获得，固然主要来源于实践，此即《本草经集注·序录》所言："如藕皮散血，起自庖人；牵牛逐水，近出野老。饼店蒜齑，乃是下蛇之药；路边地菘，而为金疮所秘。"而经验之推广，传播者需要以各种方式提供真实性证明，最常见的是现身说法。如《抱朴子内篇·对俗》说："余数见人以蛇衔膏连已斩之指，桑豆易鸡鸭之足。"

如果觉得直陈的力度不够，则增加细节，变为一个小故事。比如《开宝本草》谓京三棱能够"主老癖症瘕结块"，举例说："俗传昔人患症癖死，遗言令开腹取之，得病块干硬如石，文理有五色，人谓异物，窃取削成刀柄。后因以刀刈三棱，柄消成水，乃知此可疗症癖也。"这属于药效传说故事中的一个特殊类型，安排场景将药物疗效直观化。与之相类似，《太平御览》卷七四一引《广五行记》说：

> 永徽中，绛州有一僧病噎，都不下食。如此数年，临终命其弟子云："吾气绝之后，便可开吾胸喉，视有何物，欲知其根本。"言终而卒。子弟依其言，开视胸中，得一物，形似鱼而有两头，遍体悉是肉鳞，弟子致钵中，跳跃不止。戏以诸味致钵中，虽不见食，须臾，悉化成水。又以诸毒药内之，皆随销化。时夏中蓝熟，寺众于水次作淀。有一僧往，因以少淀致钵中，此虫怖惧，绕钵驰走，须臾，化成水。世传以淀水疗噎。

《本草纲目》将这一故事载入"蓝靛"条。此外，《本草图经》"贝母"条所述人面疮治疗故事，广义而言也属于此类型。故事说：

> 江左尝有商人，左膊上有疮，如人面，亦无它苦。商人戏滴酒口中，其面亦赤色。以物食之，亦能食，食多则觉膊内肉胀起。或不食之，则一臂痹。有善医者，教其历试诸药，金石草木之类，悉试之无苦，至贝母，其疮乃聚眉闭口。商人喜曰：此药可治也。因以小苇筒毁其口灌之，数日成痂，遂愈，然不知何疾也。谨按，本经主金疮，此岂金疮之类欤！

应声虫故事则与人面疮同类。《酉阳杂俎》续集卷 4 云：

> 相传云，张上客艺过十全，有果毅因重病虚悸，每语腹
> 中辄响，诣上客请治，曰："此病古方所无。"良久，思曰：
> "吾得之矣。"乃取本草令读之，凡历药名，六七不应，因据
> 药疗之，立愈。据刘谏《传记》，有患应病者，问医官苏澄。
> 澄言："无此方。吾所撰本草，网罗天下药，可谓周。"令试
> 读之，其人发声辄应，至某药，再三无声，过至他药，复应
> 如初。澄因为方，以此药为主。其病遂差。

在宋代《遁斋闲览》中，故事中的药物被固定为雷丸，李时
珍将其转载入雷丸条，其略云："杨勔中年得异疾，每发语，腹中
有小声应之，久渐声大。有道士见之，曰：此应声虫也。但读本
草，取不应者治之。读至雷丸，不应。遂顿服数粒而愈。"

应声虫与人面疮都属于疾病之"拟人化"，参与故事的动物也
可以通过拟人行为来证明疗效。此类药效故事甚多，如前引《抱
朴子内篇》葛洪提到的"蛇衔膏连已斩之指"。《异苑》卷三云："昔
有田父耕地，值见伤蛇在焉。有一蛇衔草著疮上，经日伤蛇走。
田父取其草余叶以治疮皆验。本不知草名，因以蛇衔为名。"

又有鹿活草，这是天名精的别名。这一故事最早见于《本草
经集注》"钓樟根皮"条陶弘景注："又有一草似狼牙，气辛臭，
名地菘。人呼为刘懂草。五月五日采，干作屑。亦主疗金疮。言

刘懂昔采用之尔。"《本草拾遗》"天名精"条乃据《异苑》将故事补充完整:"青州刘懂,宋元嘉中,射一獐,剖五脏,以此草塞之,蹶然而起。懂怪而拔草,便倒,如此三度。懂密录此草种之,主折伤多愈,因以名焉。"

　　鹿活草故事的主人公刘懂[1]乃是隐居的高真,于是更增加故事的可信度。《云笈七签》卷一一〇引《洞仙传》云:

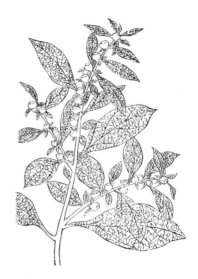

▲《植物名实图考》天名精图

　　　刘懂者,不知何许人也。长大多须,垂手下膝。久住武当山,去襄阳五百里,旦发夕至。不见有所修为。颇以药术救治百姓,能劳而不倦,用药多自采,所识草石,乃穷于药性。雍州刺史刘道产忌其臂长,于襄阳录送文帝。每旦槛车载将往山采药,暮还廷尉。懂后以两短卷书与狱吏,吏不敢取,懂焚之。一夜失懂,关钥如故。闾阖门吏行夜得懂,

---

[1]　《酉阳杂俎》卷一九、《太平御览》卷九〇七、卷九九四皆引有《异苑》此条,故事主人的名字写法各异,《证类本草》各种版本的写法也不相同,兹据刘甲本作"刘懂"。

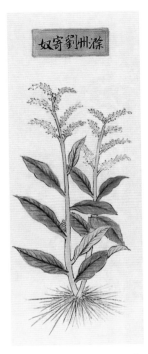

▲《本草品汇精要》滁州刘寄奴草图

送廷尉，憷语狱吏云："官寻杀我，殡后勿钉棺也。"后果被杀。死数日，文帝疑此言，使开棺，不见尸，但有竹杖耳。

借重名人也是常见的手段，金疮药刘寄奴草便是显例。寄奴是宋武帝刘裕的小名，刘寄奴草的故事载见《南史·宋本纪上》，其略云：

（刘裕）伐荻新洲，见大蛇长数丈，射之，伤。明日复至洲，里闻有杵臼声，往觇之，见童子数人皆青衣，于榛中捣药。问其故，答曰："我王为刘寄奴所射，合散傅之。"帝曰："王神何不杀之？"答曰："刘寄奴王者不死，不可杀。"帝叱之，皆散，仍收药而反。……每遇金创，傅之并验。

谢翱有《刘寄奴草词》云："榛中小草夏蔚荟，叶如牡艾花如毳。少年防塞得命生，出镞肉中无粟起。向来神奸见白昼，湿竹烟青闻杵臼。英雄奋臂征此时，唾落虚空散林薮。汉家白蛇入本纪，况是天王旧支子。岂知苗裔在民伍，蛇鬼犹呼帝小字。"

即咏此故事。

白居易《禽虫十二章》其中一首说："豆苗鹿嚼解乌毒，艾叶雀衔夺燕巢。鸟兽不曾看本草，谙知药性是谁教？"原注："尝猎者说云，鹿若中箭，发即嚼豆叶食之，多消解。箭毒多用乌头，故云乌毒。又燕恶艾，雀欲夺其巢，先衔一艾致其巢，辄避去，因而有之。"燕子是否畏艾不得而知，乌头含乌头碱（aconitine），心脏毒性和中枢毒性皆可致人死命，绝非豆叶所能解救，幸无将传说当成真实。

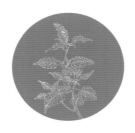

藿香小史

　　古代植物性香料的大量进口，大约与佛教以诸香作供养的习惯有关。在诸香中藿香亦是常用之品，如《大佛顶广聚陀罗尼经》卷五"烧香方"用十二种香，第一即为藿香，梵名钵多罗香。又四月初八浴佛，其水乃以三种草香，即都梁香、藿香、艾纳香渍成，载见《法苑珠林》。据《本草纲目》"释名"项李时珍说：

　　《楞严经》云"坛前以兜娄婆香煎水洗浴"即此。《法华经》谓之多摩罗跋香，《金光明经》谓之钵怛罗香，皆兜娄二字梵言也。《涅槃》又谓之迦算香。

因藿香主要出于外国，故早期文献对其植物特征的记载错谬甚多，乃有各种奇谈怪论。如东晋俞益期《与韩豫章笺》转述"外国老胡"的话："众香共是一木，木花为鸡舌香，木胶为熏陆，木节为青木香，木根为旃檀，木叶为藿香，木心为沉香。"后来《金楼子》也信以为真，有云："扶南国今众香皆共一木，根是旃檀，节是沉香，花是鸡舌，叶是藿香，胶是薰陆。"其实，旃檀是檀香科檀香，青木是菊科云木香，鸡舌是桃金娘科丁香，藿香是唇形科广藿香，薰陆是橄榄科乳香，沉香是瑞香科沉香，各不相同，岂得混为一谈。

随着交流的增加，这种错讹逐渐得到纠正，据《法苑珠林》卷三六《华香篇》所引各书，《广志》曰："藿香出日南诸国。"《吴时外国传》曰："都昆在扶南，出藿香。"《南州异物志》："藿香出典逊，海边国也，属扶南。香形如都梁，可以著衣服中。"又《太平御览》卷九八二引《南方草木状》云："藿香榛生，民自种之，五六月采，曝之，乃芳芬耳。出交趾、武平、兴古、九真。"引《交州记》云："藿香似苏合。"[1]此外杜佑《通典》亦说："顿逊国……出藿香，插枝便生。"从以上记载来看，交州地近越南，典逊亦即顿逊，都昆一名都军，均在今之马来半岛，由此可知古代所用藿香最早是从越南、菲律宾、马来西亚等国传入。

---

[1]　据《艺文类聚》卷八一引作"藿香似苏。"李时珍则说："刘欣期《交州记》言藿香似苏合香者，谓其气相似，非谓形状也。"

早期藿香主要作香料熏衣或作香粉外用，《肘后备急方》卷六有"隐居效方治胡臭"云："青木香、藿香、鸡舌香、胡粉各二两，右四味为散，内腋下，绵裹之，常作差。"同卷"六味熏衣香"方云："沉香一片，麝香一两，苏合香蜜涂，微火炙，少令变色，白胶香一两。捣沉香令破如大豆粒，丁香一两，亦别捣，令作三两段。捣余香讫，蜜和为炷，烧之，若熏衣，著半两许。又方加藿香一两，佳。"此即《南州异物志》所说"著衣服中"者。

　　陶弘景所编《本草经集注》，大约是惑于俞益期五香共一树之说，将"藿香"附录在木部上品"沉香"条中，功效仅言"疗霍乱心痛"，《新修本草》因之，宋《嘉祐本草》始别出，并增补功效云："疗风水毒肿，去恶气。"但仍在木部中，至明《本草品汇精要》移入草部下品之中。

　　国内藿香的规模化种植应该开始于宋代，《本草图经》说：

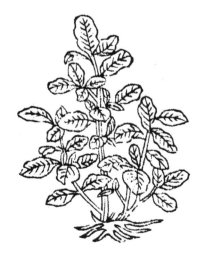

▲《本草图经》蒙州藿香图

　　藿香旧附五香条，不著所出州土，今岭南郡多有之，人家亦多种植。二月生苗，茎梗甚密，作丛，叶似桑而小薄。六月、七月采之，暴干，乃芬香，须黄色然后可收。

根据《本草图经》所绘蒙州藿香，其品种当即今用之唇形科植物广藿香 *Pogostemon cablin*。

藿香入药古代专用其叶，《本草纲目》说："藿香方茎有节，中虚，叶微似茄叶。洁古、东垣惟用其叶，不用枝梗，今人并枝梗用之，因叶多伪故耳。"今检《太平惠民和剂局方》《传信适用方》等，果然多书"藿香叶"，并要求"去沙土枝梗"。而《本草蒙筌》提道："岭南郡州，人多种莳，七月收采，气甚芬香。市家多换棉花叶、茄叶假充，不可不细择尔。拣去枝梗入剂，专治脾肺二经。"乃知后世藿香改用地上部分植株全体入药，其实是为了杜绝赝伪的缘故。

当时不仅以其他植物的叶子假冒藿香，各地也以其他一些芳香植物混称"藿香"，如《滇南本草》有"土藿香"，治胃热，小儿牙疳溃烂，整理者将其原植物考订为唇形科土藿香 *Agastache rugosa*。这一物种在明代后期冒用藿香之名，《本草乘雅半偈》云："藿香出交阯、九真、武平、兴古诸国，吏民多种之，今岭南颇饶，所在亦有。二月宿根再发，亦可子种，苗似都梁，方茎丛生，中虚外节，叶似荏苏，边有锯齿。七月擢穗，作花似蓼，房似假苏，子似茺蔚。五六月未擢穗时，采茎叶曝干。"《本草汇言》略同。按，国内栽种之广藿香 *Pogostemon cablin* 极难开花结实，主要通过扦插繁殖。则两书所言叶似紫苏、开花作穗的"藿香"，其实就是土藿香 *Agastache rugosa*，但在当时已不再用使用"土藿香"之名，而径称"藿香"。

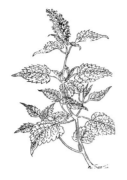

▲《植物名实图考》藿香图

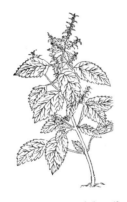

▲《植物名实图考》野藿香图

　　土藿香可能是清代药用藿香的主流，不仅多数本草都袭用《本草乘雅半偈》的描述，《植物名实图考》卷二五也说："藿香，《南方草木状》有之，《嘉祐本草》始著录。今江西、湖南人家多种之。为避暑良药，盖以其能治脾胃吐逆，故霍乱必用之。"据所附图，亦为土藿香；同卷野藿香"形如藿香，叶色深绿，花色微紫，气味极香，疑即古所谓薰草叶如麻者"，则是广藿香 *Pogostemon cablin*。既然清代土藿香 *Agastache rugosa* 占用了"藿香"之名，主要在广东栽种的藿香（广藿香 *Pogostemon cablin*）遂被迫改名为"广藿香"以示区别。

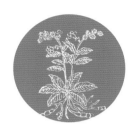

地黄小议

　　栀子是古代最主要的植物源性黄色染料，除此而外，姜黄、黄檗、地黄等也是黄色素的来源之一，如《齐民要术》卷五"种地黄法"提道："讫至八月尽九月初，根成，中染。"《尔雅》"苄，地黄"，《说文》同，郭璞注："一名地髓，江东呼苄。"《本草纲目》"释名"项引《尔雅翼》说："苄以沉下者为贵，故字从下。"推测地黄或是因其提供黄色素的部位在地下（块根）而得名。

　　按照古人的命名思路，有雄黄即有雌黄，有天门冬，便应该有地门冬与之匹对。大约在五代，地黄居然也因其名称中的"地"字，而枝蔓出天黄、人黄的概念。《日华子本草》云：

　　　　生者水浸验，浮者名天黄，半浮半沉者名人黄，沉者名

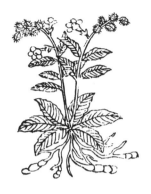

▲《本草图经》沂州地黄图

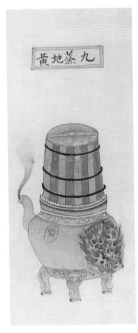

▲《本草品汇精要》九蒸
地黄图

地黄。沉者力佳，半沉者次，浮者劣。

不但苏颂同意此说，苏轼《小圃五咏·地黄》乃取以入诗："沉水得稚根，重汤养陈薪。"赵次公即引《日华子本草》为注，查慎行补注又引罗愿《尔雅翼》云："地黄以沉者为良，芐字从下，亦趋下之义也。"按，鲜地黄饱含汁液，无论大小，比重都在1.0以上，所谓浮和半浮半沉，完全是想当然的说法，揆其本意，不过是强调地黄以块质坚重为上品。

地黄不仅是医家的良药，也是神仙家的服食妙品。前引苏诗开篇即说："地黄饷老马，可使光鉴人。"这句的典故见《太平御览》卷八九七引《抱朴子》："韩子治尝以地黄、甘草哺五十岁老马，以生三驹，又百三十岁乃死。"《本草经集注》提道："淮南七精散用之。"据《云笈七签》卷七四有"太上肘后玉经方八篇"，其中乾方（第一方）为"天父地母七精散"，但组成药物中没有地黄，故非是。复检《太平圣惠方》卷九四"神仙诸名方"中有"神仙七精散方"云：

地黄花（土之精，八两）　白茯苓（天之精，八两）车前子（雷之精，五两）　竹实（太阳之精）　桑寄生（木之精，五两）　甘菊花（月之精，五两）　地肤子（星之精，八两）

右件药，上应日月星辰，具在中矣。欲合药者，以四时王相日，先斋九日，捣细罗为散，每服三钱，以井华水调下，每旦服之，而向阳。阳日一服，阴日二服，满四十九日，可成仙矣。

据《本草经集注》"地黄"条陶弘景注："仙经亦服食，要用其华。"《本草图经》"地肤子"条说："神仙七精散云：地肤子星之精也。"皆与此"七精散"相合，应即"淮南七精散"。

王献之尺牍有一件《新妇服地黄汤帖》，曾刻入《淳化阁帖》卷一○，唐摹本墨迹今存日本东京书道博物馆，凡六行四十四字，云："新妇服地黄汤来，似减。眠食尚未佳，忧悬不去心。君等前所论事，想必及。谢生未还，可尔。进退不可解，吾当书问也。"新妇即子妇，亦可指弟妇，前数句的意思是说，新妇服用地黄汤后，症状减轻，但眠食尚未完全改善，还不能令人放心。地黄汤有多种，王献之作为非医学人士，书札中的简单描述，有效信息太少，只能略加推断。

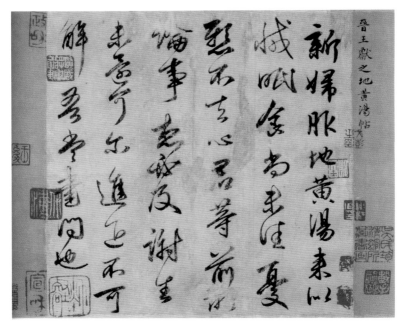

▲ 王献之《新妇服地黄汤帖》

"眠食尚未佳"，意即睡眠障碍、食欲降低等疾病症状，在用药后未获明显改善。因为眠食对患者和患者家属而言，是极容易把握的症状，也是普通人讨论健康状态的常用指标，如王羲之《豹奴帖》云："羲之顿首，昨得书问，所疾尚缀缀，既不能眠食，深忧虑悬。"此言用药后眠食差的状况未得改善，由此看前一句"似减"，更像是对治疗无效的委婉表达。

地黄汤有多种，如果以眠食失调为主要症状，张仲景治百合病的百合地黄汤最为接近。所谓"百合病"，《金匮要略·百合狐惑阴阳毒病脉证治》云：

> 百合病者，百脉一宗，悉致其病也。意欲食，复不能食，常默然，欲卧不能卧，欲行不能行；饮食或有美时，或有不用闻食臭时；如寒无寒，如热无热；口苦，小便赤；诸药不能治，得药则剧吐利。如有神灵者，身形如和，其脉微数。

按，百合病近于现代医学之神经官能症的某些类型，此病女性罹患率明显高于男性。《金匮要略》为百合病提供的治疗处方，其中一种即是百合地黄汤："百合病，不经吐、下、发汗，病形如初者，百合地黄汤主之。"疑王献之此帖涉及的新妇，所患乃是百合病，即神经官能症一类，经用百合地黄汤治疗，效果不明显，故王献之在与友人信札中表示担心。

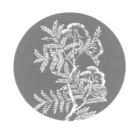

合欢蠲忿

　　《神农本草经》言合欢"令人欢乐无忧"，久服则"轻身明目，得所欲"。真不愧神奇药草，所以嵇康《养生论》说："合欢蠲忿，萱草忘忧，愚智所共知也。"李善注引《古今注》云："合欢树似梧桐，枝叶繁，互相交结，每一风来，辄自相离，了不相牵缀，树之阶庭，使人不忿也。"

　　合欢一名"合昏"，《本草拾遗》说："叶至暮即合，故云合昏也。"此即豆科植物合欢 *Albizia julibrissin*，是常见观赏物种，古今品种没有变化。合欢的叶子有夜合现象，晚间聚拢，以减少热量和水分的散失。遭遇大风大雨时，合欢叶也会逐渐合拢，以防柔嫩的叶片受到暴风雨的摧残。

由此看来，"合欢"或许只是"合昏"读音之讹，但显然"合欢"的名字更容易接受和传播，再加上"合欢"一词的美好联想，于是有了"合欢蠲忿"的说法。其实后世医家对合欢的神奇功效也不太相信，陶弘景说"至于合欢，俗间少识之者，当以其非疗病之功，稍见轻略，遂致永谢"。《本草纲目》虽然在"主治"项引用《神农本草经》"令人欢乐无忧"的说法，附录医方却没有一条与之相关。

翻检本草，还真有把合欢当作抗抑郁药物使用者。《本草汇言》谓合欢皮"蠲忿忘忧，安五藏"，并一本正经地解释说：

> 令人欢乐无忧，得所欲，即孔子从心所欲之意。乃甘温平补，有开达五神，消除五志之妙应也。又观其花昼则开、夜则合，得天地阴阳启闭之常。不特安五藏，亦可安卫气，昼出于阳，夜入于阴，更可安营气之周行经隧，调和血气者也。如阴阳、营卫、血气，咸得安常，则五神之心神、肺魄、肝魂、脾意、肾智，亦咸得其和矣。五神既和，安有肝之怒，脾之悲，肺之忧，肾之恐也耶？如是推之，始于天地阴阳开合之得其常，则营卫出入自和。营卫出入既和，则血气经隧自调。血气经隧既调，则五神自安。五神既安，则五情亦无复妄动。五情不复妄动，故令人欢乐无忧。得其所欲而翩翩自适，若神仙人矣，故云久服轻身。轻身非飞升之谓欤？

如此神效，足以令百忧解[1]失色。李渔算是文人之谑而虐者，《闲情偶寄》中检得一段关于合欢的议论，荡涤酸腐，令人解颐。

合欢蠲忿，萱草忘忧，皆益人情性之物，无地不宜种之。然睹萱草而忘忧，吾闻其语矣，未见其人也；对合欢而蠲忿，则不必讯之他人。凡见此花者，无不解愠成欢，破涕为笑。是萱草可以不树，而合欢则不可不栽。栽之之法，《花谱》不详，非不详也，以作谱之人，非真能合欢之人也。渔人谈稼事，农父著樵经，有约略其词而已。凡植此花，不宜出之庭外，深闺曲房是其所也。此树朝开暮合，每至昏黄，枝叶互相交结，是名合欢。植之闺房者，合欢之花宜置合欢之地，如椿萱宜在承欢之所，荆棣宜在友于之场，欲其称也。此树栽于内室，则人开而树亦开，树合而人亦合。人既为之增愉，树亦因而加茂，所谓人地相宜者

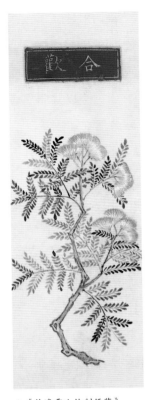

▲《补遗雷公炮制便览》
合欢图

[1] 百忧解，一种用于抑郁症治疗的化学药物，通用名为盐酸氟西汀。

也。使居寂寞之境，不亦虚负此花哉？灌勿太肥，常以男女同浴之水，隔一宿而浇其根，则花之芳妍，较常加倍。此予既验之法，以无心偶试而得之。如其不信，请同觅二本，一植庭外，一植闺中，一浇肥水，一浇浴汤，验其孰盛孰衰，即知予言谬不谬矣。

按照植物学标准描述，合欢花为头状花序在枝顶排成圆锥花序，花粉红色。《本草衍义》说合欢花"色如今之醮晕线，上半白，下半肉红"，刻画似更生动。

但"醮晕线"一词意思不详，《本草纲目》"集解"项引作"醮晕绿"，也非常见词汇。检宋词中乃有使用"蘸晕"者，如苏轼《浣溪沙》句"山色横侵蘸晕霞，湘川风静吐寒花，远林屋散尚啼鸦"。贺铸《减字浣溪沙》句"烟柳春梢蘸晕黄，井阑风绰小桃香，觉时帘幕又斜阳"。宋人咏合欢的诗也用"蘸晕"，如韩琦诗："合昏枝老拂檐牙，红白开成蘸晕花。最是清香合蠲忿，累旬风送入窗纱。"据《汉语大字典》"醮"在方言中也可通"蘸"，例句用毛文锡《柳含烟》："御沟柳，占春多。半出宫墙婀娜。有时倒景醮轻罗。曲尘波。"则"醮晕"即是"蘸晕"。按，以物浸水曰"蘸"；"晕"与色彩词连用，为晕染、浸润之意，如"晕红""晕黄"。"蘸晕"可能是一种染法的名称，合欢花花丝粉红色，基部浅白，肉红与浅白之间存在色彩过渡，花丝类似"蘸晕"手法染成的线，因此称作"蘸（醮）晕线"。

《本草纲目》写作"醮晕绿","绿"可能是"线（線）"字之讹。明代人所编《情史》，解释合欢云："其叶色如今之醮晕绿，至夜则合。其花半白半红，散垂如丝。"或许就是觉得合欢花色如"醮晕绿"不通，便修改为叶子的颜色如"醮晕绿"；但合欢叶纯然绿色，并不存在颜色过渡，叶两面也没有晕斑。杨慎的诗句"合欢醮晕绿浅，杨柳曲尘黄深"，大约也是因"醮（醮）绿"而来。

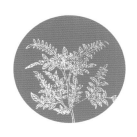

致命开口药

民间习俗，孩子呱呱坠地，或者三朝或者满月的时候，总要喂饲一些据信能够保佑小生命健康成长的东西，美其名曰"开口药"。

开口药渊源久远，《千金要方》卷五有论云：

> 儿洗浴断脐竟，棚抱毕，未可与朱蜜，宜与甘草汤。以甘草如手中指一节许，打碎，以水二合煮，取一合，以绵缠沾取，与儿吮之。连吮汁，计得一蚬壳入腹止，儿当快吐，吐去心胸中恶汁也。如得吐，余药更不须与。若不得吐，可消息计，如饥渴，须臾更与之若前。所服及更与并不得吐者，但稍稍与之，令尽此一合止。如得吐去恶汁，令儿心神

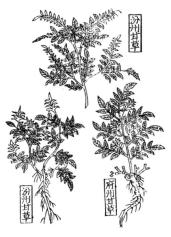

▲ 《本草图经》甘草图

智慧无病也。饮一合尽都不吐者，是儿不含恶血耳，勿复与甘草汤，乃可与朱蜜以镇心神，安魂魄也。

…………

新生与朱蜜法。以飞炼朱砂如大豆许，以赤蜜一蚬壳和之，以绵缠箸头沾取，与儿吮之，得三沾止，一日令尽此一豆许。可三日与之，则用三豆许也，勿过此，则伤儿也。与朱蜜竟，可与牛黄如朱蜜多少也。牛黄益肝胆，除热，定精神，止惊，辟恶气，除小儿百病也。

此处提到的甘草、朱蜜，皆被后世继承，并编成歌诀云："甘草之法自古称，能解诸毒性味平，浓煎频令儿吮服，免使胎毒蕴腹中。"又云："朱蜜镇神利肠胃，清热防惊大有功。胎热便秘皆堪用，禀赋怯弱慎而行。"除此而外，黄连也是常用之品，《本草纲目》引王好古云："（小儿初生）未出声时，以黄连煎汁灌一匙，令终身不出斑。已出声者灌之，斑虽发亦轻。"《医宗金鉴》"初生门"之"黄连法"云：

素禀胎热蕴于中，惟有黄连法最灵。水浸浓汁滴口内，脐粪胎毒自此清。（注：黄连清热解毒之要药也，凡夏月及四时，看儿有胎热者，恐热蕴于中致生他病，故宜用之。须取黄连数块，捶碎，用汤浸出汁，时时滴儿口中，以脐粪下为度，其毒自解矣。）

　　医家的议论且放在一边，民间用甘草水、黄连水作小儿开口药，则更多的是为了讨口彩。有文章提到江苏吕四地区的习俗，新生儿一定要先服黄连水，再服甘草水，这样才能体现"苦尽甘来"的良好寓意。[1]

　　朱砂的毒性人所共知，毋庸赘述，黄连、甘草对初生婴儿也非无害。甘草所含甘草皂苷是甘草甜味的主要来源，具有醛固酮样作用，引起水钠潴留，长期使用还可能致肾上腺皮质功能减退。黄连毒性本来就大，其中所含小檗碱可引起溶血性贫血导致黄疸，遗传性葡萄糖－6－磷酸脱氢酶缺陷的婴儿，更可因严重黄疸致死。

　　即使站在崇古的立场，前代医家对开口药也有不同看法，如张景岳云：

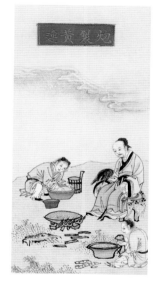

▲《补遗雷公炮制便览》炮炙黄连图

---

[1] 见孙启明《婴儿千万别喂开口药》，《家庭中医药》1995 年第 5 期。该文结合现代药理毒理研究，对给新生儿喂饲开口药的风俗提出严厉批评，非常有见地。此后有人在同一杂志发表《婴儿开口药未必没有道理》与之商榷，意见不可取。

一古法拭口多有用黄连者，不知黄连大寒大苦，而小儿以胃气为主，安得初生即可以苦劣之气相犯，致损胃气，则他日变呕变泻，由此而起矣，大非所宜。

一古法多用朱砂开口者，按陈文中曰：小儿初生，便服朱砂、轻粉、白蜜、黄连，本欲下胎毒，不知此皆伤脾败阳之药，轻粉下痰损心，朱砂下涎损神，儿实者服之软弱，弱者服之易伤，反致变生诸病，是固不可不察也。

郑钦安在《伤寒恒论》中也有类似意见：

小儿下地，定要服开口药以下胎毒，免生疮、风症，此皆不经之论。夫小儿居母腹中，母呼一呼，母吸一吸，十月功圆，破衣而出，此时一团真气养成，有何胎毒？如果有毒，小儿尚可活乎？既经下地，如初出土萌芽，此则一身真气，本是并无一毫外邪，何得即以戕伐生气之药而施之，则无疾反生有疾，不生风因而生风，故有四六风、七天风，十有九死，难以枚举。此千古之流弊，实千古小儿之大厄也。噫，何世人之不讲究理法耶？

传统语言的现代转换

药理学（Pharmacology）研究药物与机体的相互作用和作用原理，对药物的安全性和有效性做出独立评价。本草属于传统药学文献，因为古今知识范式之不同，本草中涉及药效和毒性的表述，很多时候都不太适合直接的语言学转换。药理学介入这种语言转换，有助于探明原文献的本义，减少误读，举例以明此义。

《神农本草经》将药物分为上中下三品，分品依据见于序列，其中一项与毒性有关："上药……无毒，多服久服不伤人。"多服指用药剂量过大，久服指用药时间过长，通常的解释止于此；而结合药理学知识，很容易看出，《神农本草经》作者已经有急性毒性（acute toxicity）和长期毒性（chronic toxicity）的观念。循此思路，我们能在《神农本草经》中找出莨菪子多食令人发狂，《名医别录》中看到矾石久服伤人骨的记载。

延胡索亦称玄胡，来源于罂粟科植物延胡索 *Corydalis yanhusuo* 或少花齿瓣延胡索 *Corydalis turtschaninovii*，以球形块茎入药。延胡索为止痛的要药，《雷公炮炙论·序》谓"心痛欲死，速觅延胡"，小字注释说："以延胡索作散，酒服之，立愈也。"《本草纲目》"发明"项对延胡索的镇痛作用论述甚详：

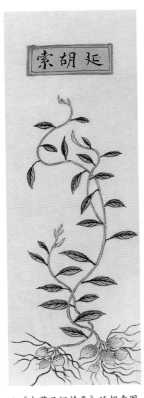

▲《本草品汇精要》延胡索图

玄胡索味苦微辛，气温，入手足太阴厥阴四经，能行血中气滞，气中血滞，故专治一身上下诸痛，用之中的，妙不可言。荆穆王妃胡氏，因食荞麦面着怒，遂病胃脘当心痛，不可忍。医用吐下行气化滞诸药，皆入口即吐，不能奏功。大便三日不通。因思《雷公炮炙论》云："心痛欲死，速觅延胡。"乃以玄胡索末三钱，温酒调下，即纳入，少顷大便行而痛遂止。又华老年五十余，病下痢腹痛垂死，已备棺木。予用此药三钱，米饮服之，痛即减十之五，调理而安。按方勺《泊宅编》云：一人病遍体作痛，殆不可忍。

都下医或云中风，或云中湿，或云脚气，药悉不效。周离亨言：是气血凝滞所致。用玄胡索、当归、桂心等分，为末，温酒服三四钱，随量频进，以止为度，遂痛止。盖玄胡索能活血化气，第一品药也。其后赵待制霆因导引失节，肢体拘挛，亦用此数服而愈。

《本草纲目》谓延胡索止痛"妙不可言"，将其理解为"镇痛作用"（abirritation）大致没有问题。但《雷公炮炙论》说"心痛欲死，速觅延胡"，因为古代"心"与现代词汇"心脏""心脏疾病"不完全对应，还可以指消化系统的"胃"，如此一来"心痛欲死"本身就有不同可能：既可能是心绞痛，也可能是胃痛，甚至也可能是与心血管、消化系统无关的其他疼痛。将句子中"延胡"替换成现化药物，至少可以有三种情况：心绞痛欲死，速觅硝酸甘油；心口疼（胃疼）欲死，速觅硫酸阿托品；疼痛欲死，速觅盐酸吗啡。就"心痛欲死，速觅延胡"而言，只有借助药理学研究成果，才能做出较为准确的诠解。

现代研究能确定，延胡索中所含生物碱类成分，尤其是延胡索乙素具有中枢镇痛作用，类似于吗啡，但不作用于内啡肽受体，而是中枢多巴胺受体的拮抗剂。结合现代研究，我们能确定，"心痛欲死，速觅延胡"，大致相当于"心痛欲死，速觅吗啡"。语句的侧重点在"痛"而不在"心"，李时珍说"故专治一身上下诸痛，用之中的，妙不可言"，正是此意。

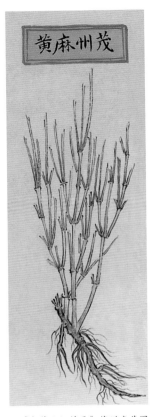
▲《本草品汇精要》茂州麻黄图

麻黄则是另外一种情况。《本草经集注·序录》提到麻黄药材在调剂中的技术要求："用之折除节，节止汗故也；先煮一两沸，去上沫，沫令人烦。"即药材净制需要去节，煎煮时需要掠去上沫。《雷公炮炙论》将不恰当调剂的后果笼统化："凡使，去节并沫，若不尽，服之令人闷。"

"烦"属于不良反应，首先需要对其指称范围明确定义。"烦"其实是"心烦"的省略，而在汉语言中"心烦"至少可以描述两种生理或病理状态，一种是心率过快的心悸症状被表述为"（心）烦"，一种是中枢神经的不安定状态，即通常所言的"心烦意乱"。结合药理研究，麻黄中的主要活性物质，以麻黄碱（ephedrine）为代表的麻黄碱类生物碱激动交感神经 β1 受体，心脏兴奋心率加快可致"心烦"；同时，麻黄碱的中枢兴奋作用，也可以令使用者出现烦躁不安的症状。因此，陶弘景所言"令人烦"，是多义的，心悸、烦躁皆属可能发生的现象。

调剂学研究发现，麻黄煎煮时污红色上沫中主要是未溶解的麻黄碱，掠去上沫，明显减少麻黄碱的收得率，从而降低麻黄"令人烦"的不良反应。药材学研究则发现，麻黄节与节间所含化学成分并没有本质差别，意即麻黄节并不含有能够止汗的特殊物质，但麻黄碱类生物碱主要存在于节间的髓腔内，节的含量较低。如此一来，单位重量的麻黄去节药材，将有更高的麻黄碱含量，换言之，更容易出现"令人烦"的不良反应。因此《雷公炮炙论》说不去节也会"令人闷"，是不准确的。

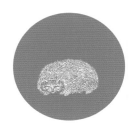

石头剪子布游戏

　　"一物降一物"属于朴素认识论，也是医学还处于蒙昧阶段寻找治疗药物的思路之一。传说以橄榄木作桨拨水，"鱼皆浮出"，可见"物有相畏如此"，于是食河鲀鱼中毒，以此木"煮汁服之必解"。

　　古人谈"蛊"色变，蛊病由"蛊虫"引起，如果知道致病的蛊虫，便可寻找更厉害的蛊虫加以对付。于是"蛇蛊用蜈蚣蛊虫，蜈蚣蛊用虾蟆蛊虫，虾蟆蛊病复用蛇蛊虫"，原理简单直白："是互相能伏者，可取治之。"蛇蛊、虾蟆蛊与蜈蚣蛊三者的相克关系已经形成闭环，足够玩一场石头剪子布游戏。

石头剪子布游戏当然与蛊毒无关，检《易林》云："李耳彙[1] 鹊，更相恐怯，偃尔以腹，不能距格。"李耳即是虎，彙即刺猬，鹊则是喜鹊一类。《广雅疏义》解释说："彙与虎、鹊三物相遇，如蛇与吴公、虾蟆之互相制然，故更相恐怯也。"白话言之，则刺猬、老虎、喜鹊三者，就跟前面提到的蛇蛊、虾蟆蛊、蜈蚣蛊一样，依次制服。从三者"更相恐怯"来看，似乎真有点石头剪子布的影子。

《尔雅·释兽》"彙，毛刺"，郭璞注："今猬，状似鼠。"此即猬科动物普通刺猬 *Erinaceus amurensis*、短刺猬 *Hemichianus dauricus* 之类。《神农本草经》载有"猬皮"，陶弘景注释说：

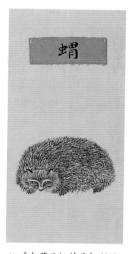

▲ 《本草品汇精要》猬图

田野中时有此兽，人犯近，便藏头足，毛刺人，不可得捉。能跳入虎耳中，而见鹊便自仰腹受啄，物有相制，不可思议尔。

虎食鹊显而易见，鹊降服猬，猬克制虎，则需要加以解释。

《易林》已有"虎饥欲食，见猬而伏"之说，《广雅·释虫》将刺猬称为"虎王"，

---

[1] 彙，今简化字作"汇"，但表刺猬义时以保留原繁体写法为宜。详本书《本草文字学》之讨论。

也是这个意思。或许因老虎别名"李耳"，后人遂脑补出刺猬可以通过"跳入虎耳中"来制造伤害，不仅陶弘景这样说，《酉阳杂俎》也云："猬见虎，则跳入虎耳。"当然也有不同意见，《新修本草》说："虎耳不受鸡卵，且去地三尺，猬何能跳之而入。"后来方以智《物理小识》又记载另一种观点："猬入虎口，刺破其阳而出。"这就比较厉害了。

刺猬怕鹊的说法更为普遍，《史记·龟策列传》"猬辱于鹊"，集解云："郭璞曰：猬能制虎，见鹊仰地。《淮南万毕》曰：鹊令猬反腹者，猬憎其意而心恶之也。"对于刺猬为何"见鹊便自仰腹受啄"，亦有不同意见。《淮南子·说山训》云："鹊矢中猬。"言下之意，鹊的粪便能令刺猬动弹不得。《新修本草》则解释说："或恶鹊声，故反腹令啄，欲掩取之，犹蚌鹬尔。"意思是说，刺猬讨厌鸦鹊的鸣叫，于是仰躺在地上装死，打算趁机掩杀，却弄出鹬蚌相争的结局。

这些与生物学常识违背的说法，恐怕也不是古人观察所得，更像是既成事实之后的圆谎式解释。其实在更早的版本中，相畏链要长得多。《说苑·辨物》引师旷对晋平公语："鹊食猬，猬食骏蚁，骏蚁食豹，豹食驳，驳食虎。"

略去骏蚁、豹、驳三者，而以猬与虎衔接，鹊、猬、虎即形成石头剪子布关系。说不定《易林》"李耳彙鹊，更相恐怯"，就是最早石头剪子布游戏的文案，剪子代表鹊，布代表仰腹受啄的刺猬，石头则是老虎。

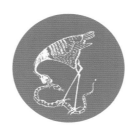

饮鸩止渴

　　《说文》："鸩，毒鸟也。"《博物志》引《神农经》说："药物有大毒不可入口鼻耳目者，入即杀人。一曰钩吻……二曰鸱……三曰阴命……四曰内童……五曰鸩……亦（六）曰蝘蜓。"鸩鸟的毒性排位虽不在第一，却因为"饮鸩止渴"的成语而名声大噪。此语出自《后汉书·霍谞传》："譬犹疗饥于附子，止渴于酖毒，未入肠胃，已绝咽喉，岂可为哉！"据注释家的意见，"酖"本义是饮酒为乐，此处假借为"鸩"；我意写作"酖"，可能还有一层意思，鸩毒几乎都是酒剂，如《国语》"骊姬受福，乃置鸩于酒，置堇于肉"，所以"酖"可能就是"鸩酒"二字的合体会意。翻检史书，饮鸩的记载不绝如缕。

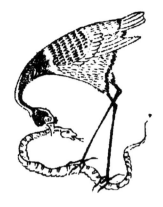

▲《本草纲目》钱蔚起本鸩图

《离骚》"吾令鸩为媒兮，鸩告余以不好"，王逸注："鸩，运日也，羽有毒，可杀人。以喻谗佞贼害人也。"洪兴祖补注引《广志》说："其鸟大如鸮，紫绿色，有毒，食蛇蝮。雄名运日，雌名阴谐。以其毛历饮卮，则杀人。"

《汉书·齐悼惠王刘肥传》说："太后怒，乃令人酌两卮鸩酒置前，令齐王为寿。"颜师古注引应劭云："鸩鸟黑身赤目，食蝮〔蛇〕、野葛。以其羽画酒中，饮之立死。"《资治通鉴》亦记此事，胡三省注云：

　　《广志》：鸩鸟大如鸮，毛紫绿色，有毒。颈长七八寸，食蝮蛇。雄名运日，雌名阴谐。以其毛历饮食则杀人。范成大曰：鸩，闻邕州朝天铺及山深处有之，形如鸦差大，黑身，赤目，音如羯鼓；唯食毒蛇，遇蛇则鸣声邦邦然。蛇入石穴，则于穴外禹步作法；有顷，石碎，啄蛇吞之。山有鸩，草木不生。秋冬之间脱羽。往时人以银作爪拾取，著银瓶中；否则手烂堕。鸩矢着人立死；集于石，石亦裂。此禽至凶极毒。所谓酖，即鸩酒也。陆佃《埤雅》曰：鸩，似鹰而紫黑，喙长七八寸，作铜色。食蛇，蛇入口辄烂；屎溺着石，石亦为之烂。羽翮有毒，以栎酒，饮杀人；惟犀角可以解，故有鸩处必有犀。

本草也有类似的记载。《名医别录》以"鸩鸟毛"立条，谓其"有大毒，入五藏烂，杀人"，又云："一名鸩日，生南海。"陶弘景注释说：

　　此乃是两种：鸩鸟状如孔雀，五色杂斑，高大，黑颈，赤喙，出交广深山中。鸩日鸟状如黑伧鸡，其共禁大朽树，令反觅蛇吞之，作声似云"同力"，故江东人呼为同力鸟，并啖蛇。人误食其肉，立即死。鸩毛羽不可近人，而并疗蛇毒；带鸩喙

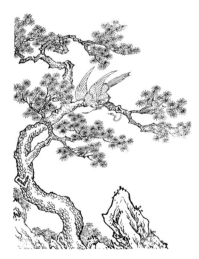

▲《古今图书集成》鸩鸟图

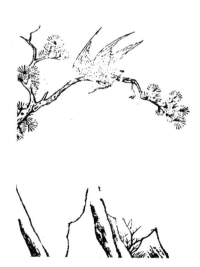

▲《三才图会》鸩图

亦辟蛇。昔时皆用鸩毛为毒酒，故名鸩酒，顷来不复尔。

《新修本草》对此不以为然，谓"此鸟商州以南江岭间大有，人皆谙识。其肉腥，有毒，亦不堪啖"，且专门指出："云羽画酒杀人，此是浪证。"[1]

吃毒药后自身也有了毒性，这是古人的简单思维，不必当真。羽毛含有剧毒的禽鸟在今天至为罕见，故从形状似鹰鹞且能食蛇来看，生物学家或将其推定为鹰科猛禽蛇雕 *Spilornis cheela*；或许古人惊异于鸟能食蛇，于是给这种鸟附会了若干神秘元素。但近年在巴布亚新几内亚发现一类冠林鵙鹟 *Ornorectes cristatus*，皮肤和一身漂亮的羽毛中，竟含有一种类似于箭毒蛙的剧毒毒素。这类鵙鹟的形状与文献描述的鸩鸟相似，毒性特征也相似，或许就是传说中鸩鸟的本尊。但这类鵙鹟究竟是中国原有后来灭绝，或是一直就是外来，尚需进一步考察。《新修本草》说"羽画酒杀人，此是浪证"，则是少见多怪了。

---

[1] "浪证"在《新修本草》中两见，另一处见"葛上亭长"条，也是批评陶弘景，谓"陶之所言，恐浪证之尔"。意思当略相当于"无根之言"。

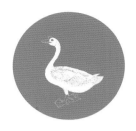

羲之爱鹅

　　鹅是由鸿雁驯养而来的家禽，《尔雅·释鸟》"舒雁，鹅"，邢昺疏引李巡曰："野曰雁，家曰鹅。"《本草纲目》"鹅"条"集解"项李时珍说："江淮以南多畜之，有苍白二色，及大而垂胡者，并绿眼黄喙红掌，善斗，其夜鸣应更。"鹅以白色为常见，亦有灰色者，称为灰鹅，但通常以白色者为贵重。不仅《名医别录》有"白鹅膏"，王羲之爱鹅的传说更是脍炙人口，李白诗"山阴道士如相见，应写黄庭换白鹅"，也专称白鹅。

　　王羲之爱鹅的故事见于《晋书》本传：

　　　　（王羲之）性爱鹅。会稽有孤居姥养一鹅，善鸣，求市

未能得，遂携亲友命驾就观。姥闻羲之将至，烹以待之，羲
之叹惜弥日。又山阴有一道士，养好鹅。羲之往观焉，意甚
悦，固求市之。道士云："为写《道德经》，当举群相赠耳。"
羲之欣然写毕，笼鹅而归，甚以为乐，其任率如此。

其中《道德经》又有作《黄庭经》者，此传闻异辞，爱鹅则没有
争议。至于王羲之爱鹅的原因，陈师道在《后山谈丛》卷二中说：
"苏黄两公皆善书，皆不能悬手。逸少非好鹅，效其宛颈尔，正谓
悬手转腕。而苏公论书，以手抵案使腕不动为法，此其异也。"言
下之意是说，王羲之爱鹅，主要是为了观摩鹅脖子的灵活转动，
体会"悬手转腕"之法。包世臣更把这一意见坐实，《艺舟双楫》说：

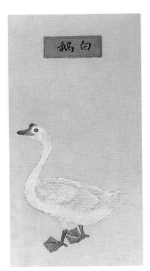

▲《本草品汇精要》白鹅图

"其要在执笔，食指须高钩，大指加食
指、中指之间，使食指如鹅头昂曲者。
中指内钩，小指贴名指外距，如鹅之两
掌拨水者。故右军爱鹅，玩其两掌行水
之势也。"

陈寅恪又另辟蹊径，在《天师道与
滨海地域之关系》长文中，由孟诜《食
疗本草》载鹅"与服丹石人相宜"，引
出"医家与道家古代原不可分"之议论，
然后说："故山阴道士之养鹅，与右军
之好鹅，其旨趣实相契合，非右军高

逸，而道士鄙俗也。"

按，陈先生此论殊无据。服丹石人"可以吃"与"应该吃"，其实是两个不同的概念。

循古人认识思路，金石药性大热，所以凡大寒之品皆与之"相宜"，这是一种"非特异性"的作用，故属于"可以吃"的情况；不特如此，大寒药性对身体又有损伤，因此即使服丹石人亦不宜长用。比如"兔头骨"条，《食疗本草》也说"与丹石人甚相宜"，有注云："以性冷故也。大都绝人血脉，损房事，令人痿黄。""菰根"条，《本草图经》说："大抵菰之种类皆极冷，不可过食，甚不益人。惟服金石人相宜耳。"

本草另有专门"克制"金石毒的药物，才是"应该吃"之品。如《食疗本草》言鳗鲡鱼"压诸草石药毒，不能损伤人"，水靳"杀石药毒"；《日华子本草》说黑豆"制金石药毒"，蓝实"解金石药毒"等。

更何况孟诜较王羲之晚将近三百年，似不宜轻率地以后证前。陶弘景距王羲之百余年，又有道士身份，陶只说鹅血可以解射工毒，[1]不言解丹石毒，要么陶弘景不知此说，要么陶弘景的时代尚未"发明"此说。如前所说，"与服丹石人相宜"，并不等同于解丹石毒，《食疗本草》还说鹅"发痼疾"，后世将鹅目为"发物"

---

[1] 《本草经集注》说："东川多溪毒，养鹅以辟之，毛羽亦佳。中射工毒者饮血，又以涂身，鹅未必食射工，盖以威相制尔。"

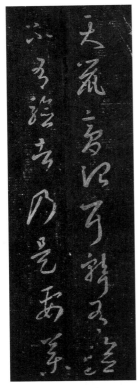

▲ 王羲之《天鼠膏帖》

即本于此。另外,《晋书》的故事明确说姥杀鹅款待,反而令王"叹惜弥日",也可以见王羲之爱鹅不是为了吃鹅。

按照陈先生的论证逻辑,甚至还可以援引《十七帖·天鼠膏帖》"天鼠膏治耳聋,有验不?有验者乃是要药",来证明王羲之有耳聋之疾,再根据《名医别录》说白鹅膏"主耳卒聋",然后推断王羲之爱鹅其实是为了提取白鹅膏,以治疗自己的聋病。

其实,循故事提示,王羲之爱鹅的原因就是喜其"善鸣"而已。"鹅鹅鹅,曲项向天歌",形容鹅的叫声,通常是嘎嘎嘎、呱呱呱、咯咯咯,英文拟声词用cackle。这样的声音实在谈不上好听,不过就如屈到嗜芰,爱好不需要理由,唐代李山甫《方干隐居》说"咬咬嘎嘎水禽声,露洗松阴满院清",在一片"咬咬嘎嘎"的嘈杂中自得清闲,又有何不可呢?

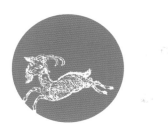

羚羊挂角

　　"羚羊挂角"与"香象渡河"二语，经《沧浪诗话》拈出，遂脍炙人口。《随园诗话》说："严沧浪借禅喻诗，所谓羚羊挂角、香象渡河，有神韵可味，无迹象可寻。"

　　"香象渡河"出自《优婆塞戒经》："如恒河水，三兽俱渡，兔、马、香象。兔不至底，浮水而过；马或至底，或不至底；象则尽底。"而"羚羊挂角"则是宋代禅僧的话头，《景德传灯录》记云居道膺禅师法语："如好猎狗，只解寻得有踪迹底。忽遇羚羊挂角，莫道迹，气亦不识。"石田法熏演为偈颂，更加浅白易晓："通天大路，铁壁万重，全机拶透，笑破虚空，羚羊挂角不留踪。"不过，"羚羊挂角"的最早出处，却是本草而非佛典。

羚羊依《说文》正写作"麢"，所谓"麢，大羊而细角"。《尔雅·释兽》"麢，大羊"，郭璞注："麢羊似羊而大，角圆锐，好在山崖间。"《神农本草经》收载羚羊角，据《太平御览》引文写作"灵羊角"。《后汉书·南蛮西南夷列传》云："（冉駹）有灵羊，可疗毒。"李贤注引《本草经》云："零羊角味咸无毒，主疗青盲、蛊毒，去恶鬼，安心气，强筋骨。"《新修本草》即写作"零羊角"。按，"零"与"灵（靈）"相通，"麢"字恐怕也是由"灵"得音义，类似"伏灵"[1]之得名，含有神灵、灵异的意思。《神农本草经》说羚羊角"辟蛊毒恶鬼不祥，安心气，常不魇寐"，可算是"灵"在医药领域中的具体应用了。

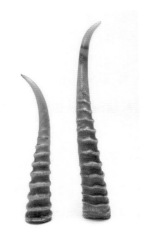

▲ 羚羊角药材图（成都中医药大学蒋桂华摄）

注释家对羚羊形态的看法不一。陶弘景说："多两角，一角者为胜。角甚多节，蹙蹙园（圆）绕。别有山羊角，极长，惟一边有节，节亦疏大，不入药用。《尔雅》名羱羊，而羌夷云只此名羚羊角，甚能陟峻，短角者乃是山羊尔。亦未详其正。"《新修本草》照例不以陶弘景的意见为然，有论云：

---

[1]　"伏灵"今正写作"茯苓"，如《史记·龟策列传》云："下有伏灵，上有兔丝。"

《尔雅》云"羚，大羊"。羊如牛大，其角堪为鞍桥。一名羱羊，俗名山羊，或名野羊。善斗至死。又有山驴，大如鹿，皮堪靴用，有两角，角大小如山羊角。前言其一边有蹙文又疏慢者是此也。陶不识，谓山羊，误矣。二种并不入药。而俗人亦用山驴角者。今用细如人指，长四五寸，蹙文细者。南山、商、淅间大有，今出梁州、直州、洋州亦贡之。

此又牵连出《尔雅》中形态如羊的"羱"，又说到"山驴"，皆莫衷一是，大致都是洞角科的动物，具体物种则难于确指。最值得注意的是，《本草拾遗》首次提出羚羊角区别于其他角类的两项鉴别特征，其略云：

山羊、山驴、羚羊，三种相似，医工所用，但信市人，遂令汤丸或致乖舛。且羚羊角有神，夜宿取角挂树不著地，但取角弯中深锐紧小，犹有挂痕者即是真，慢无痕者非，作此分别，余无它异。真角，耳边听之集集鸣者良。陶云一角者，谬也。

"羚羊挂角"的说法即源于此，后世也颇以此论为然，《本草图经》说：

陈藏器云："羚羊夜宿，以角挂木不著地，但取角弯中深锐紧小，犹有挂痕者是。"观今市货者，与《尔雅》所谓羱羊，陶注所谓山羊，唐注所谓山驴，大都相似。今人相承用之，以为羱羊其细角长四五寸，如人指多节蹙蹙圆绕者，其间往往弯中有磨角成痕处，京师极多，详本草及诸家所出，此乃是真羱羊，而世多不用，不知其所以然者何也？

　　至于说将羚羊角置耳边听音辨真伪，似乎是无稽之谈。《本草图经》批评说："陈藏器谓'真角，耳边听之集集鸣者良'，今牛羊诸角，但杀之者，听之皆有声，不必专羚角也，自死角则无声矣。"《本草衍义》也说："羚羊角，今皆取有挂痕者；陈藏器取耳边听之集集鸣者良，亦强出此说，未尝遍试也。今将他角附耳，皆集集有声，不如有挂痕一说尽矣。"

　　从羊角的特征来看，洞角科动物中北山羊 Capra sibirica 的角特别发达，角向后弯曲，弯度可达半圈至三分之二圈，角前面还有大而明显的横脊。北山羊未必有挂树栖息的习性，但这样弯曲多棱的角，确实很容易给人用角悬挂的联想。观察《三才图会》所绘麢羊图例，两角尖端作挂钩状，应该就是"羚羊挂角"的直观诠释；由此再看《本草图经》所绘羚羊角，其角尖端的弯钩，也应指代"羚羊挂角"。

　　"羚羊挂角"的说法流传甚广，也被文人雅士采信。《埤雅·释兽》也说："羚羊似羊而大，角有圆绕蹙文。夜则悬角木上以防患，

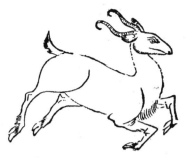

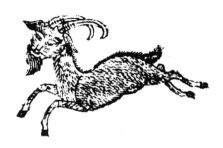

▲《三才图会》麤羊图　　　　　　▲《本草图经》羚羊角图

语曰'羚羊挂角'，此之谓也。"

　　但明代开始，入药的羚羊角却另有其物。《本草纲目》"麤羊"条"集解"项说："羚羊似羊，而青色毛粗，两角短小；羱羊似吴羊，两角长大；山驴，驴之身而羚之角，但稍大而节疏慢耳。"从品种来看，李时珍所言羚羊当是青羊，亦称斑羚 *Naemorhedus goral*。明末《本草汇言》另有说法，谓羚羊角"白亮如玉，长七八寸"，从药材特征看，既不是北山羊，也不是斑羚，而非常接近于后世的主流品种洞角科赛加羚羊 *Saiga tatarica*。

　　斑羚与赛加羚羊的角皆笔直无盘曲，从此以后，"羚羊挂角"的成语便真如羚羊之挂角，无踪迹可寻矣。

含沙射影

"含沙射影"是个成语，执行此动作的是一种叫作"蜮"的昆虫，《搜神记》说：

> 汉光武中平[1]中，有物处于江水，其名曰"蜮"，一曰"短狐"，能含沙射人。所中者则身体筋急、头痛、发热，剧者至死。江人以术方抑之，则得沙石于肉中。《诗》所谓"为鬼为蜮，则不可测"也。今俗谓之"溪毒"。先儒以为男女同川而

---

[1] 中平非汉光武年号，乃汉灵帝年号，或是"中元"之讹。不过，《搜神记》也不必完全当作信史。

浴，淫女为主乱气所生也。

关于"蜮"的传说由来已久，《诗
经·小雅·何人斯》"为鬼为蜮"句，
陆玑疏："江淮水滨皆有之，人在岸
上，影在水中，投人影则杀之，故曰
射影也。南方人将入水，先以瓦石投
水中，令水浊，然后入。或曰，含细
沙射人，入人肌，其创如疥。"据《说文》

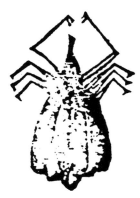

▲《本草纲目》金陵本射工图

解释："蜮，短狐也。似鳖，三足，以气射害人。"段玉裁考证，"狐"
其实应该写作"弧"，乃"因其以气射害人，故谓之短弧，作狐非
也。其气为矢，则其体为弧"。在古人的想象中，蜮大约是一只躲
在阴暗角落拿着弓弩射人的毒虫，所以蜮又名射工，又名水弩，
又名溪毒。传说其"口中有横物如角弩，如闻人声，以气为矢，
激水以射人"，乃至"中影者亦病"（《尔雅翼》）。

经过阴暗水域，太容易给旅行者带来紧张感，如果此后不久
碰巧产生了寒热，人们自然归咎于水中的幽怪作祟。不过含沙射
影并引起疾病的"蜮"，竟还真有其物。

老一辈医学史家范行准最早注意到，如果不幸被蜮所中，可以
"得沙石于肉中"。在《中国病史新义》中，范先生怀疑这其实是因
恙螨幼虫（亦称幼恙螨）叮咬而引起的东方立克次体感染。恙虫卵
孵化出的幼虫，通常聚集在阴湿的草丛、水边，遇动物或人经过，

便附着叮咬，通过摄食动物的淋巴液或血液，以完成从幼虫到稚虫的发育，恙虫携带的立克次体则引起宿主感染。立克次体病的症状以寒颤、高热、头疼、肌肉酸痛、皮疹为主，与中医的伤寒颇为接近，故《抱朴子内篇·登涉》说，人被蜮所中，"其病似大伤寒，不十日皆死"。被幼恙螨叮咬部位皮肤则可见焦痂或小溃疡，此即《抱朴子内篇》所言"中人身者即发疮"；用针可以挑拨出不足1毫米的红色的幼虫活体，这应该就是古人描述的"沙"了。

不过这种咬人的幼恙螨，更像是古人描述的另一种毒虫"沙虱"，《抱朴子内篇·登涉》云：

> 又有沙虱，水陆皆有。其新雨后及晨暮前，跋涉必著人，唯烈日草燥时，差稀耳。其大如毛发之端，初著人，便入其皮里，其所在如芒刺之状，小犯大痛，可以针挑取之，正赤如丹，著爪上行动也。若不挑之，虫钻至骨，便周行走入身，其与射工相似，皆煞人。人行有此虫之地，每还所住，辄当以火炙燎令遍身，则此虫堕地也。

自古都将蜮与沙虱视为两物。《抱朴子内篇》说蜮是一种水虫，"状如鸣蜩，状似三合杯，有翼能飞，无目而利耳，口中有横物角弩，如闻人声，缘口中物如角弩，以气为矢，则因水而射人"。沙虱显然更符合幼恙螨的特征，而蜮则像是负子蝽科的印度大田鳖 *Lethocerus indicus*，俗称"桂花蝉"者。

大田鳖生活在水中，以鱼虾、小虫为食，咬住猎物，向其体内注入组织溶解酶，然后吸食液化的组织。大田鳖当然不会主动攻击人，但人赤脚行走在溪流水田中，脚趾也有被咬伤的可能。被大田鳖咬伤，创口愈合缓慢，不仅疼痛剧烈，还可以引起严重感染。大田鳖有三角形的头，粗大强壮的前足呈镰刀状，造型非常符合"含沙射影"的传说。

大田鳖的外形当然比沙虱恐怖，而被沙虱叮咬的后果，则远比大田鳖严重；古人不明就里，将二者合为一体，重构出"蜮"的形象。按照范行准先生的意见，古代医书中"短狐""溪毒""射工"与"沙虱"之毒，所致其实是同一类疾病，乃至如《太平圣惠方》所言"蠼螋虫尿人影，著处便令人体患疮"之类的"蠼螋尿疮"，都是与立克次体感染有关的"恙虫病"。

大约在宋元之际，中医疾病谱中出现一种"沙病"，或称"沙子证"，以寒热、头痛、肢冷、呕恶、闷乱为症状特征，对应现代医学概念，大致包括麻疹、猩红热、白喉、霍乱等传染性疾病。"沙病"病名之来历，则与利用"刮痧"[1]手段，可以使患者皮肤出现紫红色瘀点有关，这一反应称为"得沙"。李时珍认为"沙病"与沙虱等存在关联性，《本草纲目》"沙虱"条"集解"项说：

---

[1]　关于"痧"的医学文化史研究，可参纪征瀚、郑金生《试论中国古代的"痧"》，《上海中医药大学学报》2008 年第 6 期。

愚按溪毒、射工毒、沙虱毒，三者相近，俱似伤寒，故有挑沙、刮沙之法。今俗病风寒者，皆以麻及桃柳枝刮其遍身，亦曰刮沙，盖始于刮沙病也。沙病亦曰水沙、水伤寒，初起如伤寒，头痛、壮热、呕恶，手足指末微厥，或腹痛闷乱，须臾杀人者，谓之搅肠沙也。

明清时期"沙病"概念得到医学界乃至社会的广泛认同，不仅有"无人不沙，无症不沙"的夸张说法，而且还造出一个"痧"字与之相匹配。而"沙病"的应对方案则很简单，就是所谓的"刮痧"，这在《儿女英雄传》第三回有一处标准操作：

店主人点了个灯笼，隔窗户叫公子开了门，进来一看，说："不好，这是勾脚痧，转腿肚子。快些给他刮出来打出来才好呢。"赶紧取了一个青铜钱，一把子麻秸，连刮带打，直弄的周身紫烂浑青，打出一身的黑紫包来，他的手脚才渐渐的热了过来。

前引《抱朴子内篇》，沙虱入人皮里，需要以"针挑取之"；至唐代《本草拾遗》为溪毒、沙虱提供的治疗方案则是"以芋叶入肉刮"，或者用"芋草及大芋、甘蔗等叶，屈角入肉钩之"，总之"要当出得砂石"，方有痊愈的可能，这显然是后世刮痧疗法的滥觞。

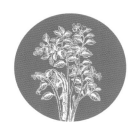

巴豆肥鼠

　　巴豆是有名的泻药，《神农本草经》强调其泻下作用，谓能"荡
练五脏六腑，开通闭塞，利水谷道"，这与"芒硝""大黄"条所
言之"推陈致新"相比，显然更上一层楼，如果借助现代药理学
概念，则巴豆泻下之"效能"[1]远在芒硝、大黄之上。陶弘景也说：
"（巴豆）似大豆，最能泻人。"巴豆作为强效能的泻剂，古今品
种应该没有多大的变化。结合《本草图经》的形态描述和图例，
此即大戟科植物巴豆 *Croton tiglium* 应该没有问题。

---

[1]　效能（efficacy）是药理学概念，指药物所能达到的最大效应。

巴豆因产地得名，《本草纲目》解释说："此物出巴蜀，而形如菽豆，故以名之。"四川一直是巴豆的主要产区，《神农本草经》谓巴豆"生巴郡川谷"，左思《蜀都赋》提到蜀中方物也说："其中则有巴菽、巴戟。"《华阳国志》卷三江阳郡（今四川泸州）物产有"荔枝、巴菽"。巴蜀一体，所以在《五十二病方》中巴豆也写作"蜀菽"。

与巴豆有关的传说中，最有意思的是"肥鼠"之说。《淮南子·说林训》说："鱼食巴菽而死，鼠食之而肥。"《博物志》云：

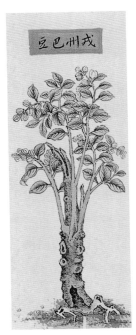

▲ 《本草品汇精要》
戎州巴豆图

"鼠食巴豆三年，重三十斤。"《南方草木状》也说："鼠食巴豆，其大如犊。"所以巴豆又有别名"肥鼠子"。陶弘景也相信"巴豆肥鼠"之说，感叹说："人吞一枚便欲死，而鼠食之，三年重三十斤，物性乃有相耐如此尔。"

对药物的反应性确实存在种属差异，但远远没有古人想象的那么大。基础药理学利用动物实验考察药物的安全性和有效性，所获得的结果，多数时候都能够外推到人。巴豆的毒性，对人、对鼠并没有例外。巴豆所含脂肪油通常称作巴豆油（croton oil），其中所含巴豆醇二酯（phorbol diester）有致癌或促癌作用，添

加在饲料中，可诱发小鼠、大鼠的胃癌和肝癌。药理实验室用强
致癌剂二甲基苯并蒽（DMBA）配合巴豆油构建小鼠皮肤乳头状瘤
模型，成功率极高；如果联合窄谱中波紫外线照射，则可复制出
小鼠皮肤鳞状细胞癌模型。由此可见，"肥鼠"之说完全是无稽之
谈。我猜测所谓"巴豆肥鼠"，或许是鼠类荷瘤以后体态畸形，古
人不了解前因后果，偶然见到，竟以为是肥胖，遂致以讹传讹。

不仅巴豆如此，其他毒药也有类似的夸张描述，比如《淮南
子·说林训》说"人食礜石[1]而死，蚕食之而不饥"，《南方草木状》
说冶葛，[2]"山羊食其苗，即肥而大"。李时珍在"巴豆"条"正误"
项有一段议论，颇为中肯：

> 汉时方士言巴豆炼饵，令人色好神仙，《名医别录》采入
> 本草；张华《博物志》言鼠食巴豆重三十斤；一谬一诬，陶氏
> 信为实语，误矣。又言人吞一枚即死，亦近过情，今并正之。

巴豆油不仅致癌，还可以引起急性炎症，药理学实验制作炎
症模型也经常用到。针灸疗法中有"隔物灸"，将药物涂贴在肚脐
或穴位，再用面饼或树皮隔离，然后点艾施灸。在这种操作中，

---

[1]　礜石是砷黄铁矿矿石，亦称毒砂，有剧毒，可用来制备砒霜。

[2]　《南方草木状》所言冶葛，是剧毒药钩吻之一类，原植物为钩吻科胡蔓藤（钩吻）
Gelsemium elegans。

巴豆是常用之品，如《普济本事方》卷九"治结胸灸法"，以巴豆、黄连两物捣细，"用津唾和成膏，填入脐心，以艾灸其上"，待"腹中有声，其病去矣"。晚近盛行所谓"三伏贴"，配方中也经常使用有致炎作用的巴豆、斑蝥、毛茛、白芥子等做发泡剂，疗效如何暂且搁置一边，就安全性而言，大可商榷。

《绛帖》卷三有一件王羲之《头眩帖》，据《绛帖平》释文：

> 治头眩脑闷或患痛肿头不即溃者，以此药贴之皆良。蓖麻、巴豆、薰陆、石盐、芎䓖、松脂，六物粗捣如米粒许。其巴豆三分减一，松脂少加其分。头闷处先剃去发方寸，以帛帖涂药当病上。帖之周时，帖刮上烂皮，以生麻油和石盐涂上，当有黄水出为佳。羲之上。

按，帖中的"蜱麻"因为"叶似大麻叶而甚大，其子如蜱"得名，今天通常写作"蓖麻"，原植物为大戟科蓖麻 *Ricinus communis*。蓖麻是外来物种，始载于唐代《新修本草》，"主风虚寒热，身体疮痒，浮肿，尸疰恶气，笮取油涂之"。故此是唐宋人伪造的王帖[1]，

---

[1]　按，米芾《书史》已经指出，此件《头眩帖》为后人用虞世南头所书药方改造而成："虞世南《理头眩药方》双钩摹本在鲍传师家，后为俗人添入羲之两字，传入晋州法帖，以为羲之书，聋瞽可笑。"此外，《外台秘要》卷一五引《广济方》有"贴顶膏"，治头风闷乱鼻塞及头旋眼暗，用蓖麻、杏仁、石盐、芎䓖、松脂、防风六物，应是由头眩药方变化而来，将巴豆替换成了杏仁。

从书法角度来说，完全不值一提，处方用巴豆捣碎涂抹头皮，令"有黄水出"，其实也是致炎发泡作用，全无神秘性可言。

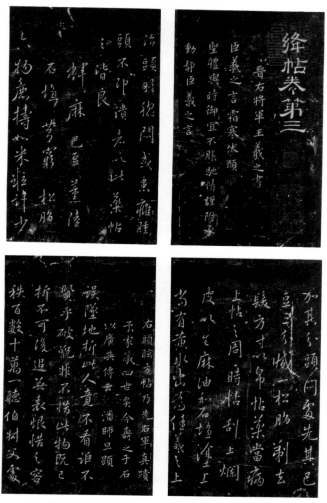

▲ 王羲之《头眩帖》（明拓《绛帖》）

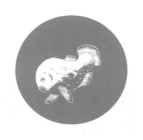

正是河豚欲上时

　　拼死吃河豚算得上食客的高级境界，诵苏诗"蒌蒿满地芦芽短，正是河豚欲上时"，总是令人食指大动。据《苕溪渔隐丛话》后集卷二四云：

　　《倦游杂录》云："河豚鱼有大毒，肝与卵，人食之必死。暮春柳花飞，此鱼大肥，江淮人以为时珍，更相赠遗。脔其肉，杂蒌蒿、荻芽，瀹而为羹。或不甚熟，亦能害人，岁有被毒而死者。"然南人嗜之不已，故圣俞诗："春洲生荻芽，春岸飞杨花，河豚当此时，贵不数鱼虾。"而其后又云："炮煎苟失所，转喉为莫邪。"则其毒可知，本草以为无毒，盖误矣。

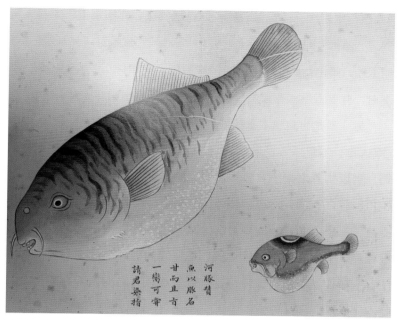

▲《海错图》河豚图

　　河豚是鲀科多纪鲀属的多种鱼类，如暗纹多纪鲀 *Takifugu
fasciatus*、黑点多纪鲀 *Takifugu niphobles*、铅点多纪鲀 *Takifugu
alboplumbeus* 等。河豚的美味与毒性人所共知，河豚毒素是自然界
毒性最大的神经毒素之一，主要存在于河豚鱼的血液、肝脏、卵
巢中，需彻底去除后才能食用。河豚的毒性剧烈而直观，当然不
会被古人忽略，《苕溪渔隐丛话》说"本草以为无毒"，另有原因。

　　《证类本草》与河豚有关的条目有三，一条是出自《食疗本草》
的"鯸鲐鱼"，谓其"有毒，不可食之，其肝毒煞人"。又描述说：

"此鱼行水之次，或自触着物，即自怒气胀，浮于水上，为鸦雏所食。""鲵鳂"是河豚的雅名，亦作"鲵鮧""鲵鮐"，《吴都赋》"王鲔鲵鮐，蜥龟鳞鲭"，刘逵注："鲵鮐鱼，状如科斗，大者尺余，腹下白，背上青黑，有黄文，性有毒。"这显然是河豚无疑。

另一条是出自《本草拾遗》所载之"鯸鱼肝及子"，该条云："有大毒，入口烂舌，入腹烂肠。肉小毒，人亦食之，煮之不可近铛，当以物悬之。一名鹕夷鱼。以物触之即嗔，腹如气球，亦名嗔鱼。腹白，背有赤道如印鱼，目得合，与诸鱼不同。江海中并有之，海中者大毒，江中者次之，人欲收其肝、子毒人，则当反被其噬，为此人皆不录。""鯸"是河豚的另一个名字，名称来历不详。研究认为，河豚体内毒素的产生，与降海洄游有关，确实存在《本草拾遗》所言"海中者大毒，江中者次之"的现象。

第三条则是出自《开宝本草》新增的"河豚"条，写作"河狧"，有云："味甘温，无毒。主补虚，去湿气，理腰脚，去痔疾，杀虫。江河淮皆有。"最受诟病的当然是"无毒"二字。但仔细研究条文，这种"河狧"不仅无毒，且功效与前面两条有别，也没有一句提到"触之即嗔，腹如气球"的特征；更重要的是，"江河淮皆有"，也与河豚主要分布在长江下游及近海水域不同。唐慎微作《证类本草》，引《本草拾遗》谓这种"河狧""如鮎鱼，口尖，一名鮠鱼也"，显然也与有毒的河豚无关。

"狧"是"豚"的异体字，《本草拾遗》"海豚鱼"条也写作"海狧鱼"，谓其"形如狧，鼻中声，脑上有孔，喷水直上，百数为群"。

这当然是指海豚科的动物，如真海豚 *Delphinus delphis* 之类。条内又提到"江豚"："亦有江独，状如独，鼻中为声，出没水上，海中舟人候之，知大风雨。"这是鼠海豚科江豚属的物种。或许《开宝本草》所言的"河独"，其实与江豚一样，是生活在淡水中的哺乳动物，并非鲀科的有毒鱼类。

但《嘉祐本草》把《日华子本草》有关河豚鱼的内容放在"河独"条之下，《本草衍义》也说"河独经言无毒，此鱼实有大毒"，其实都是把《开

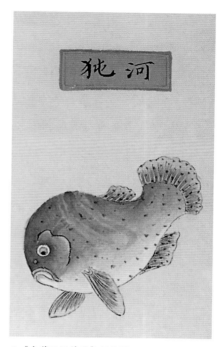

▲《本草品汇精要》河独图

宝本草》的"河独"当成河豚了。受《嘉祐本草》的影响，《本草纲目》乃将鲦鲏与鯸鱼并入"河豚"条，无毒的"河独"遂从本草中消失。

将鲦鲏或鯸鱼呼为"河豚"，究竟始于何时，文献颇为含混。

《南村辍耕录》卷九云："《类编》鱼部引《博雅》云：鲦鲏，鲀也。背青腹白，触物即怒，其肝杀人。正今人名为河豚者也，然则豚当为鲀。"《博雅》即是《广雅》，按如其说，则河鲀的名字

三国已然有之。但王念孙《广雅疏证》，此条作"鲦鮵，鮰也"。
按，《论衡·言毒》云："毒螫渥者……在鱼则为鲑与鲂、鳠，故
人食鲑肝而死，为鲂、鳠螫有毒。"鲑肝的特点正与《本草拾遗》
说鯸鱼肝及子"有大毒，入口烂舌，入腹烂肠"相合，所以王充
说的"鲑鱼"就是有毒的河豚鱼。王念孙认为，"鯸即鲑之俗体"，
解释说："河豚善怒，故谓之鲑，又谓之鮰。鲑之言恚，鮰之言
诃。《释诂》云：恚、诃，怒也。"由此而论，《广雅》原文应该就
是"鲦鮵，鮰也"，而非《类编》所言"鲦鮵，魨也"。

　　我更怀疑"河豚"一词较为晚起，从《食疗本草》《本草拾遗》
只字不提"河豚"来看，或许宋代才开始广泛使用。又因为与哺乳
动物的"河独"混淆，如陶宗仪等学者呼吁将有毒的河豚写作"河
魨"；但陶宗仪的意见并没有受到重视，宋以来的诗文仍主要使
用"河豚"，直到现代生物学体系建立以后，"河魨"才成为本类
有毒鱼种的正式名称。尽管如此，在现代汉语中，"河豚"也较"河
魨"更加常用；本文谈论"河魨"，多数地方都写作"河豚"，也算
从俗。

五台山下寒号虫

　　小学语文教材中有一篇寒号鸟的故事，讲寒号鸟得过且过，不肯盖窝，终于冻死在严冬。故事旨在教育孩子勤劳自勉，抓住大好时光勤奋努力，不要懈怠懒惰。这是根据《南村辍耕录》卷一五"寒号虫"条改编，原版以叙事为主，没有那么多的正能量。原文说：

　　　　五台山有鸟名寒号虫，四足，有肉翅，不能飞，其粪即五灵脂。当盛暑时，文采绚烂，乃自鸣曰："凤凰不如我。"比至深冬严寒之际，毛羽脱落，索然如鷇雏，遂自鸣曰："得过且过。"

寒号虫的粪便是中药五灵脂，所以寒号虫之名在《南村辍耕录》之前，已见于《开宝本草》。但寒号虫究竟是鸟还是虫，本草家颇有些徘徊不定。《开宝本草》将五灵脂安排在虫部，掌禹锡又补充解释说："寒号虫四足，有肉翅不能远飞，所以不入禽部。"《本草纲目》则将寒号虫移到鸟部，"释名"项引杨慎的意见，谓寒号虫即经书所说的"鹖鴠"。检《丹铅总录》卷五云：

> "鹖鴠不鸣"，《礼·月令》文也。《礼》引《诗》又作"盍旦"，注："鹖旦，鸟夜鸣求旦也。"郭璞《方言注》："鸟似鸡，冬无毛，昼夜鸣。"今北方有鸟名寒号虫，即此也。《说文》作鳱鴠又作鴇鴠，盖自旱省为干，故鳱或作鴇也。犹《禽经》鸿雁之雁作鴈，斥省为干，故鴈或为鴇，皆古雁字也，然则鹖鴠字正当作鳱，省作鴇，作鹖非。鹖乃斗鸟，古以其羽为勇士冠者，非此同也。盍旦、渴旦，皆以义借用耳。唐诗："暗虫啼渴旦，凉叶坠相思。"

据《方言》郭璞注，这种鹖鴠"似鸡，五色，冬无毛，赤倮，昼夜鸣"，已经隐隐有"寒号"的意思在其中了。所以李时珍说："夏月毛盛，冬月裸体，昼夜鸣叫，故曰寒号。"其实五灵脂的生产者寒号虫，既不是鸟，也不是虫，而是兽类。根据药用五灵脂的来源，可以追溯其物种为松鼠科复齿鼯鼠 *Trogopterus xanthipes*。这种动物有飞膜可滑翔，《嘉祐本草》谓其"四足，有肉翅不能远飞"，应该是写实。

复齿鼯鼠虽然能滑行，但形态与禽鸟类差别甚大，更没有夏季毛色鲜盛，冬季脱毛裸体的特征，其恐怕不是"鹖鴠"鸟最早的原型。

不仅如此，秦汉文献对鼯鼠科的物种已经有所认识。《尔雅·释鸟》"鼯鼠，夷由"，郭璞注："状如小狐，似蝙蝠，肉翅，翅尾项胁毛紫赤色，背上苍艾色，腹下黄，喙颔杂白，脚短爪长，尾三尺许。飞且乳，亦谓之飞生。声如人呼，食火烟，能从高赴下，不能从下上高。"《说文》有"鸓"字，许慎说："鼠形，飞走且乳之鸟也。"应该也是鼯鼠之类，其字从鸟，与鼯鼠在《尔雅》中居《释鸟》之部亦合。既然如此，鼯鼠或鸓，与鹖鴠或鶡鴠之间显然是两物，二者的联系，恐怕得从"寒号"来寻找。

鼯鼠的鸣叫很有特点，马融《长笛赋》说"猿蜼昼吟，鼯鼠夜叫"。考察复齿鼯鼠的行为学特性，有文献提到，"在山西，复齿鼯鼠发情期从 12 月下旬开始，持续到第二年 1 月中旬。发情开始，雌雄鼠互相追

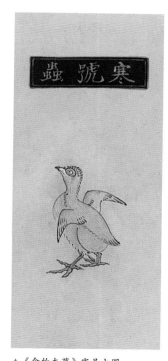

▲《食物本草》寒号虫图

逐鸣叫，此时雄鼠发出 Gu-Gu-Gu 的叫声，雌鼠发出低沉的 Gun-Gun-Gun 叫声"。[1]复齿鼯鼠的发情期正处于严寒季节，可能就是"寒号"了，或许因为鹖鸱鸟也有冬天昼夜鸣叫的特点，渐渐混为一谈。

有意思的是，因为文献对寒号虫的描述含混不清，直接影响本草图例的绘制。《本草图经》很明智地回避寒号虫本身，只画了一堆粪便，示意"潞州五灵脂"而已。《食物本草》将寒号虫画成鸡形，裸身无毛，两足，这来源于郭璞的意见，"似鸡，五色，冬无毛，赤倮"。《本草汇言》所附图亦作鸡形，羽毛丰盛，四足，旁注亦有言"四足"，此当是受《南村辍耕录》的影响。

《本草纲目》"集解"项李时珍说："曷旦乃候时之鸟也，五台诸山甚多。其状如小鸡，四足有肉翅，夏月毛采五色。"几种版本《本草纲目》寒号虫图例各有特点。金陵本绘作鸡雏形，四足，双翅开展作奔跑状，下

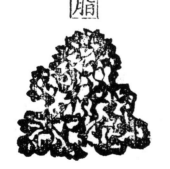

▲《本草图经》潞州五灵脂图

---

[1]　李沐森、郭文场、刘佳贺:《复齿鼯鼠的捕捉及饲养管理要点》,《特种经济动植物》2017 年第 3 期。

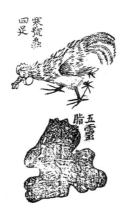

▲《本草汇言》寒号虫及
　粪便图

▲《本草纲目》金陵本
　寒号虫图

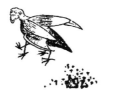

▲《本草纲目》钱蔚起本
　寒号虫图

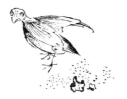

▲《本草纲目》张绍棠本
　寒号虫图

方堆状物表示粪便，即五灵脂；钱蔚起刻本亦作鸡形，四足，大
约是为了增加"虫"的元素，将翅膀绘成膜质状，接近于昆虫；
张绍棠本据钱本重绘，造型基本不变，但足又减为两只。

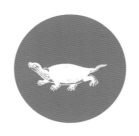

王八蛋考实

赵翼研究"王八"一词的语源,《陔余丛考》引《新五代史》谓前蜀王建"少时无赖,以屠牛、盗驴、贩私盐为事,里人谓之贼王八"。因为王建行八,所以称为"王八"。又说:"明人小说又谓之'忘八',谓忘礼、义、廉、耻、孝、弟、忠、信八字也。"按如其说,"王八蛋"乃是詈词"王八"加上同样带恶意的"蛋"组成的复合词,本义与乌龟王八没有关系。"王八蛋"较为后起,所以《汉语大词典》该词条仅从现代文学作品中选择例句,搜索语料库,"王八蛋"确实最早只见于明清说部。

检《南部新书》戊集,有一条材料隐约与"王八蛋"有关,其略云:

湖州岁贡黄𪓰子、连蒂木瓜。李景先自和牧谪为司马，戏湖守苏特曰："使君贵郡有三黄𪓰子、五蒂木瓜。"特颇衔之。

𪓰体型庞大，《本草纲目》释名说："甲虫惟𪓰最大，故字从元。元者，大也。"原动物为鳖科𪓰 *Pelochelys cantorii*。𪓰与龟鳖同类，《说文》"𪓰，大鳖也"，段玉裁注："今目验𪓰与鳖同形，而但分大小之别。"所以"𪓰子"就是鳖子，即白话之"王八蛋"。这应该是一条"谐音梗"，所以令苏特衔恨；故事发生在晚唐，可见当时已经有王八蛋的说法了。

将"𪓰子"理解为𪓰的卵当然没有问题，但"黄𪓰子"，尤其是"三黄𪓰子"则费解。据《本草拾遗》云："时人谓藏卵为𪓰子。"藏卵即腌制咸鸭蛋。《尔雅·释木》"杬，鱼毒"，郭璞注："杬，大木，子似栗，生南方，皮厚汁赤，中藏卵果。"因为使用杬木皮，所以咸鸭蛋又叫作"杬子"。《容斋随笔》载："《异物志》云：'杬子，音元，盐鸭子也。'以其用杬木皮汁和盐渍之。"咸鸭蛋是南方特产，故杨万里有诗："深红杬子轻红鲊，难得江西乡味来。"

《齐民要术》卷六记有完整的杬子制作方法，其略云：

纯取雌鸭，无令杂雄，足其粟豆，常令肥饱，一鸭便生百卵。取杬木皮，净洗细茎，锉，煮取汁。率二斗，及热下

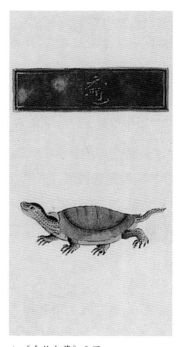

▲《食物本草》鼋图

盐一升和之。汁极冷，内瓷中，浸鸭子。一月任食。煮而食之，酒食俱用。咸彻则卵浮。

至于杬木，《临海异物志》谓"杬味如楮"，具体物种不可考，缪启愉等推测为壳斗科栎属植物，[1] 其说有理。用杬木树皮腌制禽蛋，一者是利用其富含的鞣质，可以凝固蛋白质；一者是用其色素，给蛋染色。《齐民要术》说若无杬木，则"虎杖根、牛李根并任用"可为佐证，因为后二者也是染色所常用。

另据《吴兴备志》卷一六，唐代湖州岁贡"单黄杬子一千三百五十颗，重黄杬子一千三百颗"。由此更加确定，《南部新书》说湖州岁贡之"鼋子"其实就是"杬子"的谐音，亦即咸鸭蛋。李景先所谓"三黄鼋子"，应该是双黄蛋的夸张说法；李特意使用"鼋子"，则是影射"王八蛋"的意思。

---

[1]　缪启愉、邱泽奇辑释：《汉魏六朝岭南植物"志录"辑释》，农业出版社，1990 年，第 33 页。

再看《本草拾遗》原文："（鼋）子如鸡卵，正圆，煮之白不凝。今时人谓藏卵为鼋子，似此非为木石机[1]也。"陈藏器的意思是说，今时人将咸鸭蛋称作"鼋子"，乃是因为鼋所产卵"如鸡卵，正圆，煮之白不凝"，与藏卵相近，并非因为腌制过程中使用杬木，叫作"杬子"，再谐音成"鼋子"的缘故。这其实是陈藏器的一家之言，后来《本草图经》信以为真，说鼋"卵大如鸡鸭子，一产一二百枚，人亦掘取，以盐淹可食"。

---

[1]　此句中"木石机"之"机"，恐是"杬"的讹写。

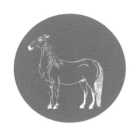

马肝禁忌

　　白马茎载于《神农本草经》，"茎"在医书中特指阴茎，如《黄帝内经素问·骨空论》说："其男子循茎下至篡，与女子等。"《灵枢·经脉》云："其别者，循胫上睾，结于茎。"白马茎就是白马的阴茎，但同样是《神农本草经》《名医别录》，如牡狗阴茎、狸阴茎、狐阴茎等则呼"阴茎"而不是称为"茎"，此或者是一种"拟人化"的称呼。《本草经考注》云："马之性与人之性颇相似，故御者能得马之情，马能得御者之情。惊、骇、骄、骚等之字从马，转注而为人用字，亦可以证矣。"

　　本条下陶弘景专门注释说："马肝及鞍下肉，旧言杀人；食骏马肉，不饮酒亦杀人。"

食骏马肉若不同时饮酒,可能有害健康,这是春秋秦穆公时的故事,出自《史记·秦本纪》。大约是说一帮穷苦百姓偷食了穆公的御马,将被处死,穆公说:"君子不以畜产害人。"又说:"吾闻食善马肉不饮酒伤人。"于是赐酒放归。待后来秦晋交战,这些人果然成为秦穆公得力的帮手。

讲不清这一段赐酒的情节,究竟是秦穆公自己加的戏,还是后人粉饰;另一项"马肝禁忌",则与汉武帝有关,演变过程尚依稀可考。

据《史记·封禅书》,方士少翁让死去的王夫人在帷幕中现形,解汉武帝思念之苦,受封为文成将军,后来因为玩把戏穿帮伏诛。少翁死后,汉武帝又宠信栾大,乃讳言少翁的死因,赌咒发誓地对栾大说:"文成食马肝死耳。"从此,马肝便成为一项重要的饮食禁忌流传下来。如韦庄的《又玄集序》直接用为取譬:"但思其食马留肝,徒云染指;岂虑其烹鱼去乙,或致伤鳞。"杨亿的诗说得更加直白:"力通青海求龙种,死讳文成食马肝。"

马肝有害也非汉武帝发明,汉景帝时辕固与黄生争论商汤、周武革命是否属于"弑君篡位",因为涉及汉家政权的合法性,被景帝及时叫停,指示说:"食肉不食马肝,不为不知味;言学者无言汤武受命,不为愚。"语见《史记·儒林列传》《汉书·儒林传》,颜师古注:"马肝有毒,食之害杀人,幸得无食。"

但此前似乎没有这样的禁忌。《太平御览》卷四七五引《燕丹子》谓太子丹交好荆轲,二人共乘千里马,荆轲忽然赞叹千里马

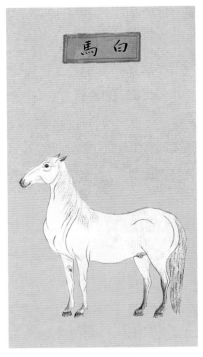
▲《本草品汇精要》白马图

的肝滋味鲜美，"太子即杀马进肝"。甚至略早于景帝，也有食马肝的事例。《史记·扁鹊仓公列传》仓公对汉文帝陈述医案，其中一例为齐淳于司马病"迥风"，此人"之王家食马肝，食饱甚，见酒来，即走去，驱疾至舍"，因此患病。据仓公说，迥风之病乃"得之饱食而疾走"，显然与食用马肝无关，此尤其证明汉初确实不以马肝为毒药。

动物内脏较肌肉组织更容易腐败，古代没有完善的保鲜措施，食用变质食品可能引致严重中毒，甚至死亡。或许景帝、武帝时代确实发生过食用马肝的严重中毒事件，因为教训深刻，遂成为当时人的"口头禅"。汉景帝以不食马肝来制止争论，汉武帝用食肝而死来掩盖真相，传说既久，后人信以为真，遂引为禁忌。所以《论衡·言毒》说："火困而气热，血毒盛，故食走马之肝杀人。"

马肝不比河豚，稍加尝试就能知道吃不死人。所以宋人《娱书堂诗话》根据《洞冥记》提到元鼎五年（前112）外国进贡马肝石，大约是金丹之一种，"以和九转之丹，用拭发，白者皆黑"；于是认为所谓"文成食马肝死"，事实真相是服食含有马肝石的丹药致死。尽管《娱书堂诗话》被四库馆臣批评为"支离无理"，但作者不以马肝有毒，则是显而易见的。

有关马的禁忌中，还有一项也可能与微生物学有关。陶弘景注："马骨伤人，有毒。人体有疮，马汗、马气、马毛亦并能为害。"《外台秘要》等亦有"马汗及毛入人疮中方"，可能都是剥马皮或处理马肉时，发生的破伤风或其他细菌感染。

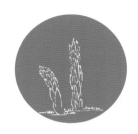

伟哥话题

　　《礼记》"饮食男女，人之大欲存焉"，《孟子》浓缩成四个字："食色，性也"。如果以此为谜面，答案就是俗称"伟哥"的盐酸西地那非，一种吃进去有助于"色性"的药物。

　　古人同样也为性问题所困扰，马王堆出土的《养生方》提到，大禹因治水劳累，兼以年迈体衰，性能力下降，以致妻室埋怨，后宫不安的故事。[1]《养生方》还将阳痿按程度分级，并做出病因学解释：

---

[1]　见《养生方》马继兴整理本第 31 条，大禹与群娥入与璇房，房事不和谐，大禹感叹说："我须眉既华，血气不足，我无所乐。"因询问："我欲合气，男女蕃兹，为之若何？"少娥告之云云。

怒而不大者，肤不至也；大而不坚者，筋不至也；坚而
不热者，气不至也。肤不至而用则垂，筋不至而用则避，气
不至而用则惰，是以圣人必□□之。

古代治疗勃起功能障碍的药物涵盖矿物、植物、动物三类。
矿物药最著名者是载于《神农本草经》的阳起石，专主"阴痿不
起"，且"久服不饥，令人有子"。

阳起石出自济南阳起山，究竟是山因产阳起石得名，还是石
因出阳起山得名，已经难于索考。如果是先有阳起山的话，这块
石头的"伟哥"样作用，则大有可疑，完全可能是因为山名附会
而来。另外，阳起石《名医别录》一名
"羊起石"，这究竟是本名"羊起石"讹
变成"阳起石"；还是本名"阳起石"，
讳言性事改称"羊起石"，同样不得而
知。阳起石在宋代十分有名，据《宾退录》
卷一〇，齐州（济南）岁贡阳起石十斤。
这样的"宝贝"当然归官家所有，《本草
图经》说：

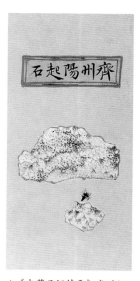

▲《本草品汇精要》齐州阳
起石图

今齐州城西惟一土山，石出
其中，彼人谓之阳起山。其山常有
温暖气，虽盛冬大雪遍境，独此山

无积白，盖石气熏蒸使然也。山惟一穴，官中常禁闭。至初冬，则州发丁夫，遣人监视取之。岁月积久，其穴益深，才凿他石，得之甚艰。以色白肌理莹明若狼牙者为上。亦有夹他石作块者，不堪。每岁采择上供之，余州中货之，不尔，市贾无由得也。

《五杂组》卷三提到阳起石的一项特征："山东有阳起石，煅为粉，着纸上，日中暴热，便能飞起。盖此石为阳精相感之理，固宜尔也。其石入药，能壮阳道。"这其实是石棉纤维在空气中飘荡的样子，由此确定其原矿物确为阳起石石棉 *Actinolite asbestos*，阳起石治疗"阴痿不起"的作用或许就是如此附会而来。

阳起石在后世医方罕用，《太平圣惠方》卷七"治肾脏虚损阳气萎弱诸方"有阳起石丸，用阳起石、白矾灰、钟乳粉、硫黄、龙脑、伏火砂、伏火砒霜，通研如粉，用软粳米饭和作丸如梧桐子大，食前以温酒下十丸，日二服。这样的毒药合用，也算是求仁得仁吧。

古人判断"壮阳"药效的方式主要有两种，一是通过动物行为学观察，获知某草某花有促进性功能的作用，淫羊藿便是显例；另一种则是基于交感巫术的取类比象，肉苁蓉、锁阳可为代表。

淫羊藿是小檗科淫羊藿属（*Epimedium*）植物，也主"阴痿"，陶弘景解释说："服此使人好为阴阳。西川北部有淫羊，一日百遍合，盖食藿所致，故名淫羊藿。"据《三朝北盟会编》卷二三〇记载，宋高宗无子嗣，御医王继先"尝劝上服仙灵脾，亦名淫羊藿。虽强阳，然久服令人精清，按方论，精清者不成子"。

肉苁蓉也载《神农本草经》，能够"强阴，益精气，多子"，其原植物品种古今变化不大，应该就是列当科肉苁蓉 *Cistanche deserticola*、盐生肉苁蓉 *Cistanche salsa*、沙苁蓉 *Cistanche sinensis* 之类。这是一种沙生植物，出产在边地，故早期本草学家对此了解甚少，遂有若干附会之言。陶弘景说："多马处便有，言是野马精落地所生。"直

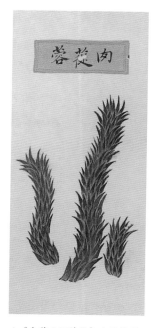

▲《本草品汇精要》肉苁蓉图

到《日华子本草》才了解，"（肉苁蓉生长地）非马交之处，陶说误耳"。尽管如此，坊间对此传说依然津津乐道，如《本草歌括》云："肉苁蓉是马精生，主疗劳伤补益精。女子绝阴令有子，男人阳绝亦能兴。"《本草新编》论肉苁蓉功效，也以马精入说。有论云：

> （肉苁蓉）虽补肾，而不可专用，佐人参、白术、熟地、山茱萸诸补阴阳之药，实有利益。使人阳道修伟，与驴鞭同

用更奇，但不可用锁阳。盖锁阳非苁蓉可比。苁蓉，乃马精所化，故功效能神；锁阳，非马精所化之物，虽能补阴兴阳，而功效甚薄，故神农薄而不取。近人舍苁蓉而用锁阳，余所以分辨之也。至于草苁蓉，尤不可用。凡用肉苁蓉，必须拣其肥大而有鳞甲者，始可用。否则，皆草苁蓉而假充之者，买时必宜详察。

或问：肉苁蓉既大补，又性温无毒，多用之正足补肾，何以反动大便？不知肉苁蓉乃马精所化之物，马性最淫，故能兴阳。马精原系肾中所出，故又益阴。然而马性又最动，故骤用之多，易动大便，非其味滑也。

锁阳科锁阳 *Cynomorium songaricum* 的神奇功效，也主要缘于所谓"阳具象征"，《南村辍耕录》卷一〇有关描述可以作为参考：

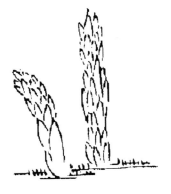

▲《本草纲目》钱蔚起本锁阳图

鞑靼田地，野马或与蛟龙交，遗精入地，久之发起如笋，上丰下俭，鳞甲栉比，筋脉联络，其形绝类男阴，名曰锁阳，即肉从容之类。或谓里妇之淫者就合之，一得阴气，勃然怒长。土人掘取，洗涤去皮，薄切晒干，以充药货。功力百倍于从容也。

淫羊藿、肉苁蓉之类也有报告说具有一定的性激素样作用，似乎为取类比象的寻药方式找到依据，但动物来源的几种"鞭类"壮阳药却又提供反向的证明。比如白马阴茎主治"阴不起"，牡狗阴茎，也主"阴痿不起，令强热大，生子"。据《本草拾遗》说："收白马茎，当以游牝时，力势正强者，生取得为良。"残忍如此，效果则不敢苟同。

引起男性勃起功能障碍的原因主要有年龄、疾病、药物、心理因素等，可以明确地说，在育亨宾（yohimbine）[1] 发现之前，没有任何一样药物能够真正改善病理性勃起功能障碍，文献吹嘘的各种神效，心理暗示占了绝大比例。

---

[1] 育亨宾是从茜草科育亨宾树 *Corynanthe yohimbe* 中提取的一种生物碱，是去甲肾上腺素能神经 α_2 受体阻断剂。

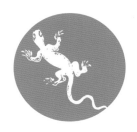

守宫砂

守宫砂是古代"直男癌"们发明的"大杀器",饶是今天科学技术进步,仍然只可仰望无能超越。马王堆出土的《养生方》第 12 条"戏"云:

> 取守宫置新甍中,而置丹甍中,令守宫食之。须死,即
> 冶。□划女子臂若身。即与男子戏,即不明。

《太平御览》卷九四六引《淮南万毕术》也有类似记载:

> 又曰:守宫饰女臂,有文章。取守宫新合阴阳巳,牝牡

各一，藏之瓮中，阴干百日，以饰女臂，则生文章。与男子合阴阳，辄灭去。

又曰：取七月七日守宫阴干之，治合，以井花水和，涂女人身，有文章，则以丹涂之，不去者不淫，去者有奸。

在本草中守宫是石龙子的别名，陶弘景注释正式点出"守宫砂"之名，并扼要介绍制作使用之法："以朱饲之，满三斤，杀，干末，以涂女子身，有交接事便脱，不尔如赤志，故谓守宫。"陶弘景的这一说法出自《博物志》："蜥蜴或名蝘蜓，以器养之以朱砂，体尽赤，所食满七斤，治捣万杵，点女人支体，终年不灭。唯房室事则灭，故号守宫。"

石龙子包括蜥蜴目多种小型爬行动物，名色各异。《尔雅·释鱼》云："蝾螈，蜥蜴；蜥蜴，蝘蜓；蝘蜓，守宫也。"郭璞注："转相解，博易语、别四名也。"邢昺疏："蝾螈、蜥蜴、蝘蜓、守宫，一物形状相类而四名也。"或许可以这样理解，按照《尔雅》的意思，蝾螈、蜥蜴、蝘蜓、守宫等四名，其实是具有某一共同特征的爬行动物的通称，这四个名称基本等义——至于这些名称是否指代同一生物种，则因地域、时代而异，甚至因不同作者而异。

《神农本草经》成书于东汉早期，此时代蝾螈、蜥蜴、蝘蜓、守宫等，概念已经细化，各有所指，而"石龙子"则能囊括全部，故用作正名，注别名"蜥蜴"。年代稍晚的《名医别录》又补充别名"山龙子""守宫""石蜴"。与《名医别录》时间相近的《古今注》

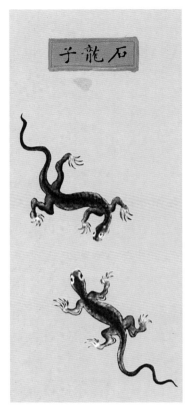

▲《本草品汇精要》石龙子图

也说："蝘蜓，一曰守宫，一曰龙子，善于树上捕蝉食之。其五色长大者，名为蜥蜴；其短而大者，名为蝾螈，一曰蛇医。大者长三尺，其色玄绀，善魅人，一曰玄螈，一名绿螈。"此似以蝘蜓、守宫、龙子为大概念，囊括蜥蜴、蝾螈等次级概念。陶弘景作《本草经集注》，乃将石龙子细分为四种，皆有明确的指代，陶弘景说："其类有四种：一大形，纯黄色，为蛇医母，亦名蛇舅母，不入药；次似蛇医，小形长尾，见人不动，名龙子；次有小形而五色，尾青碧可爱，名蜥蜴，并不螫人；一种喜缘篱壁，名蝘蜓，形小而黑，乃言螫人必死，而未常闻中人。"至于对应今天的具体物种，尚难绝对明确。

陶弘景专门提到守宫，乃谓"东方朔云，是非守宫，则蜥蜴"。此语出《汉书·东方朔传》："上尝使诸数家射覆，置守宫盂下，射之，皆不能中。朔自赞曰：臣尝受《易》，请射之。乃别著布卦而对曰：臣以为龙又无角，谓之为蛇又有足，跂跂脉脉善缘壁，是非守宫即蜥蜴。"可见，守宫与蜥蜴仍然是一类二物。陶弘景以"小形而五色，尾青碧可爱，并不螫人"者定义为蜥蜴；将"喜缘篱壁，名蝘蜓，形小而黑"者称为蝘蜓，并怀疑此即守宫，由此引出"守宫砂"的传说。

《新修本草》仍同意石龙子分为四种，但与陶说有所不同，以蛇师、蝘蜓（守宫、蝾螈、蝎虎）、蜥蜴（龙子）、蛇医为四种，否认守宫与"守宫砂"的关系，认为蝘蜓之类活动在人家墙壁之间，所以得名"守宫"。《新修本草》说：

> 蝘蜓似蛇师，不生山谷，在人家屋壁间，荆楚及江淮人名蝘蜓，河济之间名守宫，亦名荣螈，又名蝎虎，以其常在屋壁，故名守宫，亦名壁宫，未必如术饲朱点妇人也，此皆假释尔。……又云朱饲满三斤，殊为谬矣。

《本草图经》试图调和诸说，将石龙子根据生境析分为两类：生于草泽山野为蝾螈、蜥蜴；生于人家壁间为蝘蜓、守宫。《本草纲目》大致遵循《本草图经》的意见略有补充。"石龙子"条"集解"项李时珍说：

> 诸说不定。大抵是水、旱二种，有山石、草泽、屋壁三者之异。本经惟用石龙，后人但称蜥蜴，实一物也。且生山石间，正与石龙、山龙之名相合，自与草泽之蛇师、屋壁

之蝘蜓不同。苏恭言蛇师生山谷，以守宫为蝾螈，苏颂以草泽者入药，皆与本经相戾。术家祈雨以守宫为蜥蜴，谬误尤甚。今将三者考正于左，其义自明矣。生山石间者曰石龙，即蜥蜴，俗呼猪婆蛇；似蛇有四足，头扁尾长，形细，长七八寸，大者一二尺，有细鳞金碧色；其五色全者为雄，入药尤胜。生草泽间者曰蛇医，又名蛇师、蛇舅母、水蜥蜴、蝾螈，俗亦呼猪婆蛇；蛇有伤，则衔草以敷之，又能入水与鱼合，故得诸名；状同石龙而头大尾短，形粗，其色青黄，亦有白斑者，不入药用。生屋壁间者曰蝘蜓，即守宫也；似蛇医而短小，灰褐色，并不螫人，详本条。又按《夷坚志》云：刘居中见山中大蜥蜴百枚，长三四尺，光腻如脂，吐雹如弹丸，俄顷风雷作而雨雹也。

《本草纲目》将石龙子特指为生山石间者，一名"蜥蜴"，"似蛇有四足，头扁尾长，形细，长七八寸，大者一二尺，有细鳞金碧色"；生草泽间者名蛇医，一名"水蜥蜴"，一名"蝾螈"，不入药；生人家壁间为蝘蜓，亦即守宫，"似蛇医而短小，灰褐色，并不螫人"。从《本草纲目》的描述，大致可以判断，这种石龙子（蜥蜴）为石龙子科中国石龙子 *Plestiodon chinensis*、蓝尾石龙子 *Eumeces elegans* 之类，其中蓝尾石龙子，当即陶弘景所言"尾青碧可爱"者；蝾螈（蛇医）为蝾螈科东方蝾螈 *Cynops orientalis* 之类；蝘蜓（守宫）为壁虎科中国壁虎 *Gekko chinensis*、无蹼壁虎 *Gekko swinhonis*、多疣壁虎 *Gekko japonicus* 之类。

按照《新修本草》的意见，壁虎一类因为"常在屋壁，故名守宫"，由"守宫"之名而附会出"守宫砂"的传说，如此真是毫无悬念可言。直接打破"直男癌"的幻想，未免残酷，偶检《本草经集注》"白马茎"条陶弘景说："东行白马蹄下土作方术，知女人外情。"此法简单而无害，或许可供意淫。

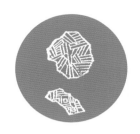

诸青琐谈

"青"字从"生"、从"丹"。《说文》云:"青,东方色也,木生火。从生、丹。丹青之信,言必然。"段玉裁注:"俗言信若丹青,谓其相生之理有必然也。援此以说从生丹之意。"许慎的意思是说,"青"代表东方,属木;"丹"赤色,代表南方,属火。按照五行相生的原则,木生火,故"生"与"丹"(代表火)构成"青"字。这一解释太过迂曲,恐怕也违背造字的本意。盖五行学说流行于战国,而此前"青"已经写成这个样子。如毛公鼎是西周器,大约作于周宣王时,铭文"静"字中之"青",写法也是从"生"、从"丹"。

徐灏《说文解字注笺》的意见似较有道理,徐云:"此以青之字义取于东方之木，又因木生火以为文。而字形并无木与火，乃以丹代火，遂谓生丹为青。义殊迂折。戴氏侗曰：'石之青绿者。从丹，生声。'是也。灏按，丹沙、石青之类，凡产于石者，皆谓之丹。《大荒西经》有白丹、青丹；张衡《东京赋》'黑丹石䃂'是也。盖丹为总名，故青从丹，生声。其本义为石之青者，引申之，凡物之青色，皆曰青矣。"

简要言之，丹为赤色之石，青为青色之石。初文"青"是否还含有青可以变化为"丹"之意，因无确证，不敢臆断。至于朱骏声《说文通训定声》说"青"或从"生"、从"井"，"草木始生，其色同青，故从生"。其说恐非。

《证类本草》以"青"为名的玉石部药物甚多，见于《神农本草经》者有"空青""曾青""白青""扁青""肤青"，见于《名医别录》者为"绿青"，以及《嘉祐本草》新补的"铜青"。诸青都是铜盐，除铜青以外，绝大多数都是呈青色或蓝色的铜矿石。章鸿钊《石雅》将之分为"石青"与"石绿"两类：石绿即孔雀石（malachite），为碱式碳酸铜 $CuCO_3 \cdot Cu(OH)_2$，空青、曾青、绿青皆属此类；石青系蓝铜矿（azurite），常与孔雀石共生于铜矿中，成分亦是碱式碳酸铜，分子式为

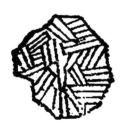
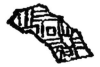

▲《本草纲目》江西本绿青、扁青图

$2\ CuCO_3 \cdot Cu(OH)_2$，扁青、白青即属此类。此外，肤青虽载《神农本草经》，但陶弘景已不识其物，陶说："俗方及仙经并无用此者，亦相与不复识。"故章鸿钊没有讨论，《本草纲目》将肤青附在"白青"条，称为"绿肤青"，或许可以据以认为是蓝铜矿。铜青则是铜器在空气中受潮后被氧化表面所生的碱式碳酸铜，俗称铜绿、铜锈。铜青的成分与孔雀石同，也可以在铜器表面涂以醋酸人工制得。

丹经中"青"的分类与本草大致相同，《龙虎还丹诀》云：

凡青有数十种，曾青最为上，其状如黄连，又似贯小真珠，长一寸半寸，或三两枚相缀，或直或曲，或深或翠色，时有金线还绕其间，光缕璨璨。句容山谷中有，近甚难得，价重于金。其空青出于梓州，大小中心皆空，色甚鲜翠，其间有含水者。昆仑头青似杨梅，峰头飒飒然，大者如弹丸，中心实。句容、梓州青作片子，如碎钵盂，色青无彩翠，拣择并可用。又有白甘青，生甘土中，鲜翠美颜色，如豆许大，稍软，以指甲掐之得破，破处转鲜翠。此一味彼土人呼为白甘青，古来仙方及本草并不见载。又长偏青、白青、鱼目及善青，散出饶、信等州，并杂青也，亦相类。今煮结砂子，乃是画人淘研出者，彩色家多用结水银，甚有力。又一说，老铜化为绿，老绿化为青，其晕最浅少。

除了诸青以外，石胆也是铜盐，极有可能是带结晶水的硫酸铜，即是胆矾$CuSO_4 \cdot 5H_2O$。《神农本草经》说石胆"能化铁为铜成金银"，"空青"条说"能化铜铁铅锡作金"，"曾青"条说"能化金铜"，这些都是铜盐通过置换反应获得单质铜。经文强调"成金银"，乃是制作药金的意思，或许可以视为汉代水法炼丹（金）术的孑遗。魏晋时期，这种简单的法术已经不太灵光，所以《名医别录》记载矾石（胆矾）"能使铁为铜"，而不再奢谈"成金银"的事情。齐梁陶弘景的认识更加清楚，《本草经集注》"矾石"条陶说："鸡屎矾不入药，惟堪镀作以合熟铜。投苦酒中，涂铁皆作铜色，外虽铜色，内质不变。"这实际上是宋代湿法炼铜的鼻祖。

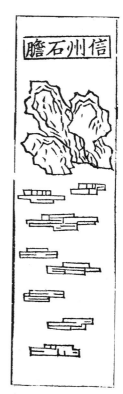

▲《本草图经》信州石胆图

《宋史·食货志》记有浸铜之法："以生铁锻成薄片，排置胆水槽中，浸渍数日，铁片为胆水所薄，上生赤煤，取刮铁煤入炉，三炼成铜。大率用铁二斤四两，得铜一斤。饶州兴利场、信州铅山场各有岁额，所谓胆铜也。"《宋史·艺文志》著录有张甲撰《浸铜要录》，应该是湿法炼铜的专书，可惜已经失传。晚来学者从《星源甲道张氏宗谱》中找出张甲原序，以及其侄孙张焘后序，可以补文献之缺失。[1] 两篇序言都谈到炼铜术与本草的关系。张甲序说："万物之理，非圣人莫穷，万物之用，非圣人莫制，穷而制之，曲尽其性。故《神农本草》载石胆能化铁为铜，妙极神通，有至于此。信哉！百工之事皆圣人作，然其说具存，其所以化之之术，绵历数千百年，未有能知之者。往往炉修鼎炼之事，皆为虚语。"自述在绍圣年间偶然出游，"因瞰铜窦，忽见清流，挹而尝之，气味俱厚。辄阅所秘，聊试其可浸凝，未几大成厥效"。调查发现，饶州德兴县、信州铅山县"悉有可浸，就其多者，已条叙本末，上献公府"，于是"两邑之人，争趋从事"，乃撰成"《浸铜要略》，以备采问取索"。张焘的后序说：

> 谨按，本草著石胆，谓神仙能以化铁为铜成金银，故方术之士竞尽力于此，然不探其理，类皆求之炉火之间，以为丹药之用。考历代以来，绵历数十百年，未有能化之者。曾祖心术高明，思虑精审，以本草为据，以所得于方技之书，参同而历试之，洞见厥理；遂知所谓石胆者，其变化之功特在于水，其制化之妙特在于浸，而不在于炉火之间尔；能阐造化之机，发天地之秘，成至简至易之法，为无极无尽之利，以上佐国，下以惠民，岂若方士区区为一己之私，而其效又岂特成金银之比哉！

---

[1]　见孙承平《〈浸铜要略序〉的发现与剖析》，《中国科技史料》2003 年第 3 期。

诸青及石胆都疗目疾，其中以空青最为常用，本草谓其"主青盲，明目，疗目赤痛，去肤翳，止泪出"。眼科疾病甚多，如果按照《药性论》的说法，"瞳人破者，（以空青疗之），再得见物"，简直神奇得令人不可思议。《本草纲目》对空青治眼功效的解释同样令人叫绝：

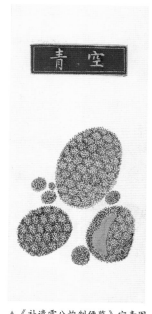

▲《补遗雷公炮制便览》空青图

　　东方甲乙，是生肝胆，其气之清者为肝血，其精英为胆汁。开窍于目，血五脏之英，皆因而注之为神。胆汁充则目明，汁减则目昏。铜亦青阳之气所生，其气之清者为绿，犹肝血也；其精英为空青之浆，犹胆汁也。其为治目神药，盖亦以类相感应耳。

　　事实当然不是如此，《五杂组》说："语曰'医家有空青，天下无盲人'，余友陈幼孺瞖疾，有人遗之者，延医治之，竟不效也。"另一则用空青治疗目疾无效的案例见于《广阳杂记》，其略云：

予昔在杭，遇一满洲老人，双目皆矇，药不能立时奏效。有货空青者，索价颇高，甚言其效，满洲人信之，酬以重价。将用之矣，始问之予，予曰："此物生铜坑中，必铜精也。铜性能伐肝，有余之症，自无不愈。今公年老，而症俱虚，法当用温补之品，若用此，恐无益有损。"闻予言，且信且疑，乃破青取水，先点右目，效则遂用之。一夜大痛无□，目睛爆碎，始悔不用予言，而犹赖予获全其左目也。后用养肝滋阴之剂，将及一载，左目复明。学者不可不知也。

按，诸青、石胆之治疗目疾，很可能是针对沙眼而来。沙眼是由沙眼衣原体引起的一种慢性传染性结膜角膜炎，结膜表面粗糙不平，形似沙粒，故名沙眼。沙眼除了抗感染治疗外，结膜上的滤泡和乳头状增生可以使用硫酸铜棒来腐蚀。诸青所含之碱式碳酸铜，所起的也是类似硫酸铜的作用，其治疗范围应该局限于此。《名医别录》说"疗目赤痛，去肤翳，止泪出"，所描述的可能就是沙眼。《日华子本草》说："（空青）能点多年青盲、内障、翳膜，养精气，其壳又可摩翳也。"正是这样的治疗方式。至于宋代将空青之类奉为治疗翳障的神药，或许是由《神农本草经》"主青盲"的功效附会而来。"青盲"，《神农本草经》孙星衍辑本作"眚盲"，二者不是一种疾病，"青盲"或指青光眼，"眚盲"则是白内障之类。

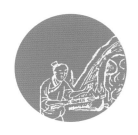

千锤万凿话石灰

石灰即烧石成灰，《本草纲目》"集解"项李时珍说："今人作窑烧之，一层柴或煤炭一层在下，上累青石，自下发火，层层自焚而散。入药惟用风化、不夹石者良。"于谦诗"千锤万击出深山，烈火焚烧若等闲"便是此意。

《博物志》讲得更清楚："烧白石作白灰，既讫，积著地，经日都冷，遇雨及水浇即更燃，烟焰起。"《本草经集注》也说："今近山生石，青白色，作灶烧竟，以水沃之，即热蒸而解末矣。"张华、陶弘景所描述的都是石灰石（limestone）即碳酸钙 $CaCO_3$，烧成生石灰（quicklime）即氧化钙 CaO，生石灰遇水溃解成熟石灰（hydrated lime）即氢氧化钙 $Ca(OH)_2$，并释放出大量热能的过程。

无论生石灰、熟石灰都具碱性，后者更是强碱。石灰水是碱性溶液，可以使蛋白质变性失活，致微生物死亡，因此有消毒杀菌作用，至今仍可用于环境的简单消毒。《抱朴子内篇·道意》说：

　　　洛西有古大墓，穿坏多水，墓中多石灰，石灰汁主治疮。夏月，行人有病疮者烦热，见此墓中水清好，因自洗浴，疮偶便愈。于是诸病者闻之，悉往自洗，转有饮之以治腹内疾者。近墓居人，便于墓所立庙舍而卖此水。而往买者又常祭庙中，酒肉不绝。而来买者转多，此水尽，于是卖水者常夜窃他水以益之。其远道人不能往者，皆因行便或持器遗信买之。于是卖水者大富。人或言无神，官申禁止，遂填塞之，乃绝。

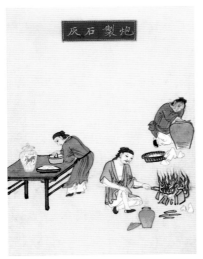

▲《补遗雷公炮制便览》炮炙石灰图

　　这段故事所言，乃是石灰水外用洗浴对某些皮肤病的治疗作用，但如果不明其原理，任意夸大疗效，转成祸害。

　　石灰的强碱性对皮肤肌肉组织有明显腐蚀作用，故《神农本草经》用来"去黑子息肉"。可能嫌其刺激性太大，《本草衍义》介绍的方法则改为用糯米浸石灰浆中，然后用米来做腐蚀剂。《神农本草经》因石灰的腐蚀作用，又推衍出治疗"死肌坠眉"等麻风病症状的功效，则纯属无稽之谈了。

石灰在酿酒中有特殊应用。蒸馏法发明以前，酿造酒的酒精浓度不高，在贮藏过程中可能进一步氧化为乙酸，称为"酸败"。为了避免酸败，往往在发酵成熟之前向醪液中加入适量的石灰，以中和乙酸降低酸度，并使醪液变清。《鸡肋编》卷上说：

> 二浙造酒皆用石灰，云无之则不清。尝在平江常熟县，见官务有烧灰柴，历漕司破钱收买。每醅一石，用石灰九两。以朴木先烧石灰令赤，并木灰皆冷，投醅中。私务用尤多，或用桑柴云。朴木，叶类青杨也。李百药为杜伏威欲杀，饮以石灰酒，因大利濒死，既而宿病皆愈。今南人饮之无恙，岂服久反得愈病之功乎？

李百药被杜伏威逼饮石灰酒的故事见于两《唐书》，《鸡肋编》引用时只抽取饮石灰酒后"大利濒死，既而宿病皆愈"的情节，而脱漏前因后果，显得孤立无助。据本传，李百药"幼多病，祖母赵以'百药'名之"，反而因祸得福，最终享高寿八十四岁。庄绰拈出李百药的故事，表示饮用石灰酒存在"个体差异"，后人则据此说灰酒的制作方法出于唐代。

按，循常理推度都可以知道，李百药被迫饮下的石灰酒当然

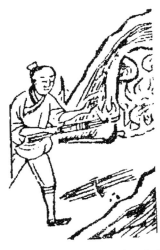

▲《太乙仙制本草药性大全》石灰图

不会是宋代人说的"灰酒"。醇醪经石灰处理以后，酯化反应减慢，决定酒风味的酯类物质生成减少，所以一般认为灰酒滋味不佳，此如岳珂诗所言"自言畏灰如畏虎，有酒不向官坊酤"；但绝不至于令人饮之大泻，甚至夺人性命。

检《千金要方》卷一三有"石灰酒治头发落不止方"，用石灰三升炮炙操作以后，以酒三斗渍宿，折合石灰浓度为10%，服用要求为"初服半合，日三四夜二，稍加至一合"。这种石灰酒是否能够治疗脱发，"神验"渺不可知，更大剂量的饮用，腐蚀消化道，甚至致死，也是可能的，这或许才是李百药所饮用者。

唐代没有灰酒的确切记载，但《千金要方》卷二三另一首"石灰酒主生毛发眉须去大风方"，则是以石灰汁配合松脂、枸杞根药物，与粮食、酒曲一起发酵酿酒，此或许是宋代造灰酒的前身。

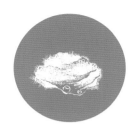

磁石召铁

    磁石本名"慈石","慈"是慈母之意,《吕氏春秋·精通》云:"慈石召铁,或引之也。"高诱注:"石,铁之母也。以有慈,石故能引其子。石之不慈者,亦不能引也。"郭璞《慈石赞》也说:"慈石吸铁,母子相恋也。"

    《神农本草经》亦载慈石,《名医别录》谓其"生太山川谷及慈山山阴,有铁处则生其阳",此看似无稽之谈,却是古人认识事物方式的真实写照。磁石是磁铁矿(magnetite)的矿石,主要成分为 Fe_4O_3,此毫无疑问者。而《神农本草经》磁石一名"玄石",《名医别录》另列有"玄石"条。据武威旱滩坡出土汉代医简"大风方"中,同时使用兹(即慈的省文)石与玄石,也证明磁石、玄石为两物，今以没有磁性的铁矿石为玄石，应该没有问题。不过，《名医别录》"玄石"条谓其"生太山之阳，山阴有铜，铜者雌，玄者雄"，与"磁石"条对观，是否暗示玄石是一种传说中能吸铜的物质，没有确证，且备一说。

因为磁石能够吸铁，所以《日华子本草》说："小儿误吞针、铁等，即细末筋肉，莫令断，与磁石同下之。"将磁铁裹在筋肉间，令小儿吞下，吸附针铁，避免划伤胃肠道，应该有效。而《证类本草》引《圣惠方》治小儿误吞针云："用磁石如枣核大，磨令光，钻作窍，丝穿令含，针自出。"又引《钱相公箧中方》"疗误吞钱"云："以磁石枣许大一块，含之立出。"后两条则完全是罔顾实际情况的臆想。即使所含的磁铁有足够磁性能令针铁飞出，如何保证不划伤食道呢。所以《本草纲目》"附方"项将这些不可靠的内容删去，也是明智之举。

磁石既能吸铁，也能"吸人"。《太平御览》卷九八八引《淮南万毕术》说："磁石悬入井，亡人自归。"其法为"取亡人衣，裹磁石，悬井中，亡人自归"。磁石又是"慈母"，所以《名医别录》说"炼水饮之，亦令人有子"，这或许是今天"磁化水"的先声。除此而外，磁石的很多问题也与物理

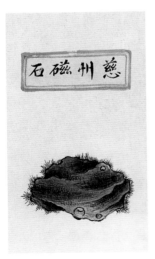

▲《本草品汇精要》慈州磁石图

学有关。

物理学用磁感应强度来表示磁场强弱，单位是特斯拉（T）。《本草经集注》的描述非常直观："好者能悬吸针，虚连三四为佳。"《蜀本草》也说："吸铁虚连十数针，乃至一二斤刀器，回转不落。"《雷公炮炙论》则用一种别致的方法来度量之，其略云："一斤磁石，四面只吸铁一斤者，此名延年沙；四面只吸得铁八两者，号曰续采石；四面只吸得五两已来者，号曰磁石。"《丹方鉴源》卷中说："磁石，四面协铁者上。"意思与此类似。

《梦溪笔谈》卷二四第一次记载了磁偏角的存在，而谈论指南针的具体制作，则以年代稍后的《本草衍义》为详细。寇宗奭说：

> 磨针锋则能指南，然常偏东不全南也。其法取新纩中独
> 缕，以半芥子许蜡，缀于针腰，无风处垂之，则针常指南。
> 以针横贯灯心，浮水上，亦指南，然常偏丙位。

有关磁偏角的原理，沈括感叹"莫可原其理"，寇宗奭则解释说："盖丙为大火，庚辛金受金其制，故如是，物理相感尔。"当时人的认识局限使然，也无可厚非。

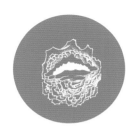

巴越赤石丹砂

"丹"的本义就是丹砂。《尚书·禹贡》"砥砺砮丹",孔颖达疏："丹者,丹砂。"《说文》云："丹,巴越之赤石也。象采丹井,丶象丹形。"《新修本草》说光明砂"一颗别生一石龛内",按照许慎的意思,文字"丹"即象此形。所以丹砂的原矿物是辰砂(cinnabar),化学成分 HgS,古今一致,应该没有变化。

巴越是地名,《神农本草经》说丹砂"生符陵山谷",陶弘景注释："符陵是涪州,接巴郡南,今无复采者,乃出武陵、西川诸蛮夷中,皆通属巴地,故谓之巴砂。"从《神农本草经》产地记载来看,巴砂的历史较越砂更加悠久。《史记·货殖列传》"巴寡妇清,其先得丹穴,而擅其利数世,家亦不訾",应该就是得巴地丹砂之利。陶弘景又说："仙经亦用越砂，即出广州、临漳者。"道经使用越砂见《太清金液神丹经》，专门提到"越丹砂"。至唐代，巴越丹砂产量减少，乃以湖南辰州（沅陵）、锦州（麻阳）产者最有名，从此得名"辰砂"。

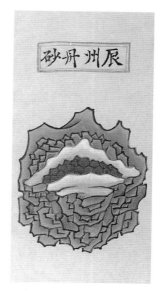

▲《本草品汇精要》辰州丹砂图

因为丹砂色赤，所以"丹"也转意为赤色，《广雅·释器》云："丹……赤也。"据《说文》"朱"是赤心木，也借来表示赤色。在赤色义上"丹"与"朱"可以替换，所以"丹砂"渐渐被称为"朱砂"，甚至又添形符，写成"硃砂"[1]。尽管今天以"朱砂"为正名，其实还是"丹砂"更能反映此矿物的本质。不仅如此，丹朱连在一起也是丹的别名，如《博物志》说："烧铅锡成胡粉，犹类也。烧丹朱成水银，则不类。"

《神农本草经》谓丹砂"杀精魅邪恶鬼"，这可能源于远古时代先民对血样赤色物质的敬畏。二里头遗址出土的玉器、铜器都包裹有丹砂；商原出土的甲骨，也有部分用丹砂涂饰；汉代以后，道士主要使用丹砂图画符箓，则显然与《神农本草经》的记载有关。

---

[1] 《通用规范汉字表》中"朱"和"硃"是繁简体关系。

古人相信丹砂是上品仙药，"久服通神明，不老，轻身，神仙"；而水银的特殊理化性质也引得古人无比好奇。水银具有金属样的光泽和很高的比重，却例外地在常温下呈液态，"水银"之名因此而来。水银又可以溶解多种金属元素如金银等，并形成合金，被称为"汞齐"。《神农本草经》说水银能"杀金银铜锡毒"，陶弘景说"甚能消化金银，使成泥"，皆是此意。

更令古人觉得神奇的是丹砂与水银之间的转换。《神农本草经》丹砂条言"能化为汞"，水银条云"镕化还复为丹"。葛洪承接其说，在《抱朴子内篇·金丹》中解释说："凡草木烧之即烬，而丹砂烧之成水银，积变又还成丹砂，其去凡草木亦远矣，故能令人长生。"由此提出"假求于外物以自坚固"的成仙理论。

丹砂化汞，加热即能获得；还复为丹，则需要繁琐的步骤。陶弘景说："还复为丹，事出仙经。"遵照今天多数化学史研究者的意见，早期炼丹术文献所说的"还复为丹"，其实是水银氧化生成红色的氧化汞 HgO，而非真正的丹砂（硫化汞），古人不识，遂认为成功地"还复为丹"了。

或许在炼丹家眼中，硫化汞与氧化汞的区别并不重要，他们感兴趣的是银白色流动的水银，经过炉燧变化，重新变成了红色固态的物质。他们把这种物质称为"还丹"——即是"还复为丹"的简写——并认为生命将因还丹而得到延续。葛洪是炼丹术的积极倡导者，他针对王充《论衡·道虚》说："发白，虽吞药养性，终不能黑。黑青不可复还，老衰安可复却？"即"万物变化，无复还者"的命题，利用丹砂水银互变为例进行驳斥。《抱朴子内篇·金丹》说："丹砂烧之成水银，积变又还成丹砂。"又说："世人少所识，多所怪。或不知水银出于丹砂，告之终不肯信。云丹砂本赤物，从何得成此白物。又云丹砂是石耳，今烧诸石皆成灰，而丹砂何独得尔。此近易之事，犹不可喻，其闻仙道，大而笑之，不亦宜乎。"

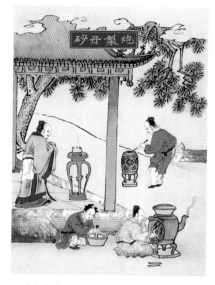

▲《补遗雷公炮制便览》炮制丹砂图

丹砂是制作仙药的主要原料，所以制成品也被称为"仙丹""还丹"，这种操作就是"炼丹术"。一些炼丹的处方虽然不使用丹砂，制成品仍然保持"丹"字，因此"丹"字的另一个义项，也指具有神奇功效的物质，比如"仙丹"。受炼丹术的影响，某些治病药物，为了形容其疗效独特，名称中也用到"丹"字，比如"天王补心丹""至宝丹""紫雪丹"等。更有意思的是，这些名称中有"丹"字的中成药，处方组成未必一定有丹砂，但为了与"丹"发生联系，往往又用丹砂为衣，即在药丸的表面包裹上薄薄的一层丹砂。

丹砂的主要成分是 HgS，理应符合汞化合物的毒理学特性。

一般而言，重金属的硫化物溶解度极低，口服几乎不能吸收，《本草衍义》说"生朱砂初生儿便可服"，即是这个道理；而一旦受热，则可能有游离汞的析出，即所谓"因火力所变，遂能杀人"。由此陷入一个悖论：作为药物，如果胃肠道不能吸收，经口给药除了消化道的局部作用以外，并没有全身作用，那么，生用之"镇养心神"作用如何发挥？如果认为有微量游离汞离子吸收，即使认可其"镇养心神"作用，吸收的汞又如何排出体外？如丹砂这种作用可疑而毒性明确的药物，不用为佳。

丹砂对神仙家有极大的吸引力，葛洪"以年老，欲炼丹以祈遐寿，闻交阯出丹，求为句屚令"，见《晋书·葛洪传》。可是按照儒家的意见，丹砂与石胆、雄黄、礜石、磁石合称"五毒"，专门用来治疗疮疡，见郑玄注《周礼》。同一种物，观点分歧如此之大，真所谓"道不同不相为谋"。但无论如何，服用任何类型的汞化合物都不安全，前引《本草衍义》说"生朱砂初生儿便可服"，更是万万不能相信。

《证类本草》"丹砂"条引用道书甚多，其中引《太上八帝玄变经》"三皇真人炼丹方"云：

> 丹砂一斤，色发明者，研末，重绢筛之，令靡靡；以醇酒不见水者沃丹，挠之令如荠泥状，盛以铜盘中，置高阁上，勿令妇人见；曝之，身自起居数挠燥，复沃之，当令如泥；若阴雨疾风，复藏之无人处，天晏，出曝之，尽酒三斗

而成；能长曝之三百日，当紫色，握之不污手，如著手，未干，可丸。欲服时，沐浴兰香，斋戒七日，勿令妇人近药过傍，丸如麻子大，常以平旦向日吞三丸，服之一月，三虫出。服之五六月，腹内诸病皆差。服之一年，眉发更黑。岁加一丸，服之三年，神人至。

正统《道藏》洞神部威仪类《太上洞神三皇仪》提到《洞神经》十四种的篇名，其中第七至第九为《八帝玄变经》之上中下，疑即本经。今本《道藏》正一部收录有《洞神八帝元变经》一卷，内容不与《证类本草》引用《太上八帝玄变经》相合，恐是节本，非全帙也。

据《洞神八帝元变经》的编撰者在序言中说："世传斯文者，是沙门惠宗之所撰录。神图、药物，不过三纸，悉改换药名，令人不识，又与本草殊为乖背。"此经末篇叙述北魏永平元年（508）幽州刘助等三人遇仙人呼延道僧传授，然后次第流传。一般认为，北魏永平元年或稍后便是此经的撰著年代，今据《本草经集注》补充一条证据。此经"饵药通神第六"亦提到服食丹砂，经用"真丹砂五铢"，注释说："此药出雄黄中，然与雄黄少异。其形色黄明润泽，胜于雄黄，不甚有熏黄之气，然犹是雄黄之类。"按，丹砂（HgS）与雄黄（AsS）本是两物，但经常在矿藏中共生，因为二者形色近似，偶然混淆。《本草经集注》"丹砂"条陶弘景说："俗医皆别取武都、仇池雄黄夹雌黄者，名为丹砂，方家亦往往俱用，此为谬矣。"显然，此经说丹砂"犹是雄黄之类"，正是陶弘景所批评的对象。由此证明，这卷《太上八帝玄变经》的成书年代当与陶弘景（456—536）活动年代接近，因为南北暌隔，此经的编者尚未见过《本草经集注》。

又，《道藏》洞玄部玉诀类之《神仙服饵丹石行药法》，其中"真人炼饵丹砂"一条，内容与《证类本草》引文大同小异，应该是同一来源，节录其文以备参考：

> 丹砂一斤治末，重绢篷之，令靡靡。以醇酒不见水者沃丹砂，搅之令如封泥状，盛以铜盘中，置高上处，勿令妇人见之。曝之。身自起居数耗，燥，复沃之，常当令如泥。若阴雨疾风，覆藏之无人处，天晏出曝之。如是尽酒三斗而成。长曝之三十日，当紫色，握之不污手，引之如饴。若令着手，未可丸也。法常炼三斤，可支三年。若用三斤丹者，用酒九斗，曝之大盘中。欲炼时，当先沐兰芷，斋戒七日，无妇女过近药旁也。将欲服时，复斋戒五日，沐浴，乃服之。药丸大如麻子，常以平旦吞三丸。服之一日，三虫出。服之五日六日，心腹诸病皆有征出。一年，皓眉更黑。岁加一丸，至九九止。服之三年，神人至焉。

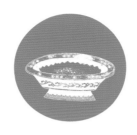

王齐食玉

玉是美好的东西，可美好的东西就一定要想方设法吃进肚子，实在有点不可思议。《周礼·天官·玉府》云："王齐，则共食玉。""齐"即"斋"，这句是说周王斋戒的时候，玉府提供食用玉。郑玄注云："玉是阳精之纯者，食之以御水气。"又引郑司农（郑众）的意见："王齐当食玉屑。"

《名医别录》说玉屑当"屑如麻豆服之"，麻豆的大小不详，陶弘景谓"捣如米粒"，或许可参。至于为何要把玉弄得不大不小，而不径直碾成细粉，据《新修本草》解释："屑如麻豆服之，取其精润脏腑，滓秽当完出也。"换言之，食玉屑排玉屑，无所谓吸收。《新修本草》还告诫说："又为粉服之者，使人淋壅。"淋是小便不畅，壅是大便不通，若服用玉粉，出现后一种不良反应的机会恐怕还要大些。

周天子服玉的原因，郑玄说"食之以御水气"，这大约是根据《大戴礼记·劝学》"玉者，阳之阴也，故胜水"，敷衍而来。但本草不仅不言玉屑有胜水燥湿的功效，反而说其能够"除胃中热、喘息、烦满，止渴"，皆与"胜水"相反。本草又说玉屑"久服轻身，长年"，这恐怕才是周王食玉的真正目的。

服食玉屑已见于先秦文献，《离骚》有句云："折琼枝以为羞兮，精琼䃤以为粮。"王逸注："精，凿也。䃤，屑也。粮，粮也。《诗》云：乃裹糇粮。言我将行，乃折取琼枝，以为脯腊，精凿玉屑，以为储粮。饮食香洁，冀以延年也。"汉代尤其流行服食玉屑，李善注《文选·西京赋》引《三辅故事》云："武帝作铜露盘，承天露，和玉屑饮之，欲以求仙。"孙诒让作《周礼正义》，不相信《周礼》这部儒家经典会涉及神仙服食家的内容，于是曲解说："食玉者，殆即以玉饰食器，若玉敦、玉豆之类皆是与？"见解未免迂腐。

神仙家相信"服玉如玉"，与儒家象征性地服用玉屑不同，神仙家要将之化为水浆以后饮用。如《证类本草》引道书《青霞子》说：

> 玉屑一升、地榆草一升、稻米一升，三物，取白露二升，置铜器中煮米熟，绞取汁。玉屑化为水，名曰玉液，以药内杯中美醴，所谓神仙玉浆也。

按如此说，玉屑与地榆草、稻米共蒸煮，便可使玉屑化为水。其中稻米起计时作用，便于掌握时间、火候，即以米成饭为度；地榆具酸性，神仙家用来煮石；但不管是蛇纹石玉还是透闪石玉，都不是普通的酸所能腐蚀，欲用这种方法制备"玉液"，恐怕只是传说。

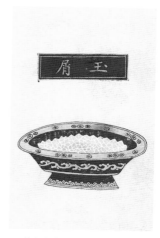

▲《补遗雷公炮制便览》玉屑图

《说文》谓玉是"石之美者"，据说王莽送玉给孔休用来灭瘢，又说杨贵妃"含玉咽津以解肺渴"，美玉晶莹透彻，这些功效虽然神奇，尚在情理之中。《魏书·李先传》所记李先曾孙李预的故事，则更加传奇：

> 每美古人餐玉之法，乃采访蓝田，躬往攻掘。得若环璧杂器形者大小百余，稍得粗黑者，亦篚盛以还，而至家观之，皆光润可玩。预乃椎七十枚为屑，日服食之，余多惠人。后预及闻者更求于故处，皆无所见。冯翊公源怀等得其玉，琢为器佩，皆鲜明可宝。预服经年，云有效验，而世事寝食不禁节，又加之好酒损志，及疾笃，谓妻子曰："服玉屏居山林，排弃嗜欲，或当大有神力，而吾酒色不绝，自致于死，非药过也。然吾尸体必当有异，勿便速殡，令后人知餐

服之妙。"时七月中旬,长安毒热,预停尸四宿,而体色不变。其妻常氏以玉珠二枚唅之,口闭。常谓之曰:"君自云餐玉有神验,何故不受唅也?"言讫齿启,纳珠,因嘘属其口,都无秽气。举敛于棺,坚直不倾委。死时犹有遗玉屑数斗,橐盛纳诸棺中。

李预服食之所以失败,并不仅是因为未能"屏居山林,排弃嗜欲"的缘故,陶弘景警告说:"凡服玉,皆不得用已成器物,及冢中玉璞也。"至于传记叙说李预死后尸体的种种异象奇观,也可引古书为据。

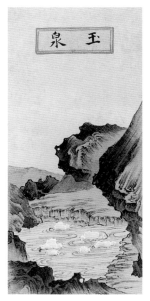

▲《本草品汇精要》玉泉图

《神农本草经》说玉泉"久服耐寒暑,不饥渴,不老神仙",这些功效在神仙书中也属寻常,又说如果生前未及服食,则"临死服五斤,死三年色不变"——这样的功效未免有点像保存尸体专用的"福尔马林"了。

汉代确实把玉用于尸体防腐,陶弘景说:"汉制,王公葬,皆用珠襦玉匣,是使不朽故也。"其中"襦"当写作"襦",短袄。玉匣即汉侯王墓中常见之金镂玉衣。《西京杂记》说:"汉帝送死皆珠襦玉匣,匣形如铠甲,连以金缕,匣上皆镂为蛟龙、鸾凤、龟龙之象，世谓为蛟龙玉匣。"

不仅玉屑、玉泉能够保护尸体，据说云母也有此神效。《本草纲目》说：

> 昔人言云母壅尸，亡人不朽。盗发冯贵人冢，形貌如生，因共奸之；发晋幽公冢，百尸纵横及衣服皆如生人，中并有云母壅之故也。

按，此说古已有之，李时珍的议论分别见于《西京杂记》和《东园秘记》，但检索考古报告，墓葬中时见有作为装饰物的云母，尚未见以云母填充棺椁者。用云母作为防腐剂，恐怕也是传言。

玉屑见于《名医别录》，《神农本草经》收载的则是玉泉，与玉屑一样，玉泉也"生蓝田山谷"。蓝田在秦岭北麓，离西安不远，是古代玉的重要产地。《汉书·地理志》说："蓝田，山出美玉。"《汉乐府·羽林郎》有句"头上蓝田玉，耳后大秦珠"，乃是用蓝田美玉作饰物。直到唐代，蓝田玉仍有大量产出，李商隐有"蓝田日暖玉生烟"之句，李贺《老夫采玉歌》更是写实之作。

玉泉究竟是液体还是固体，大致有两派意见。陶弘景认为玉泉就是玉之一种，他说："此当是玉之精华。白者质色明澈，可消之为水，故名玉泉。今人无复的识者，惟通呼为玉尔。"又引张华云："服玉用蓝田珏玉白色者。"按，《文选·南都赋》李善注引张华《博物志》云："欲得好珏玉用合浆。"又据《山海经·南山经》"堂庭之山……多水玉"，郭璞注："水玉，今水精也。相如《上林赋》曰：'水玉磊砢。'赤松子所服，见《列仙传》。"检《列仙传》云："赤松子，神农时雨师也，服水玉，以教神农。"以上材料相互勾连，因为古代玉是"石之美者"的泛称，陶弘景所说的"珪玉"，或许就是"水玉"，亦即水晶 crystal，而非玉石 jade 或软玉 nephrite。

但将"泉"强说为固体，总有些强词夺理的感觉。玉泉或许不需要特别的解释，就是指产玉处的泉水。此即《开宝本草》引别本注说："玉泉者，玉之泉液也。"至于强调"仙室玉池中者为上"，不过是神仙家故弄玄虚罢了。

《神农本草经》玉泉一名"玉札"，诸书引文异写甚多。《太平御览》卷八〇五珍宝部引《本草经》曰"玉泉一名玉醴"，卷九八八药部引《本草经》曰"玉泉一名玉澧"；《抱朴子内篇·仙药》引《神农四经》写作"玉札"。检《齐民要术》卷一〇引《神农经》云："玉桃，服之长生不死。若不得早服之，临死日服之，其尸毕天地不朽。"贾思勰在"桃"条引此，《太平御览》卷九六七亦引在果部"桃"条，《初学记》卷二八果木部引本草"玉桃，服之长生不死"，皆同出一源；引文与《神农本草经》"玉泉"条对勘，乃知"玉桃"的功效其实就同玉泉，所以孙星衍、森立之、曹元宇都同意"玉桃"其实是"玉札"之讹。但《神农本草经》原文究竟应以"玉桃"还是"玉札"为正，各家主张不一。

孙星衍辑《神农本草经》"一名玉札"写作"玉朼"，注释说："朼，疑当作桃。"森立之不以为然，《本草经考注》认为"玉札"是正字，"桃""醴""澧"皆是"札"之讹字，并据《太平御览》卷九八八引《吴氏本草》"玉泉，一名玉屑"，遂认为"札为屑之假借"；曹元宇辑《神农本草经》认为"玉醴"为正，误而作"澧""礼""枇""札""桃"。

个人倾向于曹元宇的看法，兹将其意见补充完整。"玉醴"或者"玉澧"为正字，作为玉泉的别名，都是美好的液体，扬雄《太玄赋》"茹芝英以御饥兮，饮玉醴以解渴"，张衡《思玄赋》"嗜青岑之玉醴兮，餐沆瀣以为粮"。根据"礼"字古文《说文》作"礼"，隶定作"礼"的例子，"醴"或"澧"的右文"豊"，传写过程中讹写成"乚"或"匕"的样子，偏旁也被篡改为"木"，于是成了"玉札""玉桃"。由此看来，玉泉一名"玉醴（澧）"，确实是液体状态，陶弘景将玉泉曲解为固态的"珪玉"，恐怕不能成立。

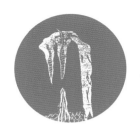

钟乳可以敌仙茅

石钟乳是碳酸盐岩地区洞穴中，在特定地质条件下形成的沉积物，矿物学上的钟乳石（stalactite）是这类碳酸钙沉淀物的总称，其成分与水垢类似，只是水垢除了碳酸钙以外，往往还含有少量氢氧化镁。石钟乳载《神农本草经》，陶弘景注："第一出始兴，而江陵及东境名山石洞亦皆有。惟通中轻薄如鹅翎管，碎之如爪甲，中无雁齿，光明者为善。长挺乃有一二尺者。"

按照孙星衍的意见，石钟乳的"钟"，应该写作"湩"，所辑《神农本草经》"石钟乳"条说："钟，当为湩。《说文》云'乳汁也'，钟，假音字。"森立之同意此说，《本草经考注》并援《医心方》卷二五引《产经》"夫五情善恶，七神所禀，无非乳湩而生化者也"

为据。因此，李时珍释名谓"石之津气，钟聚成乳，滴溜成石，故名石钟乳"，也算解得此物命名之精义。

传统本草根据钟乳石的生长位置、形态，分为石钟乳、殷孽、孔公孽、石床、石花、石盘等品类，而以钟乳为上等；更讲究的则根据山的植被状态将钟乳细分为石乳、竹乳、茅乳。这样的分类可能实在太过繁琐，所以柳宗元说："君子慎焉。取其色之美，而不必唯土之信。"通常以洁净明细为佳，《本草纲目》"集解"项引《桂海虞衡志》说：

桂林接宜、融山洞穴中，钟乳甚多。仰视石脉涌起处，即有乳床，白如玉雪，石液融结成者。乳床下垂，如倒数峰小山，峰端渐锐且长如冰柱，柱端轻薄中空如鹅翎。乳水滴沥不已，且滴且凝，此乳之最精者，以竹管仰承取之。炼治家又以鹅管之端，尤轻明如云母爪甲者为胜。

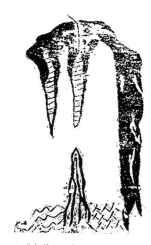

钟乳成为"仙药"，有一个渐变过程。《神农本草经》并没有提到石钟乳有久服长生的功效，故森立之辑《神农本草经》将其列为中品，可称只眼独具。但汉代也非完

▲《本草纲目》江西本石钟乳图

全没有服食钟乳者，《列仙传》说："（邛疏）能行气练形，煮石髓而服之，谓之石钟乳。"《名医别录》遂为钟乳添上"久服延年益寿，好颜色，不老，令人有子"的功效，并告诫说："不炼服之，令人淋。"不过六朝以来炼丹的事几乎完全被道士包揽，而道士们更看重铅汞在炉燧中的变化，如石钟乳之类的钙化物并不太受重视。陶弘景说"仙经用之少，而俗方所重，亦甚贵"，应该是事实。

颇疑隋唐之际单独服用钟乳的风气，是由魏晋间人服食寒食散的习惯演变而来，人们虑及寒食散的毒性，故寻找一种未必有效但相对安全的替代品。唐代人特别嗜好此物，《新修本草》将石钟乳由中品调整为上品；孙思邈《千金翼方》卷二二记载有"飞炼研煮钟乳及和草药服疗"处方六首；《外台秘要》卷三七、三八为《乳石论》上下两卷；柳宗元有一篇《与崔连州论石钟乳书》，赞扬钟乳之精美者："食之使人荣华温柔，其气宣流，生胃通肠，寿

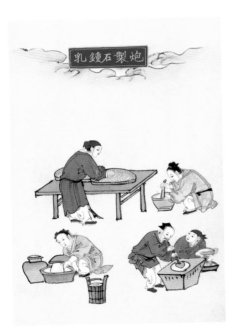

▲《补遗雷公炮制便览》炮制石钟乳图

善康宁，心平意舒，其乐愉愉。"

尽管服食家奢言钟乳的养生作用，但与寒食散一样，益阳事（增强性功能）才是主要目的。白居易的诗说："钟乳三千两，金钗十二行。妒他心似火，欺我鬓如霜。慰老资歌笑，销愁仰酒浆。眼看狂不得，狂得且须狂。"自注云："（牛）思黯自夸前后服钟乳三千两，甚得力，而歌舞之妓颇多。"苏轼说得更清楚："无复青黏和漆叶，枉将钟乳敌仙茅。"仙茅便是益阳的要药，取与钟乳相对，明其作用相同也。

唐宋服食家皆以石钟乳为上品，特别珍贵，操作至为烦琐。《日华子本草》说："一气研七周时，点末臂上，便入肉，不见为度。虑人歇，即将铃系于槌柄上，研常鸣为验。"《外台秘要》卷三七引"李补阙研炼钟乳法"还有补充，研炼好以后，应该"封系炼袋，自作字记，勿使人开"，其慎重如此，"一即免纤尘入中，二免研人窃吃"。这两条材料揭示主仆之间不信任关系，也是有意思的事情。至于服食钟乳的效果，同卷"崔尚书乳煎钟乳饵法"说："服一斤百病自除；二斤流及三世；三斤临死之时颜色不变，在土下满五百年后，乃成强壮人。"此模仿《神农本草经》玉泉"人临死服五斤，死三年色不变"而来，至于"在土下满五百年后，乃成强壮人"，则隐含道教"太阴炼形"的法术，较简单的尸体防腐，又更胜一筹了。

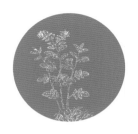

服术探微

　　《尔雅》"术，山蓟"，郭璞注："本草云：术，一名山蓟。今术似蓟，而生山中。"《神农本草经》术一名"山蓟"，《吴普本草》一名"山芥"、一名"天苏"。其中"山芥"，可能是"山蓟"的异写，据《史记·屈原贾谊列传》引《鹏鸟赋》云："细故慸葪兮，何足以疑。"此句中"葪"，《汉书》引作"芥"，"葪"乃是"蓟"的俗写，见《玉篇》。而"天苏（蘇）"疑是"天蓟"之讹写。由此可见，早期文献中的"术"，几乎都与"蓟"联系在一起，故郭璞注说："今术似蓟，而生山中。"按，古书所称"蓟"一般指菊科蓟属（*Cirsium*）或飞廉属（*Carduus*）植物，形态与今用白术、苍术所来源之苍术属（*Atractylodes*）有所差别，但所指主要是菊科植物当无问题。

术被道仙家视为仙药,《神农本草经》
说"作煎饵,久服轻身延年不饥",《列
仙传》载涓子"好饵术,接食其精"。《抱
朴子内篇》引《神药经》也说:"必欲长生,
常服山精。"道教上清派对术的重视,又
在其他流派之上。《真诰》有关仙人服术
的记载甚多,卷六并有紫微夫人《服术
叙》一篇,大意谓草木服食功用,皆不

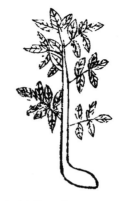

▲《本草纲目》江西本白术

及术,其既灭灾疫又保长生,最为上品。陶弘景身兼本草学家和
上清派宗师的身份,所著《本草经集注》有论云:

> 今处处有,以蒋山、白山、茅山者为胜。十一月、十二
> 月、正月、二月采好,多脂膏而甘。仙经云:亦能除恶气,弭
> 灾疹。丸散煎饵并有法。其苗又可作饮,甚香美,去水。术乃
> 有两种:白术,叶大有毛而作桠,根甜而少膏,可作丸散用;
> 赤术,叶细无桠,根小苦而多膏,可作煎用。昔刘涓子挪取其
> 精而丸之,名守中金丸,可以长生。东境术大而无气烈,不任
> 用。今市人卖者,皆以米粉涂令白,非自然,用时宜刮去之。

陶弘景将术分为赤白两种,赤术产于茅山地区(蒋山、白山、
茅山一带),即今之茅苍术(苍术)*Atractylodes lancea* 应无问题,
而所称白术是否今用之白术 *Atractylodes macrocephala* 尚有疑问,

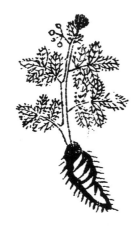

▲《本草纲目》江西本苍术图

反倒是他说的那种形大而气微的"东境术",有可能是产于浙江东阳一带的白术。但与今以白术为补益,以苍术利湿浊不同,当时上清派服食似乎更看重苍术。

紫微夫人《服术叙》专门提道:"夫术气则式遏鬼津,吐烟则镇折邪节。强内摄魂,益血生脑,逐恶致真,守精卫命。餐其饵,则灵柔四敷,荣输轻盈;服其丸散,则百病瘳除,五藏含液,所以长远视久而更明也。"这正是陶弘景引仙经说"(术)亦能除恶气,弭灾疹"之张本。

陶注又说"丸散煎饵并有法",具体作法见《真诰》卷一○:

　　成治术一斛,清水洁洗令盛。讫,乃细捣为屑,以清水二斛合煮令烂。以绢囊盛,绞取汁,置铜器中,汤上蒸之。内白蜜一斗。大干枣去核,熟细捣,令皮肉和会。取一斗,又内术蜜之中,绞令相得如铺状。日食如弹丸三四枚,一时百病除,二时万害不伤,三时面有光泽,四时耳目聪明。三年颜如女子,神仙不死。

　　又法:成术一斛,水盛洗,洗乃干,干乃细捣为屑。大枣四斗,去核乃捣令和合。清酒五斗,会于铜器中,煎搅使成饵状。日服如李子三丸，百病不能伤，而面如童子，而耐寒冻。

又法：术散五斤，伏苓煮三沸，捣取散五斤。右二物合和，更捣三千杵，盛以密器。旦服五合，百灾百毒百疫不能犯，面童而壮健。久服，能飞越峰谷，耳聪目明矣。

陶弘景也制作这类术煎、术散等制剂，自己服用并赠送他人。如庾肩吾文集中有《答陶隐居赍术煎启》和《答陶隐居赍术蒸启》，即是收到陶弘景赠品后的答辞。庾肩吾盛赞术蒸"味重金浆，芳逾玉液"，术煎"竞爽云珠，争奇水玉"，能令"百邪外御，六府内充"，乃至可以"立致还年，坐生羽翼"，若临沅之丹井，郦县之菊泉，皆无足媲美。其神奇效果，乃能够"遨游海岸，追涓子之尘；驰骛霍山，共陈王为侣"。

一般而言，神仙家服食的"上品仙药"与后世中医补益（养）药基本同调，大致以补虚固本、强筋健骨为主。苍术滋味辛烈，白术相对平和。白术显然更能满足"轻身益气，不老延年"之需要，属于"养命以应天"的上药；苍术以"遏病补虚羸"为主，应该属于"养性以

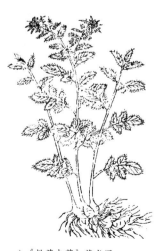

▲《救荒本草》苍术图

应人"的中品。上清派推重苍术，除了茅苍术是茅山特产外[1]，道教"末世论"也是重要因素。

东晋道教末世论流行，不同教派说法有异，应对方法也不完全一样。紫微夫人《服术叙》描述劫运降临时的景象：

> 紫霞霭秀，波激岳颓，浮烟笼象，清景遁飞。五行杀害，四节交挪，金土相亲，水火结隙，林卉停偃，百川开塞。洪电纵横而呴沸，雷震东西而折裂。天屯见矣，化为阳九之灾；地否阂矣，乃为百六之会。亢悔载穷于乾极，睹群龙玃示，流血乎坤野。尔乃吉凶互冲，众示灾咎。

具体而言，则见"旦顷以来，杀气蔽天，恶烟弭景，邪魔横起，百疾杂臻。或风寒关结，或流肿种痀，不期而祸凑，意外而病生者，比日而来集也"。此言末世疾疫流行，因为术能够"除恶气，弭灾疹"，所以"是今时所要，末世多疾，宜当服御耳"。故贵重既"可以长生永寿"，又能够"却万魔之枉疾"的苍术。

---

[1] 上清派推重的另一件神仙药杜鹃花科南烛 *Vaccinium bracteatum*，也是茅山特产。

煮石有方

在道教长生方术中，煮石属于比较偏门的一种。其中最有名者，自然是《神仙传》中"常煮白石为粮"的白石生。据说彭祖问他："何以不服药升天乎？"白石生答曰："天上无复能乐于此间耶！但莫能使老死耳。天上多有至尊相奉事，更苦于人间耳。"于是号为"隐遁仙人"。

除了白石生，煮石而餐的仙人还有尹轨。《无上秘要》卷八四得太清道人名品云："尹轨，字公度，晋时人，善煮石。"京里先生撰《神仙服饵丹石行药法》，对尹轨煮石的事迹有进一步说明，同时也专门提到地榆在煮石操作中不可或缺：

北方得石仙者少，何故耶？煮石者用地榆、五茄二物，北方所不生也。不生则难得，难得则石不可食，是故北方少石仙也。故尹公度闻孟绰子、董士周，共相与言曰：宁得一把五茄，不用金玉一车。宁得一斤地榆，不用明月宝珠。按此二人是服石得仙也。常患二物不可得，故言不用金玉与明珠矣。公度闻其语，意中密悟，乃请问用此物之故。首问不已，久许时乃告之煮石方也。一名丁叹子。子欲得不死，当食丁叹子。子欲无忧怀，当带地榆灰。公度乃慨然，与同学者，及弟子家中数十人，专索市此药，并煮石而食之，皆得仙道。

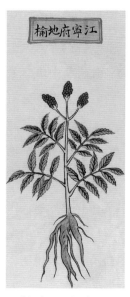

▲《本草品汇精要》江宁府地榆图

检《本草经集注》"地榆"条，陶弘景在注释中隐约提到煮石之术："道方烧作灰，能烂石也。"不过陶弘景对教门秘密口风一向严谨，仅留下此寥寥数语。《神仙服饵丹石行药法》对地榆煮石功效有详细讨论，不失为"道教本草"的样板：

地榆者，内有少阴之德，外禀太阳之气，下属戊已之神，上受荧惑之精。其实正黑如豉，阴之象也；其叶赤如旗，阳之类也。雾露而实不濡，太阳之气盛也。类生平泽而结范，凭之润也。内外育阴阳之

二气，表里包水火之至德，所以铄玉烂石，摧坚伐难矣。越
人或呼为豉母。有以火炙其黑子，著石中，以调食令香也。
又煮其根，以作饮，亦如茗气。煮其根取汁，以酿酒，治八
风湿痹之病有效。

　　不过分析白石生的故事，他的修仙秘诀，仍"以交接之道为
主，而金液之药为上"，只是因为家贫，买不起炼丹原料，不得已
"养猪牧羊十数年"，其"煮白石为粮"，不过是节衣缩食之一端，[1]
既不是为了彰显法力，更与修炼无关。无独有偶，据《晋书》载，
葛洪的老丈人鲍靓也曾经"入海，遇风，饥甚，取白石煮食之以
自济"。故疑煮石方术的发端，或是辟谷的支派，《抱朴子内篇·杂
应》说：

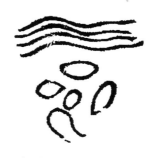

　　　有引石散，以方寸匕投一
斗白石子中，以水合煮之，亦立
熟如芋子，可食以当谷也。张太
元举家及弟子数十人，隐居林虑
山中，以此法食石十余年，皆肥
健。但为须得白石，不如赤龙血

▲《本草纲目》江西本水中白石图

[1]　《神仙传》说白石生"初患家贫身贱，不能得药，乃养猪牧羊十数年，约衣节用，
　　　致货万金，乃买药服之"。

青龙膏，取得石便可用，又当煮之，有薪火之烦耳。

白石水煮竟能"立熟如芋子"，此即庾信《游仙诗》所言，"白石香新芋，青泥美熟芝"。这种"白石"，恐怕还是团块状的石脂（即高岭石），用地榆灰同煮，应该是利用草木灰的碱性，便于软化[1]。

根据陶弘景的描述，地榆因"叶似榆而长，初生布地"而得名，此即蔷薇科地榆 *Sanguisorba officinalis* 一类植物，古今品种变化不大。陶弘景特别提到"乏茗时用叶作饮亦好"，前引《神仙服饵丹石行药法》则说"煮其根，以作饮，亦如茗气"。两说皆可存，如《西游记》第一三回，刘伯钦的母亲款待唐僧，"先烧半锅滚水别用，却又将些山地榆叶子，著水煎作茶汤"。用根则如《齐民要术》云："炙其根作饮，如茗气。"

---

[1]　《本草纲目》"水中白石"条"集解"项李时珍说："此石处处溪涧中有之。大者如鸡子，小者如指头，有黑白二色，入药用白小者。""发明"项又云："昔人有煮石为粮法，即用此石也。"

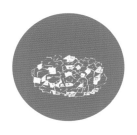

焊骨有术

古代金属焊接方式有铸焊、煅焊、钎焊三种，其中钎焊受加热条件的局限，主要是软钎焊，以熔点较低的金属如铅、锡作为焊接剂。铜的熔点在千度以上，似不可能作为焊条，可不知为何，铜却被医家臆想为"焊接"骨骼、牙齿的妙品。

《新修本草》有"赤铜屑"，李时珍说："即打铜落下屑也，或以红铜火煅水淬，亦自落下。以水淘净，用好酒入沙锅内炒见火星，取研末用。"此即单质铜，最初的功用只是用醋调和如麦饭，外用治疗腋臭。《本草拾遗》乃发明"焊骨之法"，陈藏器信誓旦旦地说：

　　赤铜屑主折伤，能焊人骨及六畜有损者。取细研酒中温服之，直入骨损处。六畜死后，取骨视之，犹有焊痕。

《日华子本草》也附和说，铜屑"接骨焊齿"。《外台秘要》卷二九引《救急》"疗骨折接令如故不限人畜也方"云："取钴镂铜错取末，仍捣，以绢筛，和少酒服之，亦可食物和服之，不过两方寸匕以来，任意斟酌之。"此则是铜屑在接骨医方中的使用实例。张鷟《朝野佥载》也为铜屑接骨提供疗效证明，其略云：

定州人崔务坠马折足，医令取铜末和酒服之，遂瘥平。及亡后十余年改葬，视其胫骨折处，有铜末束之。

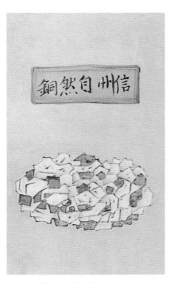

▲《本草品汇精要》信州自然铜图

类似记载还见于赵学敏《本草纲目拾遗》"开元钱"条引《槐西杂志》云：

折伤接骨者，以开通元宝钱烧而醋淬，研为末，以酒服下，则铜末自结而为圈，周束折处。曾以折足鸡试之，果接续如故。及烹此鸡验其骨，铜束宛然。

单质铜能否促进骨折愈合，

留待药理学家验证，但铜元素居然能向创伤组织富集，却是违背生理学常识的事件，几乎可以保证，这些都是方士们为了证明疗效，"脑补"出来的情节。

《开宝本草》新载"自然铜"，功效也是"疗折伤，散血止痛，破积聚"。按其描述"生邕州山岩中出铜处，于坑中及石间采得，方圆不定，其色青黄如铜，不从矿炼，故号自然铜"。这种"自然铜"应该与"狗头金"一样，是铜元素的自然集合体。后来《本草图经》也如此说，这代表宋代官方的意见，但苏颂专门指出：

> 今市人多以鉎石为自然铜，烧之皆成青焰如硫黄者是也。此亦有二三种：一种有壳如禹余粮，击破其中光明如鉴，色黄类硲石也；一种青黄而有墙壁，或文如束针；一种碎理如团砂者，皆光明如铜，色多青白而赤少者，烧之皆成烟焰，顷刻都尽。今药家多误以此为自然铜，市中所货往往是此。

《本草图经》所指责的自然铜伪品，即鉎石，实为等轴晶系的黄铁矿（pyrite，FeS_2）或四方晶系的黄铜矿（chalcopyrite，$CuFeS_2$），《雷公炮炙论》提到的"石髓铅""方金牙"恐怕都是此类矿石。随着时间推移，这类被苏颂斥为伪品的鉎石（主要是黄铁矿），渐渐取代天然单质铜而成了自然铜的药用主流，后者居然也具有"续筋接骨"的奇效，不能不令人怀疑。

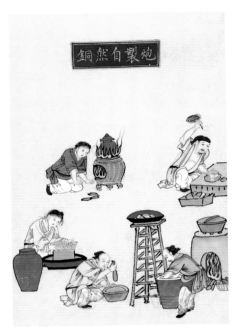

▲《补遗雷公炮制便览》炮制自然铜图

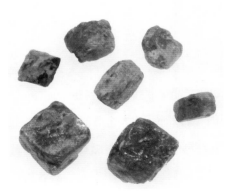

▲自然铜药材图（成都中医药大学蒋桂华摄）

而本草书继续为这种黄铁矿的"自然铜"背书。《本草衍义》说："有人饲折翅雁，后遂飞去。"按，此故事实出自《宋朝事实类苑》所引《倦游录》，也用同样的套路来证明疗效，原文云：

进士刘积未第，居德州孔子庙中，尝市一雁，翅虽折而尚生，不忍烹。闻自然铜治折伤，乃市数两，燔而淬之末以饲焉。至春晚，遂飞去。是年秋深，忽有群雁集积所居之后圃，家僮执梃往击，诸雁悉惊飞，一雁不去，因棰杀之。燖剥毳羽，见翅骨肉坏，剖之，中皆若银丝，乃向所养者。积咨嗟累日。

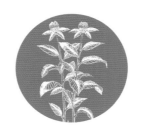

绝谷休粮

　　辟谷是神仙家修炼法术之一，马王堆出土医书有《却谷食气》专论辟谷之术，《太平经》也说："古者得道老者，皆由不食。"不吃饭而成神仙，其内在逻辑大约如《淮南子·地形训》所言："食气者神明而寿，食谷者知慧但夭，不食者不死而神。"意思是说，世人吃五谷杂粮，秽浊充塞体内，故智慧但命夭，食气者却能神明而长寿；欲得长生不老，就必须"却谷食气"，修炼辟谷之术，这样有朝一日才能达到"不食者不死而神"的境界。

　　成仙的愿景虽然美好，但饥肠辘辘总是让人难受，辟谷其实离不开各种替代品。葛洪通晓神仙方术，《抱朴子内篇·杂应》说："（断谷）近有一百许法，或服守中石药数十丸，便辟四五十日不饥，炼松柏及术，亦可以守中，但不及大药，久不过十年以还。或辟一百二百日，或须日日服之，乃不饥者。或先作美食极饱，乃服药以养所食之物，令不消化，可辟三年。"又说："其服术及饵黄精，又禹余粮丸，日再服，三日，令人多气力，堪负担远行，身轻不极。"

葛洪提到的辟谷药物，大多都能在本草中找到依据。《神农本草经》说禹余粮"炼饵服之，不饥，轻身延年"。《名医别录》谓黄精"久服轻身延年，不饥"，陶弘景注释说："俗方无用此，而为仙经所贵。根、叶、华、实皆可饵服，酒散随宜，具在断谷方中。"陶弘景又说松叶"是断谷所宜，细切如粟，以水及面饮服之，亦有阴干捣为屑丸服者"。《证类本草》引《圣惠方》"绝谷升仙不食法"："取松实捣为膏，酒调下三钱，日三。则不饥渴饮水，勿食他物，百日身轻，日行五百里。"

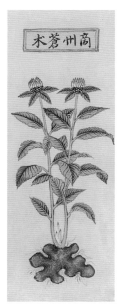

▲《本草品汇精要》商州苍术图

术是菊科苍术属的植物，为辟谷方"守中丸"的重要组成。据《本草经集注》"术"条陶弘景注："昔刘涓子接取其精而丸之，名守中金丸，可以长生。"江苏茅山特产茅苍术（苍术）*Atractylodes lancea* 是上清派的"仙药"。《真诰》卷六有一篇紫微夫人《服术叙》，专门提到："夫术气则式遏鬼津，吐烟则镇折邪节。强内摄魂，益血生脑，逐恶致真，守精卫命。餐其饵，则灵柔四敷，荣输轻盈；服其丸散，则百病瘳除，五藏含液，所以长远视久而更明也。"其制作法见《真诰》卷一〇：

　　成治术一斛，清水洁洗令盛。讫，乃细捣为屑，以清水二斛合煮令烂。以绢囊盛，绞取汁，置铜器中，汤上蒸之。内白蜜一斗。大干枣去核，熟细捣，令皮肉和会。取一斗，又内术蜜之中，绞令相得如铺状。日食如弹丸三四枚，一时百病除，二时万害不伤，三时面有光泽，四时耳目聪明。三年颜如女子，神仙不死。

　　辟谷可以对应本草"不饥"的功效，拈出有意思的几条，兼能反映辟谷术的本质。

　　《神农本草经》有青、赤、黄、白、黑"五色石脂"，皆能"久服不饥"。石脂是高岭石一类，主要成分为水化硅酸铝，一般呈白色，即白石脂；若杂含有氧化亚铁 FeO，呈赤红色，为赤石脂；含有少量氢氧化铁 $Fe(OH)_3$，呈黄色；含有锰、镁、钡等元素，则可出现其他颜色。石脂与蒙脱石（montmorillonite）一样，因其层纹状结构及非均匀性电荷分布，对消化道内的病毒、

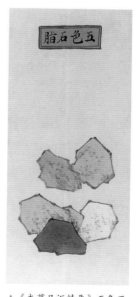

▲《本草品汇精要》五色石脂图

病菌及其产生的毒素、气体有固定和抑制作用，使其失去致病性，又兼有吸附作用，故能止泻。高岭土本身生物活性弱，少量摄入对身体也无大碍，掺到食物中，就和灾荒年穷人的"代食品"观音土一样，暂时填塞肚子，因为排泄缓慢，勉强维持饱腹感，"不饥"的本质，大约就是如此了。过量引起严重便秘，乃至腹胀而死。

另一个药是蜜蜡，也能"不饥耐老"，甚至白蜡也可以"久服轻身不饥"。陶弘景解释说："仙经断谷最为要用，今人但嚼食方寸者，亦一日不饥也。"蜡质当然不能饱腹，取其吸收缓慢。后来医方也用之，《圣济总录》有"三仁丸"，取松子仁、柏子仁、大麻子仁等三味润下药物，研匀后，入"黄蜡半两，熔汁和丸"。三仁丸用于治疗老年体虚之大便不通，避免泻下作用过于峻猛，损伤元气。《本草衍义》说："且如丸药中用蜡，取其能固护药之气味，势力全备，以过关膈而作效也。"这也算是缓释剂型的先驱了。

《神农本草经》又言龙眼"安志厌食"，杨友敬《本草经解要附余·考证》"龙眼"条解释说："厌，平声，饱也。《纲目》称其开胃益脾，补虚长智，即安志厌食之谓也。"此以"厌食"为饱食，似非妥当。按，此与苦菜条"厌谷"的功效一致，应该都是辟谷方术的孑遗。大约龙眼之类含糖较高，食用容易产生饱腹感，从而达到"厌食"的目的。

如此看来，辟谷也无神秘可言，葛洪对此即在信疑之间，他的结论是："断谷人止可息肴粮之费，不能独令人长生也。"吃得少自然花费少，所以宋人有诗说"家贫思辟谷，非是博长年"，却是写实之论。

道在屎溺

　　微生物学家注意到，肠道菌群不仅影响宿主的健康，甚至在一定程度上干预宿主的行为活动。假设虽然有待证实，但通过"粪便移植"来重建患者的肠道菌群，已经成为治疗某些消化道疾病的重要手段。本草方书中备受诟病的"黄龙汤""人中黄"等似乎也找到"理论支撑"，于是欣欣然摆出一种"老祖宗已经在山顶等你多时"的姿态。

　　黄龙汤是陈年粪水的隐语，《肘后备急方》"治伤寒热极，心下烦闷，狂言见鬼欲起走方"云："绞粪汁，饮数合至一二升，谓之黄龙汤，陈久者佳。"陶弘景也说："时行大热，饮粪汁亦愈。今近城寺别塞空罂口，内粪仓中，积年得汁，甚黑而苦，名为黄龙汤，疗温病垂死皆差。"因为疗效神奇，起死回生，《新修本草》又称之为"破棺汤"。

《名医别录》说人屎"主疗时行大热狂走"。以粪便浸水饮用，应该是南北朝时期治疗伤寒的常用处方。《北齐书》记和士开患伤寒，医生诊断后说："王伤寒极重，进药无效，应服黄龙汤。"士开面有难色，旁边的马屁精勇于先尝，和士开于是捏着鼻子灌下粪汤，居然也"得汗病愈"。

人屎的另一项作用是解毒，《博物志》说："枫树上生菌，人食即令人笑不止，饮土浆、屎汁愈。"陶弘景予以认可，并举例说："交广俚人，用焦铜为箭镞射人，才伤皮便死，惟饮粪汁即差。而射猪狗不死，以其食粪故也。"

"拼死食河豚"乃是吃货的最高境界，传说粪汁能解河豚毒，所以河豚店总是开在厕所旁边，方便就地取材也。在《清稗类钞》中有一则笑话：

> 常州蒋用庵御史与四友同饮于徐兆潢家。徐精饮馔，烹河豚尤佳，因置酒，请食河豚。诸客虽贪其味美，各举箸大啖，而心不能无疑。中有一张姓者，忽倒地，口吐白沫，喋不能声。主人与群客皆以为中河豚毒矣，乃速购粪清灌之，张犹未醒。客大惧，皆曰："宁可服药于毒未发之前。"乃各饮粪清一杯。良久，张苏，群客告以解救之事，张曰："仆向有羊角疯之疾，不时举发，非中河豚毒也。"于是五人深悔无

故而尝粪，且呕，狂笑不止。

笑话归笑话，古代治疗水平有限，面对严重疾病，甚至使用"令人作呕"的肮脏物事作为药物。如本草人部粪尿枯骨之类，除了催吐作用或许能减少经口染毒者毒物吸收以外，不应该存在真实疗效。其屡用不止，推考原因大约三端：其一，巫术之厌胜原理，或医术之"以毒攻毒"理论。如《本草纲目》"人屎"条的"四灵无价散"，主治痘疮黑陷，腹胀危笃者，"用人粪、猫粪、猪粪、犬粪等分，腊月初旬收埋高燥黄土窖内，至腊八日取出，砂罐盛之，盐泥固济，炭火煅令烟尽为度。取出为末，入麝香少许，研匀，瓷器密封收之"。专门说，"此为劫剂"，"乃以毒攻毒"。其二，站在治疗者的立场，可能更宁愿病人因厌恶这些恶劣之品而拒绝服药，使医者比较容易摆脱治疗失败的尴尬。其三，从患者亲属的角度，"已经采取如此极端的治疗方案而依然无效"，从而获得心理安慰。比如前面说到的"劫剂"，指大猛之剂，不到万不得已不得用之。痘疮是天花，重症患者死亡率极高，使用"劫剂"，不过是"死马当活马医"的意思。

用动物的粪便入药更是常事，直白一点径呼为"屎"，为了便于病人接受，也有委婉一些的"雅言"。《名医别录》谓马屎名"马

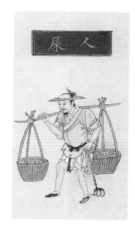

▲《补遗雷公炮制便览》人屎图

通",《后汉书·独行列传》说戴就遭酷刑折磨，被丢在船下，"以马通薰之"。李贤注引《本草经》："马通，马矢也。"李时珍解释说："马屎曰通，牛屎曰洞，猪屎曰零，皆讳其名也。凡屎必达胴肠乃出，故曰通，曰洞。胴，即广肠也。"此可以备一家之说，但《汉语大字典》以"通"为马屎的专名，似欠妥当。

颗粒状的干燥粪便通常称作"沙"，"蚕沙"可以望而知之，"明月沙"是兔子屎也容易猜测，"夜明沙"为蝙蝠屎，解释起来却要费一番周折。

《神农本草经》有"伏翼"，为翼手目多种动物的通称，一般以蝙蝠科普通伏翼 *Pipistrellus abramus*、东方蝙蝠 *Vespertilio sinensis* 较为常见。《神农本草经》说伏翼"主目瞑，明目，夜视有精光"，当是基于交感巫术之联想。最初使用的是蝙蝠之全体，即《吴普本草》所言"立夏后阴干，治目冥，令人夜视有光"。《神农本草经》蝙蝠粪另立一条，称天鼠屎，用于"面痈肿，皮肤洗洗时痛，腹中血气"等，并不治眼疾。

《本草纲目》谓夜明砂"乃蚊蚋眼也"，大约是说蝙蝠屎是所食蚊蚋的眼睛幻化，故能治目盲障翳，"发明"项李时珍说："夜明砂及蝙蝠，皆厥阴肝经血分药也，能活血消积。故所治目翳盲障，疟魃疳惊，淋带，瘰疬痈肿，皆厥阴之病也。按《类说》云：定海徐道亨患赤眼，食蟹遂成内障。五年忽梦一僧，以药水洗之，令服羊肝丸。求其方。僧曰：用洗净夜明砂、当归、蝉蜕、木贼去节各一两，为末。黑羊肝四两，水煮烂和丸梧子大。食后熟水下五十丸。如法服之，遂复明也。"其实，缺乏维生素 A 可以导致暗视力下降，即通常说的夜盲症，每天四两羊肝，能够补充足量的维生素 A，自然能够改善视力，蝙蝠屎在其中的贡献，恐怕也就是"夜明"两个字了。

禽鸟的粪便入药，通常称"屎白"，见于本草有"鸡屎白""雁屎白""雀屎白""鹰屎白"等。鸬鹚屎一名"蜀水花"，陶弘景也说："当自取其屎，择用白处。"所谓"屎白"，指禽鸟粪便之白色部分，其作用基本相同，皆为"灭瘢"，如鸡屎白"灭瘢痕"，鹰屎白"主伤挞，灭瘢"，鸬鹚屎"去面黑黯鼆志"。按，禽类排泄和排遗共用一个泄殖腔口，"屎白"即排泄物之白色部分，主要是尿液中尿酸的结晶。因为代谢的缘故，鸟类尿液主要是尿酸而不含尿素，故酸性特别高，有强烈腐蚀性，灭瘢之说即由此而来。

陶弘景说鹰屎白灭瘢"复应合诸药"，最常见的配伍是与人精相调和，《刘涓子鬼遗方》云："鹰屎白一两，研，白蜜和涂瘢上，日三。"《证类本草》卷一五"人精"条引《千金方》"去面上靥方"云："人精和鹰屎白，傅之三日愈，白蜜亦得。"此外《梅师方》"治灸疮肿痛"："取雁屎白、人精相和研，傅疮。"精液通常呈弱碱性，与鹰屎白之类相混，或许是酸碱中和，减少刺激性的缘故。

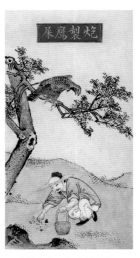

▲《补遗雷公炮制便览》炮制鹰屎图

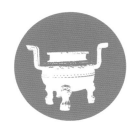

成仙预实验

    药理学是一门实验性学科，通过动物或人体实验获得相关数据，对受试药物的临床价值做出全面评价。因为关乎"成仙之大业"，炼丹家较一般医药人士更关心丹药的安全性与有效性，在一定程度上来说，炼丹家不仅是近代化学的鼻祖，也是实验药理学的先驱。

    利用动物实验来检验丹药，这一思路萌芽于炼丹术士。《神仙传》记载魏伯阳炼丹有云："此丹今虽成，当先试之。今试贻犬，犬即飞者，可服之；若犬死者，则不可服也。"神仙故事未可尽信，葛洪在《抱朴子内篇》中的论述，至少在观念上基本能与现代药理学合辙：

令甘始以药含生鱼，而煮之于沸脂中，其无药者，熟而可食，其衔药者，游戏终日，如在水中也。又以药粉桑以饲蚕，蚕乃到十月不老。又以住年药食鸡雏及新生犬子，皆止不复长。以还白药食白犬，百日毛尽黑。

文中提到的几项"实验"，充满神秘色彩，都未必真实。不过"以药粉桑以饲蚕，蚕乃到十月不老"云云，却与现代抗衰老药物的药理研究方法暗合。考察药物的延缓衰老作用，需做动物寿命试验，常用的有果蝇寿命试验、家蚕生长发育试验、体外细胞传代试验等。其中家蚕试验，即将受试药物均匀喷涂到新鲜桑叶上喂饲蚕虫，观察幼虫期（作蛹以前）时间有无延长，这与葛洪的想法如出一辙。

《抱朴子内篇·金丹》载王君丹法云：

巴沙及汞内鸡子中，漆合之，令鸡伏之三枚，以王相日服之，住年不老。小儿不可服，不复长矣。与新生鸡犬服之，皆不复大，鸟兽亦皆如此验。

这一段文字不仅涉及实验验证，甚至由此丹"住年不老"的药理作用，引申出临床使用之禁忌症，即因为抑制生长发育，故"小儿不可服"。这一思路也影响本草领域。如《神农本草经》鸡头实"久服轻身不饥，耐老神仙"，陶弘景特别指出："仙方取此并莲实合饵，能令小儿不长，正尔食之，亦当益人。"

本草学家也利用实验手段来鉴别药物真伪优劣，经常出现在教科书中，例子见于《本草图经》"人参"条：

　　相传欲试上党人参者，当使二人同走，一与人参含之，一不与，度走三五里许，其不含人参者必大喘，含者气息自如者，其人参乃真也。

在《本草图经》之前，《海药本草》已经提到，为了鉴别蛤蚧的真伪，可以"口含少许奔走，令人不喘者，是其真也"，但因为缺乏对照组，客观性稍差，故少被提及。

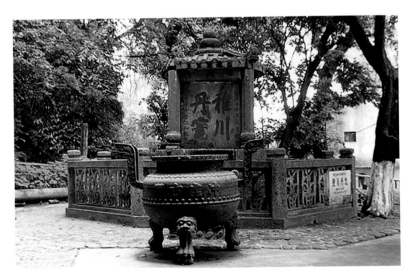

▲ 稚川丹灶

药理实验考察受试药物的抗疲劳作用，大致也是如此。以小鼠游泳实验为例，将动物分为实验组和对照组，实验组根据需要可以设置不同给药剂量组，对照组包括空白对照与阳性对照组；给药后将动物置4℃冰水中游泳，记录每只动物死亡时间；数据进行统计处理，比较给药组在冰水中生存时间较空白对照组有无显著延长。

　　遗憾的是，无论炼丹家还是本草学者，都未能跨越理论与实践之间的鸿沟，前面提到的所谓"实验"，绝大多数都只停留在他们的脑海或笔下，而非真实发生，这也是中国古代科技进步受阻的重要原因。

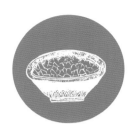

玄明粉传奇

《神农本草经》有"朴消",《名医别录》增附"芒消",二者皆能"推陈致新",这是谈论泻下作用的"雅言","大黄"条说"荡涤肠胃,推陈致新",便是显例。由此确定芒消、朴消都是具有容积性泻下作用的硫酸盐。[1]

《名医别录》说芒消"生于朴消",《本草衍义》解释:"乃是朴消以水淋汁,澄清,再经熬炼减半,倾木盆中经宿,遂结芒有廉棱者。"故芒消应该是朴消的精制品。朴消当指以硫酸钠为主

---

[1] 如硫酸钠、硫酸镁之类,口服硫酸根离子不能吸收,于是在肠道形成高渗透压状态,阻止肠内容物中水分的吸收,而使肠壁细胞内的水分向肠管内转移,肠容积增大,刺激排便反射而排出稀便。

的硫酸盐矿（芒硝矿）的粗矿石，这种朴消溶解重结晶，能够得到含水硫酸钠$Na_2SO_4 \cdot 10H_2O$的晶体。此结晶初形成时呈放射性麦芒状，因此得名"芒消"，若结晶时间足够长，麦芒将逐渐变为短棱柱状或立方状结晶，这便是所谓的"马牙消"或者"英消"。《开宝本草》对这一过程的描述最清楚：

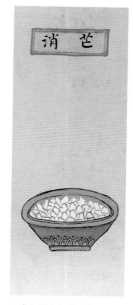

▲《本草品汇精要》芒消图

　　以暖水淋朴消，取汁炼之，令减半，投于盆中，经宿乃有细芒生，故谓之芒消也。又有英消者，其状若白石英，作四五棱，白色莹澈可爱，主疗与芒消颇同，亦出于朴消，其煎炼自别有法，亦呼为马牙消。

　　芒消作为泻药，"主五脏积聚，久热、胃闭"，兼能"除邪气，破留血，腹中痰实结搏，通经脉，利大小便及月水，破五淋"，汉代以来医方用之甚多。《本草图经》总结说："张仲景伤寒方：承气汤、陷胸丸之类，皆用芒消；葛洪《肘后备急方》伤寒、时气、温病亦多用芒消。"

　　唐代开始，朴消、芒消忽然有了更好的用法，这就是充满道教色彩的"玄明粉"。按，"玄明"本来是晦暗不明之意，《吕氏春秋·有始》云："冬至日行远道，周行四极，命曰玄明。"后来则用来指代神明，《淮南子·兵略训》云："与玄明通，莫知其门，是谓至神。"根据《证类本草》引文 [1]，玄明粉是唐玄宗时终南山道士刘玄真献给李隆基者：

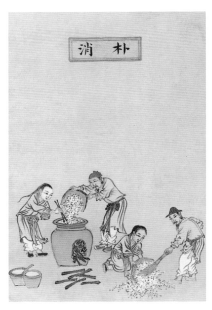

▲《本草品汇精要》朴消图

唐明皇帝闻说终南山有道士刘玄真服食此药，遂诏而问曰：朕闻卿寿约三百岁，服食何药得住世间，充悦如此？玄真答曰：臣按仙经修炼朴消，号玄明粉，止服此药，遂无病长生。其药无滓，性温，能除众疾。生饵尚能救急难性命，何况修炼长服。益精壮气，助阳证阴。不拘丈夫妇人，幼稚襁褓，不问四时冷热，即食后

<hr>

[1] 《证类本草》引用刘玄真献玄明粉的故事，大字标题为"唐明皇帝"，这显然不是书名，在现存古籍中也未能检得相同文字，不过从内容和行文特点来看，应该与该书"云母""雄黄"两条所引《明皇杂录》同一出处，可补今本之缺。

冷热俱治。一两分为十二服，但临时酌量加减。似觉壅热，伤寒，头痛鼻塞，四肢不举，饮食不下，烦闷气胀，不论昼夜急疾，要宣泻求安，即看年纪高下，用药一分或至半两，酌量加减。用桃花汤下为使最上，次用葱汤下。如未通宣，更以汤一碗或两碗，投之即验，自然调补如常。要微畅不秘涩，但长服之，稍稍得力，朝服暮服，应不搜刮人五脏，怡怡自泰。其药初服之时，每日空腹，酒饮茶汤任下三钱匕，食后良久，更下三钱匕。七日内常微泻利黄黑水涎沫等，此是搜淘诸疾根本出去，勿用畏之。七日后渐觉腹脏暖，消食下气。唯忌食苦参或食诸鱼、藕菜。饮食诸毒药解法，用葱白煎汤一茶碗，调玄明粉两钱顿服之，其诸毒药立泻下。若女人身怀六甲，长服安胎，诞孩子生日，无疮肿疾病。长服除故养新，气血日安。如有偶中毒物，取地胆一分，荠苨、犀角各半两，服之立解。如长服，用大麻汤下为使。此药偏暖水脏，女人服，补血脉，及治骨蒸五劳，惊悸健忘，热毒风等，服之立愈。令人悦泽，开关健脾，轻身延寿，驻精神，明目。诸余功效不可具载，有传在《太阴经》中。朴消二斤，须是白净者，以瓷炉一个叠实，却以瓦一片盖炉，用十斤炭火一煅，炉口不盖，著炭一条，候沸定了，方盖之，复以十五斤炭煅之。放冷一伏时，提炉出药，以纸摊在地上，盆盖之一伏时，日晒取干。入甘草二两，生熟用，细捣罗为末。

据刘玄真说："臣按仙经修炼朴消，号玄明粉，止服此药，遂无病长生。"刘说，服用玄明粉后，"七日内常微泻利黄黑水涎沫等"，"如未通宣，更以汤一碗或两碗，投之即验"。这些情况都符合容积性泻药硫酸钠的作用特点。今天所用的玄明粉是芒硝风化脱水而成，刘玄真所介绍的方法则是煅烧脱水，方法虽然不同，制成品完全一样，都是失去结晶水的硫酸钠。

利用泻药来健身长寿，实在是一个很奇怪的想法，但自有其渊源。却谷食气是神仙家的主张，《抱朴子内篇·杂应》引道书云："欲得长生，肠中当清；欲得不死，肠中无滓。"《三洞珠囊》卷三服食品引《大有经》也说："五谷是刳命之凿，腐臭五藏，致命促缩。此粮入口，无希久寿，汝欲不死，肠中无滓也。"肠中之滓指糟粕污秽，《广弘明集》卷九《笑道论》引《大有经》作"汝欲不死，肠中无屎"，虽然语含讥讽，意思则没有大的分歧，甚至后来《云笈七签》卷五八《茅山贤者服内气诀》也说"凡欲得道不死，肠中无屎，欲得长生，五脏精明"。如此辗转而来的"肠中无屎"，可能就是唐代道士用泻药清肠养生的理论基础。晚近有胡姓"神医"滥用芒硝治百病，号称得自终南山之秘传，应该也是刘玄真玄明粉神仙方术之流亚。

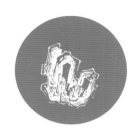

雄黄与雌黄

　　雄黄、雌黄皆是砷矿。雄黄（realgar）为二硫化二砷 As_2S_2，矿石多呈橘红色；雌黄（orpiment）为三硫化二砷 As_2S_3，矿石多呈柠檬黄色。雄黄常与雌黄共生，即陶弘景所言雄黄夹有雌黄者，最初或许是因为颜色差异，被分别命名为"雄"与"雌"。至于说雄黄生山之阳名"雄"，雌黄生山之阴而名"雌"，如《名医别录》言"（雌黄）与雄黄同山，生其阴"，则是传闻之讹。

　　不仅雄黄、雌黄共生，砷矿还与辉锑矿、辰砂矿共生。因为雄黄与丹砂颜色相近，又存在共生关系，早期认识不足，乃有混淆现象。《吴普本草》解释雄黄的得名说："山阴有丹，雄黄生山之阳，故曰雄，是丹之雄，所以名雄黄也。"一部早期道经《洞神八帝元变经》在讨论"真丹砂"时也说:"此药出雄黄中,然与雄黄少异。其形色黄明润泽,胜于雄黄,不甚有熏黄之气,然犹是雄黄之类。"陶弘景在《本草经集注》中专门提到这种混淆情况,"丹砂"条说:"俗医皆别取武都、仇池雄黄夹雌黄者,名为丹砂,方家亦往往俱用,此为谬矣。""雄黄"条说:"始以齐初凉州互市[1],微有所得,将至都下,余最先见于使人陈典签处,捡获见十余片,伊辈不识此是何等,见有夹雌黄,或谓是丹砂,示吾,吾乃示语,并又属觅,于是渐渐而来。好者作鸡冠色,不臭而坚实。若黯黑及虚软者,不好也。"较之一般的炼丹家,陶弘景的矿物学知识确实称得上专门。

按,道教炼丹术可以分为金丹与黄白两类,《抱朴子内篇·黄白》谓"黄者金也,白者银也",贱金属通过炉鼎变化,转为金银贵金属,亦能"与金丹神仙药无异也"。制成的金银被称为药金、药银,"饵服之致神仙,不以致富也"。雄黄、雌黄是制作药金、药银的重要原料,因此《名医别录》说雄黄"得铜可作金",《宝藏论》说雌黄"点银成金,点铜成银",都是指炼化砷铜合金类的黄白术。制取的黄白含砷量低于10%呈金黄色为"药金",超过10%则呈银白色为"药银"。

雄黄、雌黄皆微有大蒜样气味,焚烧则气味更浓,由于析出游离砷,可能会看到焚烧区域昆虫死亡。《太平御览》引《淮南万

---

[1] 即与北朝之间的边境贸易。

毕术》说"夜烧雄黄，水虫成列"，注释谓"水虫闻烧雄黄臭气，皆趣火"，大约就是这个道理。因为杀虫，推而广之则有辟蛇的传说，《抱朴子内篇·登涉》云："昔圆丘多大蛇，又生好药，黄帝将登焉，广成子教之佩雄黄，而众蛇皆去。今带武都雄黄，色如鸡冠者五两以上，以入山林草木，则不畏蛇。"因避蛇又进一步推衍，《神农本草经》乃说："杀精物恶鬼，邪气，百虫毒，胜五兵。"《证类本草》引《明皇杂录》以雄黄、消石治腹中蛟龙，引《新唐书》用雄黄治疗已经变成小蛇的"发蛊"，都是循此思路而来。所以雄黄是除朱砂以外，道士画符的另一种重要颜料。

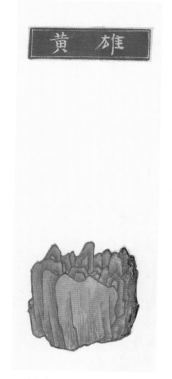

▲《补遗雷公炮制便览》雌黄图

《名医别录》又提到，雄黄服食能够"悦人面泽"，此则口服微量砷剂，皮肤变得红润光泽的现象。

《白蛇传》中白娘子端午饮雄黄酒的传说广为人知，这一习俗大约开始于明代，《金瓶梅》《警世通言》中皆有使用实例。从文献来看，早期雄黄酒实际是以雄黄与菖蒲两物调制，如《西游记》第六十九回中朱紫国国王向唐僧讲述自己受害经过，专门提到端阳时节，"饮菖蒲雄黄酒，看斗龙舟"。《遵生八笺·四时调摄笺》云："五日午时，饮菖蒲雄黄酒，辟除百疾而禁白虫。"《清嘉录》卷五也说："研雄黄末，屑蒲根，和酒以饮，谓之雄黄酒。又以余酒染小儿额及手足心，随洒墙壁间，以祛毒虫。"后世渐渐省去菖蒲，单用水飞雄黄细末浸酒。

今天知道，雄黄中的砷毒性剧烈，饮用雄黄酒属于陋习，早当革除。清人梁章钜已经注意及此，《浪迹丛谈》卷八有专条说此，录出备参：

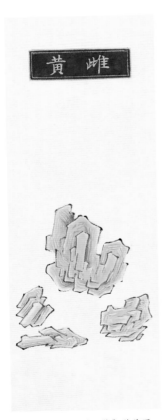

吾乡每过端午节，家家必饮雄黄烧酒，近始知其非宜也。《一斑录》云："雄黄能解蛇虺诸毒，而其性最烈，用以愈疾，多外治，若内服，只可分厘之少，更不可冲烧酒饮之。有表亲钱某，于端午大饮雄黄烧酒，少时腹痛，如服砒信，家众误认为痧，百计治之。有知者云：'雄黄性烈，得烧酒而愈烈，饮又太多，是亦为患也。'急觅解法，而已无及矣。"

▲《补遗雷公炮制便览》雄黄图

除了炼丹用，雌黄还是古代重要的文具，用来修改涂乙，类似于今天的涂改液。《齐民要术》卷三"杂说"有"雌黄治书法"，其略云："先于青硬石上，水磨雌黄令熟；曝干，更于瓷碗中研令极熟。曝干，又于瓷碗中研令极熟。乃融好胶清，和于铁杵臼中，熟捣。丸如墨丸，阴干。以水研而治书，永不剥落。若于碗中和用之者，胶清虽多，久亦剥落。凡雌黄治书，待潢讫治者佳；先治入潢则动。"《梦溪笔谈》卷一专门说到使用雌黄涂改的效果："馆阁新书净本有误书处，以雌黄涂之。尝校改字之法，刮洗则伤纸，纸贴之又易脱，粉涂则字不没，涂数遍方能漫灭。唯雌黄一漫即灭，仍久而不脱。古人谓之铅黄，盖用之有素矣。"

因为雌黄用来修改校订，所以评论他人的文章，也称为"雌黄"。《类说》卷四七云："古人写书皆用黄纸以檗染之，所以辟蠹，故曰黄卷。有误字以雌黄灭之，为其与纸色相类故。可否人文章，谓之雌黄。"

雌黄更有名的用例是"信口雌黄"，《文选》卷五五《广绝交论》"雌黄出其唇吻，朱紫由其月旦"句，李善注引《晋阳秋》云："王衍字夷甫，能言，于意有不安者，辄更易之，时号口中雌黄。"这本来是形容王衍才思便给，后世转义为罔顾事实，随口乱说。《订讹杂录》辨正说："王衍善谈论，错举经籍，辄随口改易，听者不觉，故谓之口中雌黄，以其改易字句，如口中涂灭更定，非以其讥议也。"

关于雌黄还有可以讨论者。《名医别录》在《神农本草经》"炼之，久服轻身，增年，不老"等服食功效之后，补充"令人脑满"四字。此"脑满"究竟属"善"（治疗作用）还是属"恶"（不良反应），诸家从未讨论。

检《北齐书》卷一二《琅邪王俨传》斛律光云："琅邪王年少，肠肥脑满，轻为举措，长大自不复然，愿宽其罪。"此为贬义，但医书本草则以褒义居多。《本草经集注》"槐实"条陶弘景注："服之令脑满，发不白而长生。"《千金翼方》卷一二之"地黄酒酥"，"令人发白更黑，齿落更生，髓脑满实，还年却老，走及奔马，久服有子方"。道书亦有"脑满"之说，《上洞心丹经诀》卷上论"还精补脑"有云："须当内外贞白，专气致柔如婴儿。然后自玉堂尾闾起火行气，直过夹脊双关，上入三山，直至玉京山，久则自然脑满。三一九室之妙道，实在于斯焉。"故苏东坡诗"南都从事亦学道，不惜肠空夸脑满"，即是此意。由此可见，雌黄之"令人脑满"，与雄黄"饵服之，皆飞入人脑中"，当同是一义，指脑中精气满溢。

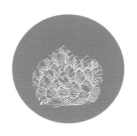

矾石却水

矾石在古代是一个复合概念，根据外观形状和色泽分为不同种类。陶弘景说："色青白，生者名马齿矾。已炼成绝白，蜀人又以当消石，名白矾。其黄黑者名鸡屎矾，不入药，惟堪镀作以合熟铜，投苦酒中，涂铁皆作铜色；外虽铜色，内质不变。"《新修本草》提到的品类尤其繁多：

> 矾石有五种，青矾、白矾、黄矾、黑矾、绛矾。然白矾多入药用；青、黑二矾，疗疳及诸疮；黄矾亦疗疮生肉，兼染皮用之；其绛矾本来绿色，新出窟未见风者，正如琉璃，陶及今人谓之石胆，烧之赤色，故名绛矾矣。

《神农本草经》矾石一名"羽涅"，《说文》"涅，黑土在水中也"，《淮南子》以涅石染黑布，故推测其为一种能用作染料的黑矾，大约是皂矾 $FeSO_4 \cdot 7H_2O$ 之类。《金匮要略》有"硝石矾石散方"，有云："硝石、矾石（烧）等分，右二味为散，以大麦粥汁和服方寸匕，日三服。病随大小便去，小便正黄，大便正黑，是候也。"处方用了较大剂量的矾石，出现"大便正黑"的效果，如果不是消化道出血的话，这种矾石应该也是含有铁离子的皂矾。

　　《名医别录》提到矾石"能使铁为铜"，陶弘景说："其黄黑者名鸡屎矾，不入药，惟堪镀作以合熟铜，投苦酒中，涂铁皆作铜色；外虽铜色，内质不变。"此所描述的即是"水法炼铜"，利用置换反应提取单质铜。如此，这种所谓的"鸡屎矾"应该是胆矾 $CuSO_4 \cdot 5H_2O$。

　　"矾"的繁体写作"礬"，[1] 但《说文》没有"礬"字，在1972 年武威旱滩坡出土的汉代医药简牍中，此字写作"樊"，唐代龙门药方洞石刻药方[2]也写作"樊"。今宋刻本《玉篇》石部有"礬"字，但不能证实这是梁代顾野王编书时的原状，还是后世增修时所添补。宋代字书《广韵》《集韵》皆有"礬"字，宋刻文献多数也使用此字。

　　令人感兴趣的是，在日本古医书《本草和名》《医心方》中，"礬

---

[1]　为了叙述方便，本篇部分"矾"字依原文献写作"礬"。

[2]　龙门药方因为与北齐道兴造像镌刻在一起，所以前人一直认为是北齐之物。

（樊）石"皆写作"燔石"。不特如此，和写本《新修本草》中也是这样的写法，如卷四"石流黄"条中两处"燔石"。其实，写作"燔石"可能更符合此物得名的本源。矾石乃是烧石而成，《本草图经》说："初生皆石也，采得碎之，煎炼乃成礜。"《本草纲目》解释更清楚："礜者燔也，燔石而成也。"以常用之白矾为例，明矾矿石主要是 $KAl_3(SO_4)_2(OH)_6$，经过煅烧，生成 $KAl(SO_4)_2$，这是白矾之粗品，经水溶浸，浓缩析出含结晶水的白矾 $KAl(SO_4)_2 \cdot 12H_2O$，即药用之明矾。

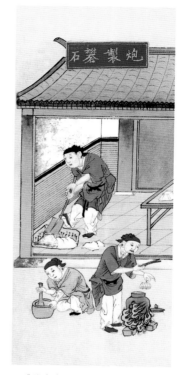

▲《补遗雷公炮制便览》炮炙矾石图

"礜"字又与"礜"字形近，在文献中经常混淆。随举一例，明正统《道藏》之《上清明鉴要经》，其中"神仙除百病枕药方"，经文称使用毒药八种以应八风，八种毒药之一为"矾（礜）石"。矾石显然是无毒之品，参校《云笈七签》卷四八"神枕法"引用此篇，乃知原文应是"礜石"。《证类本草》也有类似的错误，"矾（礜）石"条唐慎微引《异苑》："魏武北征蹋顿升岭，眺瞩见山岗不生百草。王粲曰：是古冢，此人在世服矾（礬）石，而石生热蒸出外，故卉木燋灭。即令发看，果得大墓，内有矾（礬）石满茔。"这一故事出于《异苑》卷七，检《艺文类聚》《太平御览》等均有引用，皆作"矾（礬）石"，其实都是"礜石"之讹，不特唐慎微误引也。

本草"矾石"条功效论述，很能反映古代医药家的思维习惯。《名医别录》引岐伯的话说矾石"久服伤人骨"，这与《神农本草经》中矾石"坚骨齿"的功效相矛盾，也不符合《神农本草经》上药"多服、久服不伤人"的规定。陶弘景尚能以客观疗效为据，对此表示怀疑，有论云："以疗齿痛，多即坏齿，是伤骨之证；而云坚骨齿，诚为疑也。"后人则往往以比附立论，如陈士铎《本草新编》说：

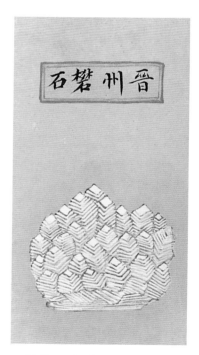

▲《本草品汇精要》晋州矾石图

久服矾石，必伤人骨。有之乎？曰：矾性最急而且燥，能劫水，故不利骨与齿耳，盖齿亦骨之余也。肾水虚者，断不可轻用，恐已耗而又耗也。

按，"劫水"之说源于《本草衍义》，其略云：

今坊州矾务，以其火烧过石，取以煎矾，色惟白，不逮晋州者。皆不可多服，损心肺，却水故也。水化书纸上，才干，水不能濡，故知其性却水。治涎药多须者，用此意尔。

所谓"水化书纸上，才干，水不能濡，故知其性却水"，其实是古代书写密信的方法，明矾溶于水后形成的氢氧化铝具有胶体性质，蘸明矾水在纸上写字，干后看不到任何痕迹，但明矾具有疏水性，所以将信纸浸在水里，其他部分都浸湿了，书写的字迹便隐约显现出来。据《建炎以来系年要录》卷一"建炎元年正月"条："曹辅至兴仁，守臣徽猷阁待制赣县曾楙诘之，辅乃裂衣襟出御笔蜡封，乃枢密院矾书，以遗楙。"《金史·宣宗纪上》云："攻太原府。宣抚使乌古论礼，遣人间道赍矾书，至京师告急。"

寇宗奭、陈士铎等根据明矾的这一性质，于是推论其"却（劫）水"，并说"治涎药多须者，用此意尔"，实在是无稽之谈。

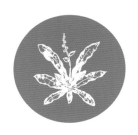

谁谓荼苦

　　《诗经·谷风》"谁谓荼苦，其甘如荠"，毛传："荼，苦菜也。"《尔雅·释草》同，郭璞注："诗曰谁谓荼苦，苦菜可食。"邢昺疏："此味苦可食之菜，一名荼，一名苦菜。本草一名荼草，一名选，一名游冬。案，《易纬通卦验玄图》云："苦菜生于寒秋，经冬历春乃成。《月令》孟夏苦菜秀是也。叶似苦苣而细，断之有白汁，花黄似菊，堪食，但苦耳。"注释家的意见基本一致，《诗经》中这种叫"荼"的苦菜，应该是菊科苦荬菜属（*Ixeris*）或苦苣菜属（*Sonchus*）植物。

　　《神农本草经》也收录"苦菜"，并记别名"荼草"，正与《尔雅》"荼，苦菜"相合，将其视为《诗经》所咏的菊科苦菜，似乎没有特别大的疑问。但陶弘景注意到《神农本草经》言苦菜的功效，其中有久服"聪察少卧"一项，于是推测这种苦菜应该是茗茶，即山茶科植物茶 *Camellia sinensis*，《本草经集注》说：

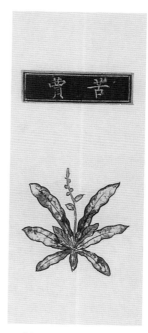

▲《食物本草》苦荬图

> 疑此即是今茗。茗一名荼，又令人不眠，亦凌冬不凋，而嫌其止生益州。益州乃有苦菜，正是苦薏尔，上卷上品白英下已注之。《桐君录》云："苦菜，三月生扶疏，六月华从叶出，茎直黄，八月实黑，实落根复生，冬不枯。"今茗极似此。西阳、武昌及庐江、晋熙皆好，东人正作青茗。茗皆有浡，饮之宜人。凡所饮物，有茗及木叶天门冬苗，并菝葜，皆益人，余物并冷利。又巴东间别有真茶，火煏作卷结，为饮亦令人不眠，恐或是此。俗中多煮檀叶及大皂李作茶，并冷。又南方有瓜芦木，亦似茗，苦涩，取其叶作屑，煮饮汁，即通夜不睡，煮盐人惟资此饮，而交、广最所重，客来先设，乃加以香芼辈。

陶弘景的意见并不为后世本草家采信，《新修本草》直接批评说：

《诗》云"谁谓荼苦",又云"堇荼如饴",皆苦菜异名也。陶谓之茗,茗乃木类,殊非菜流。茗,春采为苦茶。音迟遐反,非途音也。按,《尔雅》释草云"荼,苦菜",释木云"槚,苦茶",二物全别,不得为例。又《颜氏家训》按《易通卦验玄图》曰:苦菜,生于寒秋,经冬历春,得夏乃成。一名游冬。叶似苦苣而细,断之有白汁,花黄似菊。此则与桐君略同,今所在有之。苦蘵乃龙葵尔,俗亦名苦菜,非荼也。

为了不与菊科苦菜相混淆,《新修本草》专门在木部中品新增"茗苦槚"一条:

茗,味甘、苦,微寒,无毒。主瘘疮,利小便,去痰热渴,令人少睡。春采之。苦槚,主下气,消宿食。作饮加茱萸、葱、姜等良。

从经学立场考虑,《新修本草》的观点说服力明显强于《本草经集注》。如苏敬指出,《尔雅》"荼,苦菜"

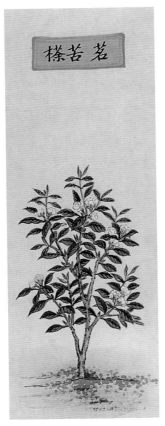

▲《本草品汇精要》茗苦槚图

见于《释草》，"槚，苦荼"见于《释木》，《神农本草经》之"苦菜"既然在菜部，显然不应该是山茶科植物茶树。

但如果增加医学方面的考量，情况有所不同。陶弘景特别拈出茶"令人不眠"的特点，与《神农本草经》中"苦菜"功效"聪察少卧"相对应。这应该是茶叶中所含咖啡因兴奋大脑皮层所致，菊科苦菜类植物确实没有这项作用。《神农本草经》所谓功效"聪察少卧"，虽然只有寥寥四字，在名实考证中权重极大。

孙星衍以经学家身份辑复《神农本草经》，在"苦菜"问题上却站在陶弘景一边，谓"唐本注驳之，非矣"，根据《神农本草经》苦菜一名"选"，补充说："选与荈音相近。"森立之《本草经考注》乃进一步发挥说：

> "选"是"荈"字。《说文》无"荈"字，则"选""荈"古今字可知也。《尔雅》"槚，苦荼"，郭注云："树小如栀子，冬生叶，可煮作羹饮。今呼早采者为荼，晚取者为茗，一名荈，蜀人名之苦荼。"《释文》云："荈，尺究反。荈、槚、茗，其实一也。张揖《杂字》云：茗之别名也。"

这些意见不无道理，但欲因此断言《神农本草经》之"苦菜"就是茗茶，证据依然不足。森立之乃有折衷之论："余谓药用亦以苦菜、苦槚同味同效，故白字并入于此。犹'雁肪一名鹜肪'，'蛣蝓一名陵蠡'之例也。"或许存在这样的情况，《神农本草经》"苦菜"

条之"聪察少卧"功效，其实是因为苦菜一名"荼草"，编写者误将"槚，苦荼"的功效文字串入其中。"苦菜"条目的主体仍然是与《诗经》《尔雅》一样的"荼，苦菜"，即菊科苦菜；而"聪察少卧"功效，则是因"槚，苦荼"，即山茶科茗茶附会而来。按，汉代已有茗茶功效的记载，如《太平御览》引《神农食经》云："荼茗宜久服，令人有力，悦志。"又云："茗，苦荼，味甘苦微寒，无毒，主瘘疮，利小便，少睡，去痰渴，消宿食。"

作为题外之论，晚出"茶"字的来历因为与本草有关，稍作讨论。

表示茗茶的"茶"字为唐代后起，《茶经》"其字或从草，或从木，或草木并"，注云："从草当作茶，其字出《开元文字音义》；从木当作槚，其字出本草；草木并作荼，其字出《尔雅》。"谓"槚"出本草，即指《新修本草》"茗苦槚"条。在《开元文字音义》之前应该没有"茶"字，此虽未必定论，但大致如此。论者注意到，颜师古注《汉书》，《王子侯表》"荼陵节侯䜣"，师古曰"荼音涂"；而《地理志》"荼陵"，师古则注荼音"丈加反"。结合《新修本草》注："茗，春采为苦荼。音迟遐反，非途音也。"也说明初唐"荼"确有 chá 与 tú 两音，表示茗茶意时读作 chá。"茶"是从"荼"指代茗茶义项中分化出来的单字，后来"茶"的其他义项有时也写作"茶"。如"荼毗"在柳公权书《玄秘塔碑》中即写作"茶毗"。

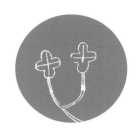

高供奉《采萍时日歌》

"萍""苹""蘋"为三字，意思本来就不太清楚，而"蘋"一度又被简化成"苹"[1]，于是更加混淆。

《尔雅·释草》云："苹，萍。其大者蘋。"郭璞注："水中浮萍，江东谓之藻。"《说文》以"苹"与"萍"互训："苹，萍也。无根浮水而生者。"《说文》又有"萍"，云："萍，苹也，水草也。"此即陶弘景言"浮萍子"，《新修本草》谓"水上小浮萍"。如此看来，"苹"与"萍"所指代的应该都是天南星科青萍 *Lemna minor*、天南星科

---

[1]　在1964年发表的《简化字总表》中，"苹"对应的繁体字有"蘋"。2013年颁布的《通用规范汉字表》确认，"蘋"用于表示蕨类植物名时简作"蘋"，不简化作"苹"。按，如本篇所言，"蘋"指水鳖科植物水鳖 *Hydrocharis dubia*，"苹"才有时指蕨类植物蘋科田字草（蘋）*Marsilea quadrifolia*。故《通用规范汉字表》的说法不准确。

紫萍 *Spirodela polyrhiza* 一类。《尔雅》说"其大者蘋"，按照《本草拾遗》的描述："叶圆阔寸许，叶下有一点如水沫，一名苤菜。"应该是水鳖科植物水鳖 *Hydrocharis dubia*，《本草图经》所描绘的"水萍"即此。柳宗元的诗句"春风无限潇湘忆，欲采蘋花不自由"，蘋花即是水鳖所开的白花，又呼作"白蘋花"。

《本草纲目》据《吴普本草》单列"蘋"条，"释名"项认为："蘋本作薲。《左传》'蘋蘩蕴藻之菜，可荐于鬼神，可羞于王公'，则薲有宾之之义，故字从宾。其草四叶相合，中折十字，故俗呼为四叶菜、田字草、破铜钱，皆象形也。"由所绘图例来看，此为蕨类植物蘋科田字草（蘋）*Marsilea quadrifolia*。晚近植物学家将蕨类植物门木贼纲槐叶蘋目下的 *Marsileaceae* 科定名为"蘋科"，也是根据李时珍的意见而来。但蕨类植物如田字草并没有花可采，显然不是《本草拾遗》所言，也不是柳宗元所吟咏者。

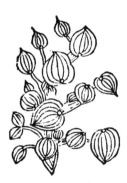

▲《本草图经》水萍图

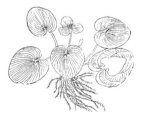

▲《植物名实图考》马尿花所描绘者即水鳖科植物水鳖

《证类本草》"水萍"条引高供奉《采萍时日歌》云："不在山、不在岸，采我之时七月半。选甚瘫风与缓风，此小微风都不算。豆淋酒内下三丸，铁幞头上也出汗。"高供奉生平及活动时间均不详，《证类本草》卷首"证类本草所出经史方书"载"高供奉方"，即据本条而来。清代编《全唐诗》据此收入卷八八〇，题作"唐高供奉作"。

按，诗中言"选甚"，为宋元间俗语，说什么、且不管之意，如刘克庄《贺新郎》句："一剑防身行万

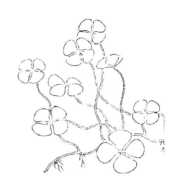

▲《植物名实图考》蘋图

里，选甚南溟北极。"《道法会元》卷二六三再召八将咒云："不问神与鬼，选甚妖与精。"《西厢记诸宫调》卷一云："德行文章没包弹，绰有赋名诗价。选甚嘲风咏月，擘阮分茶。"再看这篇歌谣的内容，竭力夸张水萍的发汗作用，如言"豆淋酒[1]内下三丸，铁幞头上也出汗"。据《本草图经》说：

> 大蘋今医方鲜用；浮萍俗医用治时行热病，亦堪发汗，甚有功。其方用浮萍草一两，四月十五日者，麻黄去节、根，桂心、附子炮裂去脐皮各半两，四物捣，细筛，每服二钱，以水一中盏，入生姜半分，煎至六分，不计时候，和滓

---

[1] 宋代医方经常提到以豆淋酒下，做法如《证类本草》"大豆"条引《产书》云："黑豆五升熬之，令烟绝出，于瓷器中，以酒一升淬之。"其上源为《千金要方》卷三之"大豆紫汤"。

热服，汗出乃差。又治恶疾遍身疮者，取水中浮萍浓煮汁，渍浴半日，多效。此方甚奇古也。

《本草图经》谓"浮萍，俗医用治时行热病，亦堪发汗，甚有功"，此言"俗医"，正与高供奉相合，所记或许相关联。至于末后言"此方甚奇古"，乃是评论以水中浮萍浓煮汁治恶疾遍身疮者，与高供奉方无关。颇疑这首《采萍时日歌》乃是高供奉售卖用水萍制作的发汗单方比如"水萍丸"之类的宣传词，故有夸张。至于这位"高供奉"的身份，恐怕就是当时（北宋中期）游方医生者流。

又，《本草蒙筌》"水萍"条引《普济方》"大风丹"云："东京开河，掘得石碑，梵书天篆，无有晓者。林灵素逐字释解，乃是治中风方。歌曰：天生灵草无根干，不在山间不在岸。始因飞絮逐东风，泛梗青青漂水面。神仙一味去沉疴，采时须是七月半。怕甚瘫风与中风，酒下三丸都汗散。"此则高供奉《采萍时日歌》之别本。《本草纲目》"水萍"条"发明"项亦引此，其后有处方组成云：

以紫色浮萍晒干为细末，炼蜜和丸弹子大。每服一粒，以豆淋酒化下。治左瘫右痪，三十六种风，偏正头风，口眼㖞斜，大风癞风，一切无名风及脚气，并打扑伤折，及胎孕有伤。服过百粒，即为全人。此方，后人易名紫萍一粒丹。

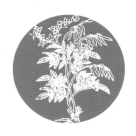

"旅拒"释词

　　苦参治疗齿病渊源甚古，《史记·扁鹊仓公列传》说："齐中大夫病龋齿，臣意灸其左大阳明脉，即为苦参汤，日嗽三升，出入五六日，病已。得之风，及卧开口，食而不嗽。"苦参古今品种变化不大，豆科植物苦参 *Sophora flavescens* 一直是药用主流，所含苦参碱、氧化苦参碱对与龋齿相关的厌氧菌具有杀菌作用。

　　因为《史记》的记载，后世遂有以苦参揩齿的习惯，《梦溪笔谈》卷一八云：

　　　　予尝苦腰重，久坐则旅距十余步，然后能行。有一将佐见予曰："得无用苦参洁齿否？"余时以病齿，用苦参数年矣。

曰："此病由也。苦参入齿，其气伤肾，能使人腰重。"后有太常少卿舒昭亮用苦参揩齿，岁久亦病腰。自后悉不用苦参，腰疾皆愈。此皆方书旧不载者。

腰痛是否真由苦参引起，不得而知，[1]其中"旅拒"一词则有探究的必要。

《本草衍义》说："有朝士苦腰重，久坐，旅拒十余步，然后能行。"《医说》云："予尝苦腰重，久坐则旅拒十余步，然后能行。"此皆袭《梦溪笔谈》，只是写作"旅拒"。

按，《中文大辞典》"旅拒"解作违抗之义，例句用《北史》卷九四"至于贪而无厌，狠而好乱，强则旅拒，弱则稽服，其揆一也"。"旅拒"亦写作"旅距"，《后汉书·马援传》云："若大姓侵小民，黠羌欲旅距，此乃太守事耳。"王先谦集解："旅距，聚众相拒耳。"聚众抵御、抗拒的意思，引申为抵挡、支撑之义，如贯休《冬末病中作》句："胸中有一物，旅拒复攻击。向下还上来，唯疑是肺石。"

---

[1] 围绕苦参伤肾与否，中医自己也是异说纷呈。如《本草衍义补遗》云："苦参能峻补阴气。或得之而致腰重者，以其气降而不升也，非伤肾之谓也。"李时珍则认为："子午乃少阴君火对化，故苦参、黄檗之苦寒，皆能补肾，盖取其苦燥湿、寒除热也。热生风，湿生虫，故又能治风杀虫。惟肾水弱而相火胜者，用之相宜。若火衰精冷，真元不足，及年高之人，不可用也。"

据《汉语大词典》，旅距还有第三义，为矫健貌，词典以范成大《胭脂井》"腰支旅拒更神游，桃叶山前水自流"为书证。《梦溪笔谈》此处"旅拒"与腰部不适有关，应该略同于第三义之"腰支旅拒"，但解释为"矫健"，则完全不通。

其实，"旅拒"在宋诗中数见，除了表示抵御、支撑的意思外，与范成大《胭脂井》诗中近似用法，尚有岳珂《山居作报书竟夜有感戏成》"笔研久荒秽，肩腕仍旅拒"，范成大《题徐熙风牡丹》"从教旅拒春无力，细看腰支袅袅时"。此数例之"旅拒"解释为"矫健"，显然不通。"腰支旅拒更神游""肩腕仍旅拒""从教旅拒春无力"，

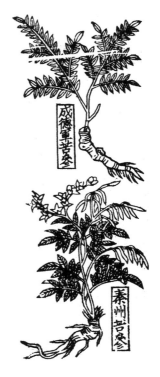

▲《本草图经》苦参图

此三处的"旅拒"，都是腰部劳损需要支挡，不能矫健的意思。又检《诗话总龟》卷一八引《大业拾遗》云："请丽华舞《玉树后庭花》，丽华辞以抛掷岁久，自井中出，腰肢旅拒，无复往时。"这一意思更加明确。

我觉得"旅拒"一词，或源于腰疼通常用拳头抵顶，后遂以"旅拒"来形容腰弱。至于《梦溪笔谈》说久坐之后，需要"旅距十

余步，然后能行"，描述的就是以手扶抵腰部，蹒跚十余步，才能正常行走的样子。这更像腰椎间盘膨出的症状，自然与使用苦参毫无关系。

与"旅拒"相近，则有"偻拒"。《千金翼方》卷三〇"咒蛊毒文"云："今日甲乙，蛊毒须出；今日甲寅，蛊毒不神；今日丙丁，蛊毒不行；今日丙午，还著本主。虽然不死，腰脊偻拒。急急如律令。"此或"旅拒"之同音异写，更强调腰脊佝偻的状态。

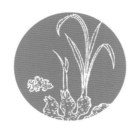

"乾姜"音义考

六朝以来辩音释义的著作甚多，儒家类以陆德明《经典释文》最为大宗，佛家有玄应《众经音义》、慧琳《一切经音义》，道家则有史崇玄奉敕所撰《一切道经音义》。本草家也不甘后人，隋唐之际，姚最、甄立言、孔志约、李含光、殷子严等皆有《本草音义》之作。

因声求义，所以本草家特别

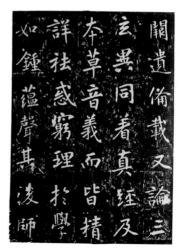

▲ 张从申书《茅山玄靖先生李含光碑》提到李含光著《本草音义》

注意多音字的训读，比如本草旋花与旋覆花两条。旋覆花即《尔雅·释草》"覆，盗庚"者，其"旋"字标为"徐元切"，这是用《说文》"旋，周旋"之意，《广韵》"似宣切"，今音 xuán。故《本草衍义》解释旋覆花之得名说："花淡黄绿繁茂，圆而覆下。"原植物是菊科旋覆花 *Inula japonica*。旋花亦称蓸旋，即《尔雅·释草》"蓸，蕾"者，"旋"字标为"徐愿反"，《广韵》"辞恋切"，乃是"绕"的意思，今音 xuàn。旋花为缠绕草本，或许因此得名。原植物旋花科打碗花属旋花 *Calystegia sepium*。

　　从《本草经集注》以来的习惯，本草书中的多音字一般只在该字使用非常见音读时标注读音，所以《神农本草经》药物"乾姜"的"乾"字，自陶弘景以来就被理解为"干燥"的"干"，而没有想过或许有可能是"乾坤"的"乾"字。

　　姜的原植物是姜科的姜 *Zingiber officinale*，古今品种没有变化。姜药食皆用其根茎，现代按采收部位、干燥程度、加工方法的不同，大致分嫩姜、生姜、干姜[1]三类：嫩姜为姜的嫩芽，主要用作蔬茹，又称仔姜、紫姜、茈姜、姜芽；生姜为姜的新鲜根茎，烹饪、入药皆用之，又称菜姜、母姜、老姜；干姜为姜根茎的干燥品，药用为主，可进一步加工为姜炭、炮姜。姜作药用或食用，物种虽无变化，但具体药材规格，尤其对"干姜"的定义，

---

[1]　为了行文方便，本篇中引用古代文献中时保留"乾姜"写法。而涉及现代干姜
　　药材，仍写作"干姜"。

则颇有不同。

秦汉神仙方士颇看重姜的神奇效用，不仅《神农本草经》说姜"久服去臭气，通神明"，在纬书中亦有各种记载，如《春秋运斗枢》云："旋星散为姜，失德逆时，则姜有翼，辛而不臭也。"《孝经援神契》说："椒姜御湿，菖蒲益聪，巨胜延年，威喜辟兵。"姜常与椒并用，此即《孝经援神契》所说"椒姜御湿"。最可注意的是早期道经《太上灵宝五符序》卷中对椒、姜的论述：

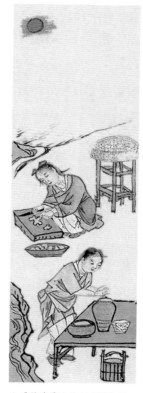

▲《补遗雷公炮制便览》炮炙姜图

老君曰：椒生蜀汉，含气太阴。天地俱生，变化陆沉。故能却湿，邪不敢侵。唉鬼蛊毒，靡有不禁。子能常服，所欲恣心。世之秘奥，其道甚深。坚藏勿泄，不用万金。

老君曰：姜生太阳，与椒同乡。俱出善土，窈窕山间。坚固不动，以依水泉。含气荧惑，守土本根。背阴向阳，与世常存。故能辟湿，却寒就温。除邪斩疾，闭塞鬼门。子能常服，寿若乾坤。

在这两段文字中，椒被看作太阴所化，姜则是太阳所生，太阳为乾，故疑古代所称"乾姜"，其实因乾坤取意，应该读作"乾（qián）姜"。将秦汉方书中的"乾姜"考释为"乾（qián）姜"，重要证据乃在于"乾姜"其实并不是生姜的直接干燥品，而别有一套制作工艺，陶弘景说：

> 乾姜今惟出临海、章安，两三村解作之。蜀汉姜旧美，荆州有好姜，而并不能作乾者。凡作乾姜法，水淹三日毕，去皮置流水中六日，更刮去皮，然后晒干，置瓮缸中，谓之酿也。

就工艺本身而言，的确不是简单的干燥，"乾姜"的做法直到宋代依然存在。《本草图经》载"汉州乾姜法"云："以水淹姜三日，去皮，又置流水中六日，更刮去皮，然后曝之令干，酿于瓮中，三日乃成也。"李石《续博物志》卷六"作乾姜法"略同："水淹三日毕，置流水中六日，更去皮，然后曝干，入瓮瓶，谓之酿也。"这种"乾姜"的做法甚至流传外邦，日本稻生宣义《炮炙全书》卷二有"造乾姜法"，其略云："以母姜水浸三日，去皮，又置流水中六日，更刮去皮，然后晒干，置瓷缸中酿三日乃成也。"

毕竟"乾姜"的做法太过烦琐，商家不免偷工省料，《炮炙全书》"造乾姜法"中专门告诫说："药肆中以母姜略煮过，然后暴之令干，名之乾姜售，非是。"而事实上，将生姜稍加处理后曝干充做"乾姜"的情况，宋代已然，《本草图经》说："秋采根，于长流水洗过，日晒为乾姜。"在苏颂看来，这种"乾姜"的做法与前引"汉州乾姜法"并行不悖。

但宋代医家其实注意到这两种做法的"乾姜"药效有所不同，于是在处方中出现"干生姜"这一特殊名词，如《妇人良方》卷一二引《博济方》"醒脾饮子"，原方用"乾姜"，其后有论云："后人去橘皮，以干生姜代乾姜，治老人气虚大便秘，少津液，引饮，有奇效。"宋元之际用"干生姜"的处方甚多，不烦例举，《汤液本草》则对以干生姜代替"乾姜"专有解释："姜屑比之乾姜不热，比之生姜不润，以干生姜代乾姜者，以其不僭故也。"这里所说的"干生姜"，正是生姜的干燥品，亦即今天所用的干姜。

明代《本草纲目》在"生姜"条后虽然附载"干生姜"，但语焉不详，"乾姜"条说："以母姜造之。今江西、襄、均皆造，以白净结实者为良，故人呼为白姜，又曰均姜。凡入药并宜炮用。"这样的记载看不出"乾姜"的来历。相反，年代稍晚的《本草乘雅半偈》论"干生姜"与"乾姜"的制作，最不失二者本意：

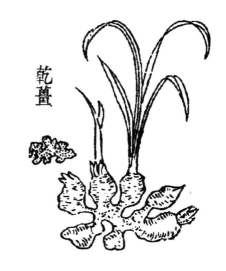

▲ 《本草纲目》钱蔚起本生姜、干姜图

社前后新芽顿长，如列指状，一种可生百指，皆分岐而上，即宜取出种姜，否则子母俱败。秋分采芽，柔嫩可口，霜后则老而多筋，干之，即曰干生姜。乾姜者，即所取姜种，水淹三日，去皮，置流水中漂浸六日，更刮去皮，然后晒干，入瓷缸中，覆酿三日乃成，以白净结实者为良，故人呼为白姜，入药则宜炮用。

大约清代开始，医家药肆逐渐忘记"乾姜"的本意，原来烦琐的"乾姜"制作工艺逐渐淘汰，宋元尚被称为"干生姜"的药材，成为"乾姜"的主要来源，名字也变成了"干姜"。《本草崇原》云："干姜用母姜晒干，以肉厚而白净、结实明亮如天麻者为良，故又名白姜。"这与此前卢之颐以乾姜为白姜的说法截然不同，同时期的《本草求真》《本草从新》《本草思辨录》《得配本草》等诸家本草皆用"母姜晒干为干姜"之说，这也是今天药用干姜的标准制法。

"乾"与"干"二字的纠结，其实古已有之。比如喜鹊亦称"乾鹊"，《论衡·龙虚》云："狌狌知往，乾鹊知来，鹦鹉能言。"《西京杂记》说："乾鹊噪而行人至，蜘蛛集而百事喜。"其"乾"字多释为干燥的"干"，《本草纲目》"鹊"条"释名"项李时珍亦说："性最恶湿，故谓之干。"但《能改斋漫录》卷三却有不同意见：

前辈多以乾鹊为乾，音干。或以对湿萤者有之。唯王荆公以为虔字意，见于鹊之疆疆，此甚为得理。余尝广之曰："乾，阳物也。乾有刚健之意。"而《易》统卦有云："鹊者阳鸟，先物而动，先事而应。"《淮南子》曰："乾鹊知来而不知往，此修短之分也。"以是知音干为无义。

由此而论，"干姜"读作"乾姜"，也非完全无根之言。至于按照简化字方案，"乾"在表"干燥"义时简化作"干"，于是"乾姜"写成"干姜"，从此以后，可能存在的"乾姜"异读，更难被发现了。

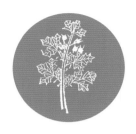

说"楂"[1]

　　《尔雅·释木》"楙，木瓜"，郭璞注："实如小瓜，酢可食。"《诗经·卫风》"投我以木瓜"，"投我以木桃"，"投我以木李"，其中"木瓜""木桃"皆为蔷薇科植物，"木桃"为毛叶木瓜（木瓜海棠）*Chaenomeles cathayensis*，而所称之木瓜究竟是指木瓜 *Chaenomeles sinensis*，还是皱皮木瓜（贴梗海棠）*Chaenomeles speciosa*，颇不易辨。陶弘景将木瓜分作三种，除木瓜外，别有榠楂与楂子，《本草经集注》说：

---

[1]　"楂"是"楂"的异体字，本文为叙述方便，仅在涉及植物山楂 *Crataegus pinnatifida* 时使用"楂"字。

山阴兰亭尤多，彼人以为良果，最疗转筋。如转筋时，但呼其名及书上作木瓜字，皆愈，亦不可解。俗人柱木瓜杖，云利筋胫。又有榠楂，大而黄，可进酒去痰。又，楂子，涩，断痢。《礼》云"楂梨曰攒之"，郑公不识楂，乃云是梨之不臧者。然古亦以楂为果，今则不入例尔。

《本草纲目》"木瓜"条"集解"项李时珍说："木瓜可种可接，可以枝压。其叶光而厚，其实如小瓜而有鼻。津润味不木者为木瓜；圆小于木瓜，味木而酢涩者为木桃；似木瓜而无鼻，大于木桃，味涩者为木李，亦曰木梨，即榠楂及和圆子也。鼻乃花脱处，非脐蒂也。"以上是本草家的意见，近代植物学者循此说，乃以木瓜为皱皮木瓜 Chaenomeles speciosa，榠楂为木瓜 Chaenomeles sinensis，木桃即楂子为毛叶木瓜 Chaenomeles cathayensis。

经学家则有不同看法。"楂"亦省作"柤"，《礼记·内则》"柤梨曰攒之"，郑玄注："柤，梨之不臧者。"《广雅·释木》也说："楂、樗，梨也。"《说文》"樗，果似梨而酢"，段玉裁注即针对陶弘景的意见立言：

《内则》柤梨注曰："柤，梨之不臧者。"《尔雅》郭注、《山海经》郭传皆云："楂似梨而酢涩"。按，即今梨之肉粗味酸者也。张揖注《子虚赋》云："楂似梨而甘。"乃以同类而互易其名耳。陶隐居讥郑公不识楂。恐误。

两派意见证据都有不足，先秦文献中"樝"究竟指代木瓜还是酸梨，只好容忍本草家与经学家"一樝各表"，但《汉语大字典》"樝"字的解释却说："樝，果木名，即山楂，后作'楂'。"忽然以山楂取代木瓜与酸梨，实在有些突兀。[1]

　　山楂的雅名叫"朹"，《尔雅·释木》"朹，檕梅"，郭璞注："朹树状似梅，子如指头，赤色，似小柰，可食。"唐代以"赤爪木"之名载入《新修本草》，谓其"小树生，高五六尺，叶似香荽，子似虎掌爪，大如小林檎，赤色"，并记赤爪木别名"羊梂""鼠查"。这显然就是蔷薇科山楂属植物山楂 *Crataegus pinnatifida* 之类。

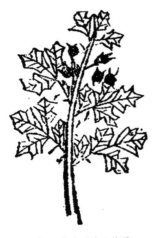

▲《本草纲目》金陵本山楂图

　　《本草纲目》将《新修本草》"赤爪木"、《本草图经》"棠梂子"、《本草衍义补遗》"山楂"归并为一，以"山楂"为标题，条目下的物种当然也是蔷薇科山楂。"释名"项记山楂的别名有"鼠楂""猴楂""茅楂"，都写作"楂"，并专门指出："山楂味似樝子，故亦名樝。世俗皆作查字，误矣。查，音槎，乃水中浮木，与樝何关？"

---

[1]　《汉语大词典》"樝"字释义则较允当："果木名。种类很多，有樝子、楔樝、山樝等。"

李时珍的意见也属一家之言，不仅《证类本草》写作"鼠查"，《新修本草》和写本也书作"查"，《本草经集注》"杉材"条陶弘景注："又有鼠查，生去地高尺余许，煮以洗漆多差。"此外，《千金要方》《外台秘要》也都作"鼠查"，可见"查"字无误。由此判断，"鼠查"究竟因何得名不得而知，但恐未必如李时珍所说，是从"鼠楂"简化而来。

　　"鼠查"如果不是被《本草纲目》矫正为"鼠楂"，并且以"山楂"为正确写法，取代世俗"山查"之名，也就不会与"楂子"发生纠葛。因为《本草纲目》影响甚大，且明代以来山楂在药食方面的应用远远多于楔楂和楂子，久而久之，"楂"和由此简化来的"楂"，竟成了蔷薇科山楂属（*Crataegus*）的专用字，辞书也就因此以"楂（楂）"为山楂了。

说"廪"

　　《名医别录》有"陈廪米","廪"即仓廪的意思，陶弘景注释"此今久入仓陈赤者"，其说不错。"粳米"条陶弘景再次提到陈廪米："前陈廪米亦是此种，以廪军人，故曰廪尔。"

　　按，《说文》云："㐭，谷所振入。宗庙粢盛，仓黄㐭而取之，故谓之㐭。从入，回象屋形，中有户牖。凡㐭之属皆从㐭。廪，㐭或从广从禾。"故仓廪的"廪"字依《说文》正写当作"㐭"，今天则以"廪"为正字。[1]《说文》又有稟字，"赐谷也，从㐭从禾"，

───────────────

[1]　《汉语大字典》即以"㐭"为正字，"廪"为异体；今天通行字体则反之，以"廪"为正字，"㐭"为异体。

段玉裁注："凡赐谷曰稟，受赐亦曰稟，引伸之凡上所赋、下所受皆曰稟。"如《汉书·文帝纪》云："今闻吏稟当受鬻者，或以陈粟，岂称养老之意哉。"今体作"禀"[1]。

"廪"指仓廪，读作 lǐn；"稟"为赐予，读作 bǐng。但两字很早就混用，串乱无别，如段玉裁说："晋惠帝云'官蛙可给稟'，凡若此类，今本多讹为'廪'。即有未讹者，亦皆读为力甚切矣。今之廪膳生员，于古当作'稟膳'。"

陶弘景注释"陈廪米"为陈仓米，即依仓廪（lǐn）义为说；而在"粳米"条说陈廪米是因为用来廪军人，"故曰廪尔"，则是用稟赐之义，虽然写作"廪"，读音则是 bǐng。两处注释自相违越，所以颜师古《匡谬正俗》卷八"仓米"条专门提出批评：

> 本草有陈廪米，陶弘景注云"此今久仓陈赤者"，下条有粳米，弘景又注云："此即今常所食米，前陈廪米亦是此

▲《证类本草》刘甲本"粳米"条

---

[1] 后文中出现的"廪""稟"，如非特别之必要，皆改为通行正体"廪""稟"。

种，以廪给军人，故曰廪耳。"按，陈廪米正是陈仓米，廪即是仓，其义无别。陶公既知已久入仓故谓之陈，而不知呼仓为廪。改易本字，妄以"廪给"为名，殊为失理。

颜师古说陶弘景"改易本字"，即指陶释"廪"为"禀"。《新修本草》对此也有议论，苏敬说：

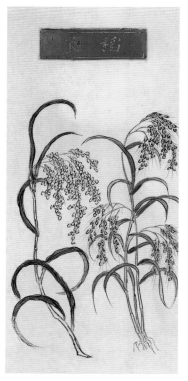

▲《补遗雷公炮制便览》稻米图

传称"食廪为禄"。廪，仓也。前陈仓米曰廪，字误作廪，即廪军米也。若廪军新米，亦为陈乎？

《新修本草》特别提到《本草经集注》"字误作廪"，但现存《证类本草》中这段文字出现的6个"廪"字，以及"粳米"条陶弘景注释中的"廪"字，都是同一种写法，未见别体，遂看不出误在何处；于是《新修本草》这段按语变得十分费解。所幸"粳米"条所在的《新修本草》卷一九尚有日本仁和寺写本传世，录文如下：

　　【陶弘景注】此即今常所食米，但有白、赤、小、异，族四五种，犹同一类也。前陈廪米亦是此种，以稟军人，故曰稟尔。

　　【谨按】传称"食廪为禄"。廪，仓也。前陈仓米曰廪，字误作廪，即谓稟军米也。若稟军新米者，亦为陈乎？

　　在《新修本草》卷一九目录中，陈廪米写作"陈稟米"，正文则作"陈廪米"。疑《本草经集注》之陈廪米也写作"陈稟米"，苏敬说"前陈仓米曰廪，字误作廪，即稟军米也"，即是针对此立言。但写本此处的"廪"字，恐怕是"稟"字的笔误。至于《新修本草》写本中多处使用的"廪"，应该就是"廪"的异体字，本义仍是仓廪。蔡邕《月令章句》"谷藏曰仓，米藏曰廪"，故"廪"下从"禾"从"米"应同是一义。

粳米味苦平无毒主益气心烦心泄 此即今常所食米但有白赤小异族四五種猶同一類也前陳廪米亦是此種以稟軍人故曰稟耳 謹案傳稱食廪為祿廪倉也前陳倉米曰廪字誤作廪即謂稟軍米也 若稟軍新米者亦為陳乎

▲《新修本草》"粳米"条

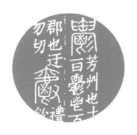

本草文字学

"同音替代"是汉字简化的重要手段之一，比如《说文》中"鬱""鬱""郁"为三字，隶定以后，前两字归并为一，正写通常作"鬱"，而以"鬱"为异体；按照现代简化字方案，"鬱"简化作"郁"；于是在简化字文本中，"郁"字便承载了《说文》"鬱""鬱""郁"三字的义项。中药"郁金"，繁体字写作"鬱金"，如果遵循《说文》正字，则应该写作"鬱金"。

文字不是小事，其实关乎郁金的名实。《说文》云：

> 鬱，芳草也。十叶为贯，百廿贯筑以煮之为鬯。从臼、
> 冖、缶、鬯，彡，其饰也。一曰鬱鬯，百草之华，远方鬱人

所贡芳草，合酿之以降
神。鬱，今鬱林郡也。

　　《周礼·春官》"鬱人"
负责掌裸器，"凡祭祀、宾客
之裸事，和鬱鬯，以实彝而
陈之"，注："筑鬱金，煮之
以和鬯酒。"郑玄云："鬱，
草名，十叶为贯，百二十贯
为筑，以煮之镬中，停于祭
前。鬱为草若兰。"这种"鬱
金"究系何物，历代注疏异
说纷呈，难有定论，《诗经》
中的一些线索或许对推定郁
金品种提供帮助。《大雅·江
汉》有"厘尔圭瓒，秬鬯一
卣，告于文人"之句，"秬鬯"
注家或释为黑黍酿酒而掺以
郁金之草；《大雅·旱麓》云
"瑟彼玉瓒，黄流在中"，此
"黄流"为郁金所染，诸家无
异词，这一染料恐来源于姜

▲《说文》郁字

▲《说文》鬱字

▲《说文》鬱字

科姜黄属（*Curcuma*）植物根及根茎所含黄色素，故知早期郁金必是此属植物。

"鬱"非中原所有，而是远方入贡，段玉裁《说文解字注》的解释最为合理："或说正以鬱释鬱，许意古书云鬱人所贡，即今鬱林郡地之人也。"复考郦道元注《水经》"鬱水"条亦云："鬱，芳草也，百草之华，煮以合酿黑黍，以降神者也。或说今鬱金香是也。一曰鬱人所贡，因氏郡矣。"即谓郁金为郁林郡所出，其地在今广西玉林地区，所出品种当是主要分布在两广的姜黄属植物，[1] 其中姜黄色素含量较高的植物姜黄 *Curcuma longa*，可能是最早的郁金品种。

至于"鬱"，《说文》云："木丛生者。从林，鬱省声。"形容林木茂盛的"郁郁葱葱"，即用"鬱"字。引申出郁塞、郁闷，也是此字。再说"郁"字，《说文》云："右扶风郁夷也。从邑有声。"这是古地名，在陕西宝鸡附近，今天为姓氏字。

有意思的是，《证类本草》的重要版本，如晦明轩本《政和本草》、刘甲本《大观本草》，药名和潮州郁金图注，都写作"鬱金"，但条内引用《说文》"芳草也，十叶为贯"云云，则非常小心地刻作"鬱"字。商务印书馆《四部丛刊》影印《政和本草》为明代翻刻本，此处则错成了"鬱"，其精粗可见一斑；晚近标点本用简

---

[1] 今天广西地区姜黄属植物以广西莪术 *Curcuma kwangsiensis* 为大宗，但姜黄色素含量甚低，染色的效果远不及姜黄 *Curcuma longa*。

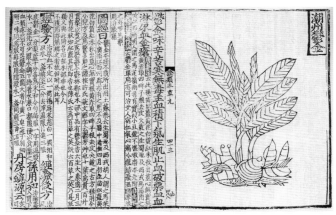

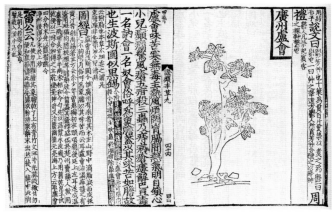

▲《大观本草》刘甲本"郁金"条

体字排印，皆改为"郁"，就贻笑大方了。

　　与郁金类似，"汇"字也有这样的别扭。繁体字"匯"与"彙"今天都简化为"汇"，两字在表示聚集、汇合概念时，意思相同；但"彙"的本义乃是刺猬，《尔雅·释兽》"彙，毛刺"，郭注："今

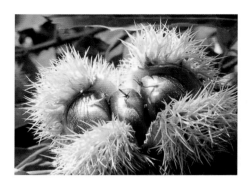

▲ 栗

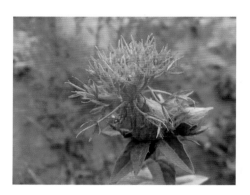

▲ 红花花序

猬，状似鼠。"《说文》"彙，虫似豪猪者"，或从虫作"蝟"。因此，"彙"取刺猬义时，若笼统简化为"汇"，容易混淆字源。[1]

《本草图经》说栗"实有房彙若拳"，"房彙"依简体写作"房汇"，此词汇辞书失收。标点本往往作"实有房，汇若拳"；检《本草纲目》转引此句，修改为"实有房汇，大者若拳"，可见"房汇"是词组，不应该断开。

据《尔雅·释木》"栎，其实梂"，郭璞注："有梂彙自裹。"邢昺疏："梂，盛实之房也。"郝懿行义疏："栎实外有裹橐，形如彙毛，状类球子。"故"房汇"即是"梂汇"，这里的"汇"皆从"猬"

---

[1] 根据《通用规范汉字表》，"汇"的繁体包含了"匯"与"彙"。可能因为"彙"的刺猬义罕用，没有纳入考虑。

得义，故应该写作"彙"。《本草图经》还有两处使用"梂彙"，卷九"红蓝花"条说："下作梂彙，多刺，花蕊出梂上。"卷一四"橡实"条："其实橡也，有梂彙自裹。"按，红蓝花即菊科红花 Carthamus tinctorius，头状花序生于茎枝顶端，为苞叶围绕，苞片密生针刺；而《尔雅》之"栎"，本草之"橡""栗"都是壳斗科植物，其果实外有壳斗包裹，壳斗上有密集的短刺。"梂汇"与"房汇"中的"汇"，都是形容密刺如刺猬状，还是正写作"彙"为宜。

其实，这类"同音别字"问题不仅困扰现代人，古人也闹过笑话。《本草图经》"鳖甲"条说："当胸前有软骨谓之醜，食当去之。"按，《礼记·内则》谓"鱼去乙，鳖去丑"，郑玄注："皆为不利人也。"据《证类本草》引陈藏器解释说："（鳖）颔下有软骨如龟形，食之令人患水病。"所以"丑"当从《礼记》等写作"丑"，乃是形容软骨的形状如"丑"字，非丑恶之"醜"，陶弘景说"其厌下有如王字形者"，大约也是指此软骨而言。苏颂将"丑"繁化为"醜"，可算摆了一个不大不小的乌龙。

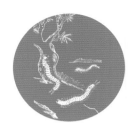

成语三连

【胆小如鼠】

北魏元庆和降梁，被梁武帝封为北道总督、魏王，后与北魏军对垒，竟望风而逃，梁武帝斥其"言同百舌，胆若鼷鼠"，语见《魏书》，这是成语"胆小如鼠"的来历。

《尔雅·释兽》之"鼷鼠"，郭璞注："有螫毒者。"《玉篇》云："鼷，小鼠也。螫毒。食人及鸟兽皆不痛，今之甘口鼠也。"综合文献记载，鼷鼠是一种形体小，啮人不痛但有毒的鼠类。动物学家一般以鼠科小家鼠 *Mus musculus* 作为文献"鼷鼠"的原动物，应该不错；至于啮人有毒而不痛，可能是古人观察谬误。

但真正"胆小"的，其实是牡鼠。《本草经集注》"牡鼠"条，陶弘景说："胆主目暗，但才死胆便消，故不可得之。"牡鼠即鼠科褐家鼠 *Rattus norvegicus*，这种动物没有解剖学上的胆囊结

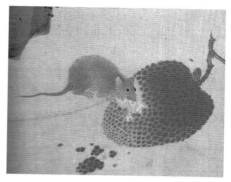

▲明宣宗《三鼠图》局部

构，胆汁直接由肝脏排泌到十二指肠，所以在牡鼠死亡后剖验，往往看不到充盈的胆总管，留给观察者"胆小"的印象。《酉阳杂俎》谓"鼠胆在肝，活取则有"，与陶弘景说"才死胆便消"，都是这个道理，"胆小如鼠"的说法，应该就是这样来的。至于小家鼠，体型虽小，却有完整的胆囊，也不会随着死亡消失。由此看来，准确说法应该是"胆若牡鼠"，而非"胆若鼷鼠"。

【 蝍蛆甘带 】

《庄子·齐物论》"蝍蛆甘带"，司马彪注"带"："小蛇也，蝍蛆好食其眼。"《广雅·释虫》云："蝍蛆，吴公也。"后世皆以蝍蛆为蜈蚣的别名，文献亦不断复制蜈蚣食蛇的记载。

《本草经集注》"蜈蚣"条，陶弘景注："一名蝍蛆，庄周云'蝍蛆甘带'，《淮南子》云'腾蛇游雾，而殆于蝍蛆'。其性能制蛇，

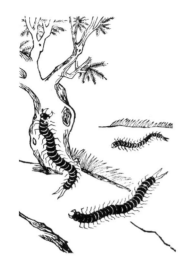

▲《古今图书集成》蚰蛆即蜈蚣图

忽见大蛇，便缘而唼其脑。"《新修本草》也附和说："山东人呼蜘蛛一名蚰蛆，亦能制蛇，而蜘蛛条无制蛇语。庄周云'蚰蛆甘带'，淮南云'腾蛇殆于蚰蛆'，并言蜈蚣矣。"

《尔雅·释虫》"蒺藜，蚰蛆"，郭璞注："似蝗而大腹，长角，能食蛇脑。"蜈蚣或许可以食蛇，但《尔雅》所称的"蚰蛆"，按照郭璞的描述，则不太像是蜈蚣，对此《本草图经》已有所怀疑："陶隐居及苏恭皆以为《庄子》称'蚰蛆甘带'，《淮南子》云'腾蛇殆于蚰蛆'，并言蚰蛆是此蜈蚣也。而郭注《尔雅》'蒺藜、蚰蛆'云"似蝗而大腹，长角"，乃又似别种。"郝懿行《尔雅义疏》总结说：

蜈蚣似蚰蜒而长大，尾末有岐。郭云"似蝗而大腹，长角"，则必非蜈蚣矣。高诱《淮南》注以蚰蛆为蟋蟀，但蟋蟀似蝗而小，亦非大腹。唐本草注：山东人呼蜘蛛一名蚰蛆，亦能制蛇。但蜘蛛虽大腹，而无长角，又不似蝗。此二物亦未闻能食蛇也。《初学记》十九引蔡邕《短人赋》云"蛰地蝗兮芦蚰蛆"，以蚰蛆与蝗为类，又以譬况短人，决非蜈蚣之比。今有一种虻蜻虫，大腹长角，色紫绿而形粗短，俚人呼之山草驴，亦名蛆蛆，与蜘蛆声近。蔡赋、郭注疑俱指此物。而食蛇之说，又所未闻。《淮南·说林篇》注："蜘蛆、蟋蟀，《尔雅》谓之蜻蜒，大腹也。上蛇，蛇不敢动。故曰殆于蜘蛆。"然则蜘蛆似蜻蜒而大腹。高注所说与郭义正合，但未识是今何物耳。姑存之，以俟知者。

按，苏颂、郝懿行的意见应该是正确的。这种"蜘蛆"可能是螳螂目的昆虫，不仅形状上符合郭璞等的描述，而且其体内往往寄生铁线虫。铁线虫是铁线虫科的生物，体型细长，可达 30 厘米，因此俗称"铁线蛇"。当铁线虫发育成熟以后，会驱使螳螂寻找水源，自投水中淹死，铁线虫则在水中产卵。如果螳螂没有及时找到水池之类，铁线虫也会破腹而出，干死在陆地上。因为死掉的铁线虫与死螳螂纠结在一起，于是给人留下"螳螂食蛇"的错误印象，此就是《庄子》所说"蜘蛆甘带"。

【蛛丝马迹】

灶马俗名"灶鸡"，《本草纲目》"集解"项李时珍说："灶马处处有之，穴灶而成。按，《酉阳杂俎》云：'灶马状如促织，稍大脚长，好穴灶旁。俗言灶有马，足食之兆。'"《山堂肆考》卷二二八"灶鸡"条云："灶虫好穴于灶侧，一名灶马，一名灶鸡。

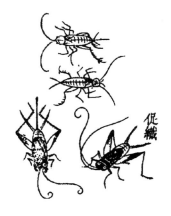

馬竈

促織

形类促织而身软，长须，两股能跳，食锅中余沫。促织则有翼而黑色，性刚善斗；灶鸡则无翼而褐色，身弱而易死，其声亦曰织织。"从描述来看，这种灶马当为驼螽科突灶螽 *Diestrammena japonica*，直到今天，四川客家还将这种昆虫称为"灶鸡子"。该种体背隆突呈驼背状，后脚腿节异常粗大，无翅，靠腿部摩擦发声。突灶螽常出没于灶台与杂物堆的缝隙中，以剩菜为食，成语"蛛丝马迹"，所谓"马"，大约就是指这种灶马，也才与纤细柔弱的蛛丝相匹配。

川蜀考

　　北宋咸平四年（1001），地处今四川盆地一带的川峡路被析分为益州路（路治今成都）、利州路（路治今广元）、梓州路（路治今三台）、夔州路（路治今重庆奉节），合称"川峡四路"，其后设四川制置使、四川宣抚使等官职，"四川"之名沿用至今。

　　将蜀地省称为"川"并不始于宋代，唐代就有"蜀川"一词，《通典》多处用此，如卷九云："湘州，今湘川之地。梁州，今汉川之地。益州，今蜀川之地。"唐诗中"蜀川"更多，如王维"剑门忽断蜀川开，万井双流满眼来"句，尚可理解为蜀中川流之意，顾况"鲜于仲通正当年，章仇兼琼在蜀川"句，则确实是指蜀地。唐代本草也有这样的用法，如《本草拾遗》说羊不吃草"生蜀川山谷，叶细长，在诸草中羊不吃者是"；羊桃"生蜀川川谷中，草高一尺，叶长小，亦云羊桃根也"。

从构词法来看，"蜀川"与汉川、洛川、秦川、渭川一样，其中的"川"字更像是指平川、平陆，而非特定地名的简称。但检索医方本草，咸平四年以前文献中单独以"川"字指代蜀川的用例，颇为不少。

《太平圣惠方》由王怀隐等奉敕编撰，淳化三年（992）成书，其中多处使用"川升麻""川乌头""川大黄"等。《证类本草》升麻条黑盖子[1]下引《圣惠方》也说："治小儿斑疮及豆疮，心躁眠卧不安。用川升麻一味，不计多少，细剉，水一盏煎，去滓取汁，以绵沾汁洗拭疮盘上。"可见药名前"川"字不是后添。

五代《日华子本草》说："稷米，冷。治热，压丹石毒，多食发冷气，能解苦瓠毒，不可与川附子同服。"

"蘹香子"条《嘉祐本草》

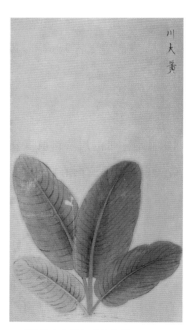
▲《履巉岩本草》川大黄图

---

[1]　《证类本草》作者唐慎微所引录的文献，原书用"【"标注，习称黑盖子。

引《药性论》云："蘹香亦可单用，味苦、辛。和诸食中甚香，破一切臭气。又卒恶心，腹中不安。取茎、叶煮食之，即差。川中多食之。"按，《药性论》收录有中唐以后出现的药物，故应该是晚唐五代之书。

目前所见单用"川"指代蜀川的文献，当以《本草拾遗》为最早，凡两条。"黄栌"条云："味苦寒，无毒。除烦热，解酒疸目黄，煮服之。亦洗汤火、漆疮及赤眼。堪染黄。生商洛山谷，叶圆木黄，川界甚有之。"又，"栟榈木皮"条云："栟榈一名椶榈，即今川中椶榈。"这里"川中""川界"之"川"，显然是指蜀川。

"四川"一词概念的形成可以追溯到唐代。[1]贞观元年（627）以益州置剑南道，梁州置山南道；至德二载（757）分剑南道为东西两川，分置节度使；唐代宗时，于剑南东、剑南西、山南西三道置三道节度使，称三川节度使，简称"剑南三川"或"三川"。据《证类本草》卷一"补注所引书传"，《本草拾遗》乃"唐开元中京兆府三原县尉陈藏器撰"。由此看来，《本草拾遗》的成书年代略早于剑南东川、西川节度使的设立，或许在开元年间已经有将蜀地称为"川"的习惯。

在《本草拾遗》之前，《本草经集注》中多处出现西川，其中也有需要澄清者。"丹砂"条陶弘景说：

---

[1] 参见刘复生《由虚到实：关于"四川"的概念史》，《中国历史地理论丛》2013年第2辑。此问题亦咨询复旦大学历史地理研究所孟刚老师的意见，特别致谢。

符陵是涪州，接巴郡南，今无复采者，乃出武陵、西川诸蛮夷中，皆通属巴地，故谓之巴砂。

《开宝本草》针对"西川"提出批评说："今出辰州、锦州者药用最良，余皆次焉。陶云出西川，非也。蛮夷中或当有之。"《本草图经》则为陶弘景辩解："陶隐居注谓出武陵西川诸蛮中。今辰州乃武陵故地，虽号辰砂，而本州境所出殊少，往往在蛮界中溪涑、锦州得之，此地盖陶所谓武陵西川者是也。而后注谓出西川为非，是不晓武陵之西川耳。"

《开宝本草》理解的西川，应该是唐代剑南道所辖，亦即至道三年（997）设西川道的政区范围。《本草图经》则将西川曲解为武陵以下的小地名。其实，两种解释都不正确，陶弘景所言"西川"另有含义。

检"朴消"条陶弘景说："今出益州北部故汶山郡西川、蚕陵二县界，生山崖上。"这句话被唐代道士抄入《黄帝九鼎神丹经诀》卷八，亦作"朴硝生于益州故汶山郡西川、蚕陵二县界山崖之中"，可见没有脱讹或篡改。据《晋书·地理志》益州汶山郡下统县八，其中有蚕陵；《南齐书·州郡志》蚕陵则改由新恢复的北部都尉所辖沈黎獠郡领之。《本草经集注》作于南朝齐代，陶弘景称"益州北部故汶山郡"，应是此意。但从《晋书》以来的地理志中皆没有西川县名，此究竟是陶弘景误书，还是史志阙如，存疑待考。无论如何，陶弘景所言"西川"，一定是汶山郡（今四川阿坝藏族羌族自治州茂县、松潘、理县、汶川）下辖的某一地区。

由此检核《本草经集注》其他几处涉及“西川”的文字，基本无抵牾之处：

今出益州北部西川，从河西来。（“矾石”条）

出益州北部西川为独活，色微白，形虚大，为用亦相似而小不如。（“独活”条）

西川北部当归，多根枝而细。（“当归”条）

西川北部有淫羊，一日百遍合，盖食藿所致，故名淫羊藿。（“淫羊藿”条）

今采益州北部汶山及西山（川）者，虽非河西、陇西，好者犹为紫地锦色，味甚苦涩，色至浓黑。西川阴干者胜；北部日干，亦有火干者，皮小焦不如而耐蛀堪久。（“大黄”条）

西川惟种此，而其子与温菘甚相似，小细尔。（“芜青”及“芦菔”条）

本草博物志

后记

不知不觉之间，我以业余者的身份闯入本草研究领域三十多年了，并不觉得有总结的必要；即将完稿的《本草博物志》需要一篇后记，长途旅行思想放空，便靠回忆打发时间，随笔把浮现脑海的零碎细节记录下来以备遗忘。

我在大学念的中药专业，按照当时的学科设置，其实是在药学专业的框架下增加一些中医药知识。1986 年毕业，留在药学系的中药研究室，跟着罗老师从事中药药理研究，同时备考药理学的研究生。两年以后顺利读研，以后又攻博，留校任教，先后主讲药理学、中药药理学、药物动力学基础、生物药剂学，直到现在仍担任药理学教职。

首次接触"本草"一词，居然是因为书法的缘故。

1987 年春节，母亲带我趋谒四川大学外文系的朱寄尧先生，蒙先生允可，收为"入室弟子"——这是师母杨老师的戏言。老师当时以高二适《新定急就章及考证》为日课，于是我也找来一本写着玩。《急就章》第二十四"灸刺和药逐去邪章"中有30多个药名，高二适对每一个字都有专门考证，比如"茯苓"写作"伏令"，引《史记》又引流沙简，把道理说得非常清楚。我觉得有趣，便不自量力地想作一篇《〈急就章〉药名笺释》。笺释当然没有做成，翻查资料中第一次接触孙星衍、孙冯翼辑的《神农本草经》，立即被吸引并陷入其中，时间是1988年，我22岁。

孙星衍是朴学大师，辑本用字非常考究，但因为和陶弘景一样迷信《神农本草经》是"神农之所作，不刊之书"，一些药名改得有些离谱。对我而言，这就算找到研究的切入点了，于是用了几个月的时间写了一篇《孙辑〈神农本草经〉药名辨误》，正好研究生课程"文献检索与利用"由学报的黄老师担任，作为课程作业交上去，竟正式在学报刊登出来。

1980年代的最后几年，我在写作上开了好几个头，第一篇本草论文登在我们学校的学报，第一篇书法考证文章登在香港的《书谱》杂志，第一次在《龙门阵》杂志连载，第一次"豆腐块"文章刊在《书法报》。这些举动好像都延续到今天，不过进入1990年代，似乎全部业余时间主要耗费在两件事上，写字刻印和研读本草。

很多年以后我才明白一个道理，业余研究的面不必太广，但一定要深，所幸我在本草、书法、道教方面基本如此，于是能收到事半功倍的效果。

写完孙星衍的文章，我对《神农本草经》有了兴趣，很快发现一个大的 bug（错误）。既然常识性介绍说《神农本草经》是东汉晚期的作品，怎么学界又信奉孙星衍的意见，认为书中的药物产地是后汉人添附呢，二者必有一误。于是先写了一篇《〈神农本草经〉郡县考》，利用吐鲁番出土《本草经集注》残片和敦煌发现的《新修本草》卷一○残卷，这两件朱墨分书的实物，以及保存在《证类本草》中关于地名的各种"内证"，再加上经文语言结构特征，切实证明郡县地名属于《神农本草经》本文。现在看这篇论文，也属于一级棒。

既然郡县地名属于《神农本草经》，地名的建置时间应该可以反映成书年代，于是写了《〈神农本草经〉成书年代新证——兼与贾以仁先生商榷》，居然被《中医药学报》采用，我觉得很荣幸。《神农本草经》既然是汉代的作品，理应具有汉代文化特征，便又写了一篇《论〈神农本草经〉成书的文化背景》，这是我第一次讨论历史文化，专门请四川师范大学刘君惠先生看过。

1990 年代初，我就有系统研究《神农本草经》的计划，辑复是其中重要一项，先后写了《〈新修本草〉中〈本经〉〈别录〉药分条合并考》《〈本草经〉缺佚药考》《〈本草经〉三品位置考》等辑复《神农本草经》系列研究文章。

药物也是本草研究的重要内容，我虽然有一定的植物学、矿物学知识，但毕竟药材学、药物鉴定学与我从事的药理学隔行，所以我更愿意讨论与文化关系密切的药物问题。比如滑石一直有软滑石和硬滑石两类，古代滑石品种究竟如何，正仓院标本只能提供唐代的情况，我根据陶弘景说时人用作"冢中明器物"，结合长沙出汉代滑石材质密印的矿物学鉴定，写了一篇《滑石名实考》，与另一篇《矾石名实考》一起，都刊登在《中药材》杂志。

《神农本草经》的研究工作历时十二年，书稿交给张瑞贤兄，由他费心申请到"国家科学技术学术著作出版基金"，2001年由北京科技出版社正式出版。因为计划周密，书中每一节都是具体解决一项疑难的独立文章，合在一起却是层次递进的著作，而不是杂烩一样的论文集。

新世纪的头十年，前期埋下的各色种子渐次发芽，道经文献、书法史料，乃至书法"创作"等，都有任务等着我，本草方面工作做得不多。《中药材品种沿革及道地性》《救荒本草校释与研究》算是中平的作品，虽不劣，但与《神农本草经研究》相比，低了一个等次。

2010年以后，又顺缘做了一些本草方面的工作。张志斌、郑金生两位老师主持《本草纲目》项目，邀我参加，我提出图例校勘的思路，在蒋淼和颖翀的协助下完成大书《本草纲目图考》。此后着手著《证类本草评注》与《证类本草笺释》，希望提供给研究者一部《证类本草》校勘定本，同时也把我对本草文化的浅见以评注和笺释的方式贡献给大家。

2015年应《文史知识》杂志刘淑丽老师约请，开了一个"本草文化摭谈"的栏目，连续 12 期，增补以后改题为《本草文献十八讲》即将出版；又有两次接受郑诗亮兄采访，涉及古代文化中形形色色的药物；后来又在"一席"做了一次"麻沸散与蒙汗药"的演讲，反馈都比较好。

我一直想把本草与文化的关联性更深刻地报告给大家，但高头讲章式的讨论非我擅长，戏说敷衍也非我所喜，终于选择学术随笔体裁把所思所想记录下来。我曾经应赵益教授的邀请在南京大学做过一场讲座，题目是"本草：中国古代文化的百科全书"，标题已经宣明观点，现在用《本草博物志》为书名，也是这个意思。《荀子·天论》说"以为文则吉，以为神则凶"，我以为信然。

本书承郑金生老师赐序，褒誉有加，倍感惶恐，唯有继续努力，争取不负期望。感谢蒋桂华、徐增莱、李敏、郭平、华碧春老师赐下药材和植物照片，感谢刘小磊兄摘部分篇章刊布在《南方周末》，感谢北京大学出版社麦桑（徐迈）老师看中这个选题，并督促我完成。

王家葵 2019 年 8 月 17 日成都至上海航程中

本书后记先于正文，书成以后再赘言数语。2019 年暑期正式动笔，开始是一周一篇的进度。至 7 月中旬，把《道在屎溺》《五台山下寒号虫》《高高的树上结槟榔》数篇缴呈麦桑审定，承她给出"小文章有大文化"的考语，坚定了我继续写作的信心，速度也逐渐加快，终于在 11 月 10 日写成本书第 81 篇《川蜀考》，20余万字的书稿，仅用了 5 个月的时间。

书稿写作过程中，家大人因年老衰迈住院治疗，终于在 11 月 1 日往生极乐。将近一个月的时间，我每天往返医院，写作和运动成为排遣焦虑的"唯二"法宝，所以本书的完成和顺利出版，于我也有特别的纪念意义。

2019 年 12 月 18 日王家葵又记